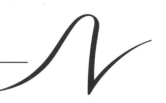

系統看護学講座

専門基礎分野

病理学

疾病のなりたちと回復の促進 1

大橋　健一　東京医科歯科大学大学院教授

谷澤　徹　東京都立墨東病院検査科部長

藤原　正親　杏林大学教授

柴原　純二　杏林大学教授

医学書院

系統看護学講座　専門基礎分野
疾病のなりたちと回復の促進[1]　病理学

発　　　行	1990 年 1 月 6 日	第 1 版第 1 刷
	1996 年 9 月 1 日	第 1 版第11刷
	1997 年 2 月 1 日	第 2 版第 1 刷
	2001 年 2 月 1 日	第 2 版第 7 刷
	2002 年 1 月 6 日	第 3 版第 1 刷
	2005 年 2 月 1 日	第 3 版第 6 刷
	2006 年 2 月 1 日	第 4 版第 1 刷
	2014 年 2 月 1 日	第 4 版第15刷
	2015 年 1 月 6 日	第 5 版第 1 刷
	2020 年 2 月 1 日	第 5 版第 6 刷
	2021 年 1 月 6 日	第 6 版第 1 刷Ⓒ
	2024 年 2 月 1 日	第 6 版第 4 刷

著者代表　大橋健一（おおはしけんいち）

発 行 者　株式会社　医学書院

　　　　　代表取締役　金原　俊

　　　　　〒113-8719　東京都文京区本郷 1-28-23

　　　　　電話　03-3817-5600（社内案内）

　　　　　　　　03-3817-5657（販売部）

印刷・製本　横山印刷

ISBN978-4-260-04203-1

はしがき

病理学の位置づけ▶ 医学は大きく分けて，臨床医学・基礎医学・社会医学から構成されています。臨床医学は，内科学・外科学・小児科学のように病院の診療科に相当する分野の学問です。基礎医学は，解剖学・生理学・生化学などのように，人間の正常構造・機能などを研究する学問で，臨床医学を学ぶ前提として理解する必要があるものです。社会医学は，公衆衛生学・法医学のように，社会との結びつきが強い学問です。

　本書で学ぶ病理学は，基礎医学を構成する学問の1つとされています。文字通り人間の"病気の理（ことわり）"を考える学問，つまり病気の原因，病気の発症・進展の過程，患者に対する影響などを明らかにする学問です。解剖学・生理学・生化学・微生物学など，ほかの基礎医学の知識を土台としつつ，臨床医学を理解するために欠くことのできない学問であることから，病理学は基礎医学と臨床医学を橋渡しするような学問，中間的な学問と位置づけることもできます。

　将来，看護師として働いていくためには多くの病気についての知識を身につける必要がありますが，ただ知識を丸暗記するのではなかなか頭には入りません。病理学を学び，それぞれの病気について本質から理解していくことが重要です。現代において，医師・看護師などが行う医療行為は，個人的な考えや習慣，経験に基づいて行うのではなく，科学的な根拠に基づいて行うことが求められています。病理学はまさに臨床医学に科学的根拠を与える重要な土台となっています。

病理学のなりたち▶ 病理学は一般的に総論とよばれる部分と各論とよばれる部分から構成されます。総論とは，炎症・循環障害・腫瘍など，臓器の違いをこえて共通にみられる病気について，原因や病気のなりたちなどを中心にまとめたものです。一方，各論とは，各々の器官に生じる病気ごとに，原因や病気のなりたちなどの特徴を理解していくものです。

　たとえば，総論の腫瘍の章では，腫瘍（あるいはがん）とはどのようなものか，正常の細胞・組織との違い，がんの発生原因，がんの進行過程で生じるさまざまな現象，身体への影響を理解し，診断方法・治療に関する基本的な考え方を学びます。一方各論では，同じがんでも，たとえば胃と肺では生じるがんには違いがあるため，それぞれの臓器に生じるがんの種類，それぞれの発生原因や進行過程，各腫瘍に応じた診断・治療について学んでいきます。

　このように，病理学はさまざまな病気について，総論と各論といった2つの方向からながめて，全体像を理解していく構成になっているのです。

本書の特徴と ▶
病理学の学び方

　本書では第1部が病理学総論，第2部は病理学各論となっています。さらに付章として，病院における病理検査について，看護師が知っておくべき最低限の知識をまとめてあります。

　今改訂においては，総論部分の章立てと配列を見直すとともに，遺伝性疾患や腫瘍，老化などについて最新の知見を加筆し，また，生活習慣と環境因子による生体の障害についての章を，新たに設けました。より順序だてて病理学を学べる展開になったのではないかと考えています。

　病理学を勉強していくなかで，さまざまな病理学の専門用語が出てきます。とくに総論部分ではそれらを1つ1つ理解して覚えていくことが，今後さまざまな病気やその看護を学んでいくうえで重要となります。本書ではこのような医学的な専門用語について，平易なことばを使って解説し，難解な用語については脚注で補足することにより，正しい知識が習得できるようになっています。各論に出てくるさまざまな病気においては，肉眼・組織の写真と，病態を表現したイラストをふんだんに取り入れ，実際の病変を見ながら病気のしくみが理解できるよう，工夫してあります。興味を持って学習を進められるよう，近年話題となっている病気や治療についても，コラムなどで積極的に取り上げました。

　本書が，さまざまな病気とその病態を理解するのに役だつことを期待しています。

　2020年11月

著者ら

目次

第3章 免疫，移植と再生医療

谷澤　徹

第4章 感染症

藤原正親

第5章 循環障害

大橋健一

第6章 代謝障害

谷澤　徹

第7章 老化と死

藤原正親

第8章 先天異常と遺伝性疾患

柴原純二

第**9**章 **腫瘍**　　　　　　　　　　　　　　　　　　　　　　　　　　大橋健一

第10章 生活習慣と環境因子による生体の障害
柴原純二

第2部 | 病理学各論

第11章 循環器系の疾患
大橋健一

第14章　消化器系の疾患

柴原純二

第15章 腎・泌尿器，生殖器系および乳腺の疾患

藤原正親

第16章 内分泌系の疾患

藤原正親

第19章 眼・耳・皮膚の疾患

柴原純二

付章 病理診断の実際

大橋健一

第 1 部

病理学総論

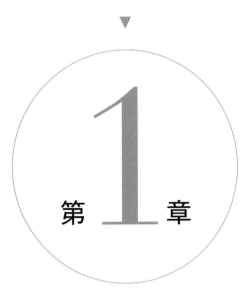

第 1 章

病理学で学ぶこと

　病気とはなにか，病理学とはどのような学問なのか，病理学が医学や医療のなかでどのような役割を担っているかを理解することが本章の第一の目的である。看護師の立場にたって病理学を学習して理解し，看護の実践に役だてていくことが重要である。病理学は病気を正しく認識するうえで必要不可欠な学問である。まず，病気の原因，つまり病因としてどのようなものがあるのか，内因と外因にはどのようなものがあるのかを学習する。

A｜看護と病理学

① 病気とは ―― 病理学の誕生

　世界保健機関 World Health Organization (WHO) は，健康について，「単に病気でない，虚弱でないというだけでなく，身体的，精神的，そして社会的に完全な良好な状態」と定義している。病気は，疾病・疾患ともよばれるが，この健康という状態から逸脱した状態であるといえる。

　身体的な側面からの病気とは，身体のなかでおきている量的あるいは質的異常により，正常ではない状態である。身体のなかの異常は，機能の変化や，細胞・組織の形態学的な変化として発現されることが多いが，正常と病気の境界は必ずしも明瞭ではない。

　古代ギリシャ・ローマ時代から中世まで，病気の原因は体液バランスの異常，あるいは精気・霊気の異常と信じられてきた。近世になって解剖学が発展し，18世紀にはイタリアの解剖学者モルガーニが数多くの解剖所見をまとめ，患者の症状と臓器・器官の変化に密接な関係があることを示した。

　一方，17世紀ごろに発明された顕微鏡による観察は生物学研究に応用され，細胞という概念ができた。19世紀には，ドイツの病理学者であるウィルヒョウが，病気は器官や組織を構成する細胞の異常と関係していることを自著のなかで記した。

② 病理学とは

　病理学は，英語では「pathology」といい，ギリシャ語の「pathos（苦難，病気）」と「logos（理，ことわり，学問）」が語源となっている。つまり，病気になった原因や病気のなりたち，発生機序を明らかにする学問である。病気は器官・組織・細胞に特徴的な変化をもたらすため，それをよく調べることによって，病気の原因となりたちを知ることができる。

　病理学は，病気になった患者の身体に生じている変化について，形態学を基盤とした方法によって研究し，ほかの医学分野や医療になくてはならない重要

な情報を提供している。病理学を学ぶということは，病気を知ることにつながるのである。

病理学の進歩 ▶ 　病理学の研究手法の基盤は形態学である。臓器の肉眼観察(肉眼所見)と，光学顕微鏡や電子顕微鏡を使った組織・細胞の観察が主体である。今日では，免疫組織化学[1]や分子生物学の進歩により，標本上のタンパク質や染色体・遺伝子の異常についても検出できるようになってきた。疾患の概念と分類についても，これらのタンパク質や遺伝子の異常に基づいてなされる場合もあり，形態学的側面からだけでなく，総合的に検討されている。

③ 医療と社会における病理学の役割

　病理学に携わる医師・研究者は，英語では一括して「pathologist」とよばれているが，わが国では病院に勤務して病理診断の業務を行う医師のことを，研究者である病理学者と分けて，病理医とよんでいる。

病理診断とは ▶ 　病理学の研究によって，それぞれの病気には特徴的な組織・細胞の変化があることがわかってきた。その成果を医療の現場に生かし，患者から取り出した臓器・組織を肉眼的あるいは顕微鏡を用いて観察し，組織・細胞の変化をもとに病気の診断を行うことを，**病理診断**という。病院においては，患者の症状や検査結果，X線所見などを総合して，臨床医が日常的に病気の診断名を決めている(**臨床診断**)が，病理医の行う病理診断は，最終診断(**確定診断**)と位置づけられている。

　たとえば腫瘍では，病変が悪性であるのか良性であるのか，病理診断なしでは確定はできず，適切な治療を行うことができない。手術で摘出された病変組織からは，病気の確定診断以外に，病気の進行度の判定，手術・化学療法など治療の評価・効果の判定も行われる。最近では免疫組織化学や分子生物学的手法も利用して，分子標的薬の適応の決定，治療効果の予測，治療方針の決定も行われている。

病理解剖 ▶ 　患者が死亡した際に行われる**病理解剖**は，死因を特定して医療の評価を行うものである。医師・看護師などの教育にとっても重要である(▶333ページ)。

病理診断の種類 ▶ 　病理診断には**組織診断**と**細胞診断**がある(▶326ページ)。さらに，組織診断のなかには，生検診断，手術検体の診断，術中迅速診断，病理解剖があり，検索対象や目的の違いによって使い分けられる。

　近年，画像診断機器の進歩により病変部を詳細に描出することが可能になっているが，いまだ組織や細胞の変化を検出する精度には達していない。また，組織診断・細胞診断のコストは，最新の技術に比べてはるかに安価である。今

---

1) 免疫組織化学法では，タンパク質などに対する抗体を用いて，組織標本中の抗原の局在や分布を観察する。

後も病気の確定診断において，組織診断・細胞診断は必要でありつづけるであろう。

チーム医療の▶
重要性
　今日の医療は医師・看護師をはじめ，多くの職種との連携によってなりたっている。病理診断も病理医と臨床検査技師，細胞診断スクリーナーとの共同的な働きが必須である。細胞診断・組織診断のための検体採取には，患者にとって侵襲〔しんしゅう〕などのさまざまな負担が加わる場合があり，検査の必要性と意義を理解したうえでの同意を得る必要がある。患者の十分な理解を得るために看護師の協力は必須である。

　また，よりよい病理診断によって患者の治療に貢献するためには，臨床各科の受け持ち医やコメディカルスタッフも含めた症例検討カンファレンスによって，意見の交換や密なコミュニケーションを保つことが重要である。

社会における役割▶
　病理学は単なる検査項目の 1 つではなく，診療科の 1 つ，「病理診断科」として認められている。また最近では，病理診断などについて，患者に直接説明する病理外来も始められている。病理解剖は，院内の事故調査委員会や日本医療安全機構における調査において，医療に関連した不意の死亡症例や医療関連死の評価に重要な役割を担っており，医療安全の向上に貢献している。

④ 看護において病理学を学ぶ意義

　現在，患者に対して行う医療・看護は，単に慣習的に行うのではなく，科学的根拠に基づいて行うことが求められている。医師・看護師は，つねに科学的な視点をもつことが重要であるが，そのためには正常な人間の構造と機能を理解したうえで，病気の原因・発生機序・病態について正確な知識をもつ必要がある。病理学は，看護師が科学的根拠に基づいた看護を行う場合の土台となる学問である。

　たとえば，長期臥床〔がしょう〕者に対しては褥瘡〔じょくそう〕を予防するために体位変換が行われる。この看護行為の予防的意義については，褥瘡が病理学的には，「長期間，局所を圧迫したためにおこる循環障害と，圧迫萎縮〔いしゅく〕による細胞・組織の壊死〔えし〕」であることを知っていれば，容易に理解できる。

　また今日，死因として最も多いがん患者の看護については，それぞれのがんの特性，たとえば胃がんならば肝臓・リンパ節・体腔内〔たいくう〕に広がりやすいこと，乳がんのがん細胞の増殖が女性ホルモンの影響を受けやすく，ホルモン治療が有効な場合が多いことなどを理解したうえで，科学的根拠に基づいて看護に取り組むことが大切である。

B 病気の原因

　多くの病気は単一の原因によって引きおこされるのではなく，さまざまな病気の原因(病因)が複雑に影響しておきる。病因は，体内の因子による**内因**と，体外の因子による**外因**の2つに大きく分けられる(▶図1-1)。

① 内因

　病気の内因とは，先天的あるいは後天的に身体の中におこる異常や，病気に対するかかりやすさをいう。

1 素因

　病気にかかりやすい性質を**素因**という。素因は**一般的素因**と**個人的素因**に分けられる。

一般的素因▶　一般的素因とは，年齢・性・人種など，ある集団に広く共通してみられる素因をいう。麻疹などの感染症は小児に多く発症し，動脈硬化症・がんなどは高齢者に多い。また，多くのがんは60〜70代の男性に多く発生する。欧米人に

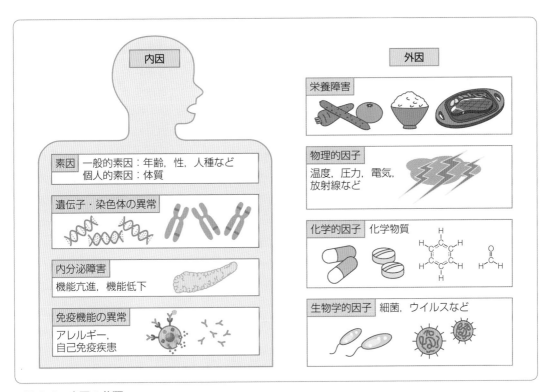

▶図 1-1　病因の分類

比べて日本人には胃がんが多く発生し，乳がん・前立腺がん・悪性黒色腫（メラノーマ）が少ない。

個人的素因 ▶ 　個人的素因は，一般的に「体質」といわれているものであり，個人の先天的または後天的な身体的・精神的・機能的な性質を合わせたものである。感染や薬物などの刺激に対して抵抗力が弱く過敏に反応する性質や，皮膚の湿疹や喘息などのアレルギー反応がおきやすい性質，心理的・社会的刺激（ストレス）に対する反応の違いなどがある。

2 遺伝子・染色体の異常

　遺伝病では，親から子に受け継がれる遺伝子・染色体の異常が直接病気を引きおこす。生まれつき特定の染色体に異常がある場合，共通の障害が生じうる。家系内にがんや高血圧症など同一の病気が多く発生する場合があり，そのような場合，家系内において同一の遺伝子に異常がみられる場合がある。病気になりやすさと遺伝子異常の関係について，詳しくは「第8章　先天異常と遺伝性疾患」（▶115ページ）で説明する。

3 内分泌障害

　下垂体・甲状腺・副腎などの臓器から分泌される微量なホルモンによって，身体の機能は巧みに調整されている。ホルモンを分泌する臓器を内分泌腺といい，それらの組織・細胞の異常によってさまざまな疾患が引きおこされる。内分泌腺の発育不全や後天的な萎縮によって分泌が低下すると，機能低下症状がおこり，過形成や腫瘍によって分泌が亢進すると機能亢進症状がおきる。

　ホルモン生産臓器の機能低下や機能亢進によっておこるおもな疾患については，「第16章　内分泌系の疾患」（▶283ページ）で解説する。

4 免疫機能の異常

　外部から侵入した病原微生物や毒素などから身体をまもり，病気にならないように防御するしくみとして，**免疫**がある。麻疹ウイルスや風疹ウイルスなどに一度感染すると，通常，再感染することがない。初回の感染によって体内に抗体ができ，2回目以降の感染に抵抗を示すためである。感染の予防のため，ワクチンや抗毒素血清の予防接種が行われている。

感染 ▶ 　新生児や高齢者の患者の場合や，抗がん薬・免疫抑制薬を長期に投与した場合など，免疫機能が著しく低下すると，さまざまな感染症にかかりやすくなり，死因となる場合もある。

アレルギー ▶ 　異物に対する免疫反応が過剰となり，身体にとって有害な反応となる場合を**アレルギー**といい，食物アレルギーや花粉症，喘息などがある。

自己免疫疾患 ▶ 　免疫系が，自分自身を構成している細胞の成分に異常な反応をおこすことによって生じる疾患を，**自己免疫疾患**という。関節リウマチや全身性エリテマ

トーデス(SLE)などの膠原病が代表である。血中に抗DNA抗体などの自己抗体が検出される。免疫については,「第3章　免疫,移植と再生医療」(▶33ページ)で解説する。

②外因

病気の外因とは,身体の外部から身体に影響を及ぼして病気を引きおこすものをいう。

1 栄養障害

3大栄養素であるタンパク質・脂質・炭水化物(糖質)のほか,水・無機質(ミネラル)・ビタミンも生きていくためには必要な栄養素である(▶168ページ)。健康な身体を維持するためには,これらの栄養素を十分にバランスよく摂取することが必須である。

必要な栄養素でも,摂取しすぎた場合は**過剰症**として,不足した場合は**欠乏症**として,それぞれ人体に障害を引きおこすことがある。たとえば鉄の場合,過剰摂取は鉄沈着症を引きおこし,不足すると貧血となる。

2 物理的因子

病気は,身体の外から受けるさまざまな物理的な諸因子によっても引きおこされる。物理的因子としては,機械的因子・気圧変化・温度の異常(高温あるいは低温)・電気・紫外線・放射線などがある(▶表1-1)。

広島・長崎に落とされた原子爆弾では,高線量被曝による再生不良性貧血や白血病などの血液疾患が問題となった。チョルノービリ(チェルノブイリ)原子力発電所事故のあとには,低線量被曝により若年者に発生した甲状腺がんが問題となった。2011年におきた東京電力福島第一原子力発電所事故のあと,放射線による健康障害が危惧されている。

3 化学的因子

有害な化学物質を,口・鼻・皮膚から体内に取り込むことで,中毒やさまざ

▶表1-1　物理的因子の種類と疾患の関係

物理的因子	おもな疾患
機械的因子	交通事故
気圧変化	潜函病,高山病
温度の異常	熱傷,凍傷
電気	中枢神経障害,心臓障害
紫外線	皮膚炎
放射線	急性障害(中枢神経障害,骨髄障害,腸管壊死),慢性障害(再生不良性貧血,白血病,甲状腺がん)

まな病気が引きおこされる(▶175ページ)。化学物質の種類としては，強酸・強アルカリ，水銀・鉛などの金属，一酸化炭素などの有毒ガス，ベンゼンなどの有機溶媒，抗菌薬・抗がん薬などの薬物などがある。これらにより，粘膜の侵食や神経障害，肝障害，腎障害，皮膚炎，免疫機能低下，がんなどが引きおこされる。

4 生物学的因子

寄生虫・原虫・細菌・ウイルスなどの病原体が体内へ侵入して増殖することにより，さまざまな病気がおきる。とくに小児や高齢者，がん患者は，細菌やウイルスによる肺炎が重篤(じゅうとく)になり，死因となる場合が多い。

病原体は気道・消化管・尿路・皮膚などから生体内に侵入し，それぞれの臓器に病変をつくり，全身にさまざまな影響を及ぼす。

感染症▶ 看護師はさまざまな感染症の患者を看護するため，病原体と病気との関係だけではなく，滅菌・消毒といった感染防止の技術について正しい知識を身につける必要がある。近年，病院などの医療施設や介護施設，在宅医療の場などにおいて，医療従事者を介した感染症の広がり(医療関連感染)が注目されており，十分な予防対策が求められている。感染症については，「第4章　感染症」(▶55ページ)で解説する。

③ 公害病・医原病・職業がん

公害病・医原病・職業がんは，外因が病気の発症に結びついた例であり，いずれも社会問題として注目を集めてきた。

1 公害病

公害病は，人類のさまざまな産業活動によって排出される有害物質によって引きおこされる病気である。大気汚染や水質汚濁(おだく)など，環境汚染による公害が原因となって，長期的に直接的・間接的に人体に影響を及ぼし，地域に暮らす多数の人々の健康をそこなう。

熊本県水俣湾周辺や新潟県阿賀野川流域では，有機水銀(メチル水銀)による水質汚濁により水俣病が発生し，富山県神通川流域では，カドミウムによる水質汚濁によりイタイイタイ病が発生している。また，三重県四日市市では，石油化学コンビナートからの亜硫酸ガスによる大気汚染により，四日市喘息が発生した。

水俣病▶ 水俣病は中毒性の中枢神経疾患であり，感覚障害・運動失調・視野狭窄(きょうさく)・難聴・平衡感覚障害(へいこう)・言語障害などを生じる。工場から廃棄された有機水銀が熊本県水俣湾の魚介類を汚染し，1953年ごろから，それらの魚介類を摂取した周囲住民に病気が多発した。

2 医原病

　　患者のために行われた薬物治療などの医療行為が，新たな病気を引きおこす場合があり，こうしておきる病気を**医原病**という。

　　たとえば，副腎皮質ステロイド薬の長期投与により，クッシング症候群(▶291ページ)や糖尿病，骨粗鬆 症 がおきることがある。また，抗菌薬や抗がん薬の投与により，肝障害や腎障害が引きおこされる場合がある。

　　さらに，かつて行われていた予防接種の際の針の使いまわしや，汚染された血液製剤の利用により，ウイルス感染が広まりC型肝炎やエイズが発症している。

薬害エイズ問題▶　かつては，血友病患者の治療には海外から輸入した血液製剤を用いてきた。輸入されたその血液製剤がヒト免疫不全ウイルス(HIV)に汚染されている危険が指摘されていたにもかかわらず，日本での使用はつづけられ，多数の血友病患者がHIVに感染した。

3 職業がん

　　特定の職業に従事して，その職業環境にある発がん物質に曝露されることによって生じるがんを，**職業がん**という。古くはイギリスの煙突掃除夫に発生した陰嚢がんが有名である。ベンジジン(ジアミノビフェニル)や2-ナフチルアミンによる膀胱がん，アスベスト(石綿)による中皮腫や肺がん，クロムによる肺がん，タールによる肺がんや皮膚がんなどがある。被害者の救済と，化学物質による健康障害防止策が求められている。

アスベストと▶　建築業や造船業など，アスベストを取り扱う労働者や，取り扱う事業所周辺
　中皮腫　の住民に，中皮腫と肺がんの発生が多くみられ，社会問題となった。曝露から発症までは30〜40年かかるといわれる。現在，労働者災害補償保険法(労災保険)に基づく補償と，環境再生保全機構による補償が行われている。

化学物質と▶　大阪府などの印刷会社従業員に胆管がんが多発し，社会問題となっている。
　胆管がん　調査の結果，印刷機の洗浄用に用いられた1,2-ジクロロプロパンが発がんの原因物質と考えられている。

C｜病気の分類と病理学の学び方

　　人には実に多くの病気が存在するが，多くはさまざまな外因・内因が合わさって引きおこされており，それぞれの病気には特徴的な細胞・組織の変化があらわれることが多い。病気は，臓器の種類にかかわらず共通にみられる特徴と発症機序によって，循環障害・炎症・代謝障害・先天異常と遺伝子異常・腫

▶表 1-2　疾患の分類

分類	疾患の特徴	各臓器の疾患例
循環障害	血液循環の異常	心筋梗塞，脳出血，肺うっ血
炎症	病原体や外来物質からの生体防御，免疫反応	膠原病など自己免疫疾患，アレルギー性皮膚炎，細菌性肺炎，肺結核，慢性ウイルス性肝炎
代謝異常	物質代謝の障害	糖尿病，脂質異常症，痛風，黄疸
先天異常・遺伝子異常	染色体分離の障害，生まれつきの遺伝子異常・機能障害	ダウン症候群，心室中隔欠損など先天性心奇形，家族性大腸ポリポーシス
腫瘍	細胞の自律的・無目的増殖，良性と悪性	胃がん，大腸がん，乳がん，肺がん，子宮筋腫

瘍などに分類される。さまざまな病名は，この分類と病変をおこす臓器名との組み合わせによってつけられる（▶表 1-2）。

　たとえば，血液循環の異常によって引きおこされる循環障害に，「梗塞」という現象がある。心臓でおきる場合は「心筋梗塞」，脳でおきる場合は「脳梗塞」とよぶ。そして，それぞれに特徴的な細胞・組織変化がみとめられる。

　糖質の代謝異常である糖尿病では，腎臓・膵臓・血管壁に特徴的な変化がみられ，それぞれが臨床症状と関連している。

　腫瘍は，からだを構成する細胞の自律的・無目的な異常増殖であり，放置すると死にいたる悪性腫瘍（がん）も存在する。胃がん・肺がんではそれぞれ特徴的な細胞・組織変化がみとめられ，病気の進行のようすも異なる。

病理学総論と▶
病理学各論

　病気の原因やなりたちについて，臓器の枠をこえて共通にみられる特徴を理解する学問分野が，病理学総論である。そして，各臓器において，さまざまな原因により引きおこされた特徴的な細胞・組織の変化を通して，疾患の原因・病態・治療法などを理解する学問分野が，病理学各論である。病気全体を体系的に理解し，臨床に活用するためには，両者をともに学ぶことが重要である。

ゼミナール
復習と課題

❶ 看護師が病理学を学ぶ意義はなにか，考えてまとめなさい。
❷ 病気の内因と外因にはどのようなものがあるか，それぞれまとめなさい。
❸ 公害病にはどのようなものがあるか，書き出しなさい。
❹ 医原病とはなにか，書き出しなさい。
❺ 疾病の分類を大きく 5 つに分類し，病名の例をあげなさい。

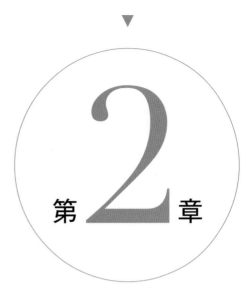

病理学

第2章

細胞・組織の損傷と修復, 炎症

　本章では，細胞損傷の原因と機序，細胞が慢性の刺激を受けた際に生じる適応現象や，損傷を受けた結果生じる変性と死について，また組織の損傷に対する生体の防御反応としての炎症と修復，創傷治癒について学ぶ。

A｜細胞・組織の損傷と適応

　細胞は，さまざまな内因・外因によって損傷を受け，その形態や機能に変化をきたす。外部からの刺激がおだやかで，細胞の損傷がほとんどない場合には，萎縮や肥大などの適応現象がみられる。損傷が高度で，もとどおりになおせない場合，つまり不可逆性の損傷を受けた場合には，細胞は死滅する。また，細胞の受けた損傷が可逆性で，もとの状態に戻ることができた際には，細胞や細胞外にさまざまな変化が生じ，これらの変化をまとめて，**変性**という。

① 細胞・組織の損傷とその原因

　細胞や組織の損傷をおこす原因にはさまざまなものがある。おもな原因として，①循環障害などによる酸素欠乏，②外傷・熱傷・凍傷や放射線・紫外線・電気などの物理的因子，③重金属や有機溶剤による中毒，酸やアルカリによる腐食などの化学的因子，④病原体感染などの生物学的因子，⑤免疫系からの攻撃，⑥遺伝的異常，⑦栄養障害，⑧老化などがあげられる。

1 酸素欠乏による細胞損傷

　細胞損傷の原因として最も多くみられるのは酸素欠乏である。酸素の供給は血液中の赤血球に含まれるヘモグロビンによってなされるので，呼吸の異常や肺でのガス交換の障害，血液循環の障害により，細胞・組織の酸素欠乏が引きおこされる。

　細胞・組織の酸素が欠乏すると，呼吸をつかさどる細胞小器官のミトコンドリアが障害を受け，エネルギーの供給ができなくなる。細胞膜上にはナトリウムポンプという装置があり，細胞内のナトリウムイオンを細胞外にくみ出し，かわりにカリウムイオンを細胞内に取り入れるはたらきをしている。エネルギーの供給がとまるとこのポンプのはたらきが停止する。その結果，細胞内にナトリウムイオンと水分が蓄積して細胞の腫脹がおこる。つづいて細胞内の酵素のはたらきが低下し，さまざまな代謝系が障害される。

2 活性酸素種と酸化ストレス

　細胞は，酸素とグルコースからエネルギーをつくり出しており，その際に活

性酸素種とよばれる物質が発生し，過剰になると細胞を損傷する。

活性酸素種▶ 　酸素やその関連分子で反応性の高い酸素を含む化合物をまとめて，活性酸素種[1]とよぶ。白血球が産生する活性酸素種は感染防御にはたらき，またある種の活性酸素種は細胞間の情報伝達物質として使われる。その一方で，過剰に産生された活性酸素種はさまざまな毒性を発揮する。活性酸素種は，脂質やタンパク質，DNAなどと反応してその構造を変化させて損傷し，動脈硬化や細胞の老化，腫瘍の発生に関与している。

抗酸化作用と▶
酸化ストレス
　過剰な活性酸素種は，体内の酵素のはたらきによって分解されて無毒化される。また摂取されたビタミンA・ビタミンC・ビタミンEなどには，過剰な活性酸素種を処理する機能がある。こうした作用は**抗酸化作用** antioxidation とよばれる。活性酸素種の産生が抗酸化作用を上まわった状態を，**酸化ストレス**という。

3 細胞の老化

　細胞や組織が再生したり修復したりする能力は，加齢とともに衰える。さまざまな原因で生じた細胞や組織の小さな傷は，長い年月にわたって蓄積し，細胞の老化がおこる(▶106ページ)。

細胞の寿命と▶
テロメア
　細胞の寿命は遺伝的要因によって内在的に決定されることが報告されているが，詳細はまだよくわかっていない。実際にヒトから取り出した細胞を試験管の中で培養すると，しばらくは細胞分裂を繰り返して増殖するが，やがて分裂しなくなり死滅する。これには**テロメア**とよばれるDNAの末端部にみられる構造が関与している(▶107ページ，図7-1)。細胞分裂のたびにテロメアは短縮していき，その長さが細胞の分裂・増殖できる回数を決めている。

② 細胞の適応現象

　細胞はつねに外部からの刺激にさらされているが，慢性的な過剰な刺激に対しては，ある程度の範囲で適応する能力を備えている。このような細胞の適応には，萎縮や肥大，化生とよばれる現象が含まれる。外部からの刺激が適応能力をこえた場合，細胞は変性したり死滅したりする。

1 萎縮

　いったん成熟した組織や臓器が，後天的にその容積の減少をきたすことを萎縮 atrophy という。萎縮は，細胞容積の減少あるいは数の減少のいずれか一方，または両者によっておこる。発生や成熟の異常に基づく先天的な**低形成** hypo-

---

1) 代表的な活性酸素種に，スーパーオキシド($\cdot O_2^-$)というフリーラジカル(不対電子をもつ反応性の高い物質)がある。

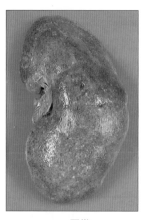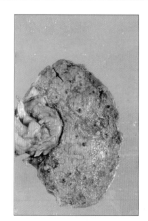

a. 正常　　　　　　　　　　　b. 萎縮

▶図2-1　腎臓の萎縮

genesis とは異なる。

　　萎縮はその原因によって，加齢による萎縮(褐色萎縮など)，栄養障害による萎縮，廃用萎縮，圧迫萎縮，神経性萎縮などに分類される。

褐色萎縮▶　細胞内の老廃物に含まれる脂質がリソソームの酵素で完全に分解されずに残り，黄褐色の色素として沈着したものを**リポフスチン** lipofuscin，あるいは**消耗色素**という(▶23ページ，図2-6-a)。とくに，心臓や肝臓，脳の神経細胞などに沈着し，加齢とともにその量が増加する。心臓や肝臓では，リポフスチンが高度に蓄積すると臓器が褐色に見えるため，**褐色萎縮**とよばれる。

栄養障害による萎縮▶　動脈硬化によって腎動脈が著しく 狭 窄すると，腎臓が小さく萎縮する(▶図2-1)。血流量が減少することで，その大きさや形態を維持するための十分な栄養や酸素が細胞や組織にいきわたらなくなり，萎縮が生じる。

廃用萎縮と▶
廃用症候群　　　廃用萎縮(無為萎縮)の例としては，長期臥 床 による骨格筋の萎縮があげられる。組織や細胞は，生理的な機能を保ち代謝を保持することによってその大きさや形態が維持される。そのため，長期間，寝たきりとなり四肢を使わなくなると，骨格筋に萎縮がおこる。さらには，身体の活動性が下がり，心身の機能も低下する。これを**廃用症候群**あるいは**生活不活発病**という。

圧迫萎縮▶　尿流の停滞による水腎症は**圧迫萎縮**のよい例である。局所の細胞や組織に対して圧迫状態が長く続くと，そこに循環障害が生じて萎縮がおこる。

2　肥大と過形成

肥大▶　細胞容積の減少を細胞の萎縮とよぶのに対して，細胞容積を増加させるような適応現象を細胞の**肥大** hypertrophy という(▶図2-2-a, b)。心筋や骨格筋は，ほかの組織と異なり，新たに分裂・増殖する能力がない。そのため，運動負荷などが加わると，もっぱら個々の筋細胞が肥大することによって適応し，機能

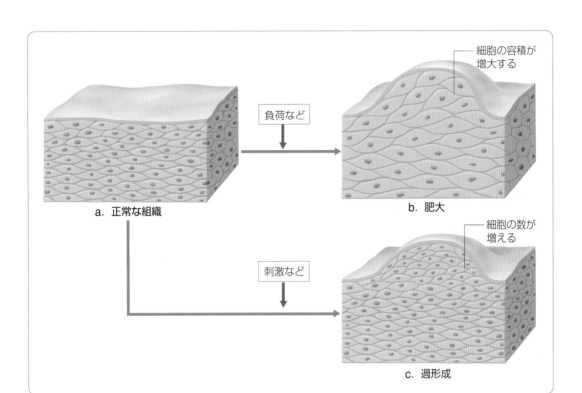

正常な組織

b. 肥大

細胞の容積が
増大する

細胞の数が
増える

負荷など

刺激など

c. 過形成

▶図 2-2　肥大と過形成

　を増大させる。このように、運動負荷の結果として生じた肥大を、**作業性肥大**という。

　　腎臓のように一対になっている臓器の片側を摘出した場合、残された臓器が肥大することがある。これを**代償性肥大**という。また、先端巨大症（▶286ページ）のように、ホルモンの過剰症によっておこる肥大を**ホルモン性肥大**という。

過形成 ▶ 　組織や臓器がその容積を増す現象として、細胞の肥大によるもののほかに、細胞の数が増加する場合がある。この細胞の数が増加する現象を**過形成** hyperplasia といい、病理学的には肥大と区別される（▶図2-2-c）。

　　過形成は、細胞の分裂・増殖の過剰によって生じる現象である。腫瘍も細胞が増殖している状態であるが、腫瘍細胞は外部からの刺激なしに自律性に増殖するのに対し、過形成では外部からの刺激が消失すれば増殖もとまり、もとどおりに戻りうる。

　　ペンだこや靴ずれだこなど、皮膚に長時間、持続性に圧迫や摩擦などの刺激が加わると、限局性に角質が厚く肥厚することがある。これを**胼胝**といい、皮膚の角質の過形成によるものである。

腫大 ▶ 　臓器などが腫れて容積を増すことを**腫大**という。薬物投与により肝臓が腫大したり、ホルモンが過剰に作用して内分泌臓器が腫大したりした場合、これらの現象は、肥大と過形成の両者の要素が複合しておきたものと考えられる。局所炎症（▶25ページ）の際には、浮腫によって腫大がおこる。

3 化生

　　なんらかの刺激が長期間にわたって作用することによって，正常な組織が，もともとある本来の組織とは異なる組織におきかえられる現象を，化生 meta-plasia という。

📖 NOTE
いろいろな上皮とその細胞

　からだの表面や，消化管・呼吸器系・尿路などの管腔表面は，上皮によってすきまなくおおわれている。上皮はバリア機能をもち，互いに密着した上皮細胞とその底部の基底膜によって，体内の組織と外界とを隔てている。体内と外界との物質のやりとりは，すべて上皮細胞を通過して行われるので，上皮細胞には吸収・分泌の機能が備わっている。汗腺や脂腺などの皮膚に付属する腺や乳腺，胃や腸の腺，唾液腺や肝臓・膵臓などの外分泌腺は，上皮が特殊化したもので，導管系によって管腔臓器の内腔や外表面と交通している。内分泌腺は，発生した部位の表面上皮との連絡が失われているが，上皮由来である。

　胸腔・腹腔などの体腔表面をおおう中皮や，血管内腔をおおう内皮も，上皮によく似た構造と機能をもつが，発生起源が異なるため上皮とは区別される。

　上皮は細胞の配列様式により，単層上皮・多列上皮・重層上皮に，また細胞の形により，扁平上皮・立方上皮・円柱上皮に分類される。この組み合わせにより，単層立方上皮とか，重層扁平上皮などとよぶ。

　また，上皮細胞が配列して腔を形成したものが腺管（腺腔）であり，正常組織では円柱上皮と立方上皮が腺管をつくる。腺がんでは腫瘍細胞が腺管を形成する。

　皮膚の表面をおおう上皮を表皮といい，重層扁平上皮からなる。基底層の細胞は多角形をしているが，表層へ近づくにしたがって扁平になる。最表層の細胞は核を失い，細胞の大部分がケラチンとよばれるタンパク質で置きかえられる。これを角化といい，厚いケラチンの層を角質層という。口腔や食道，結膜や角膜，腟の粘膜も表皮とよく似た重層扁平上皮からなるが，これらの粘膜の重層扁平上皮は，正常では角化することはない（▶図a）。

　円柱上皮には線毛を有すものがあり，呼吸器系の気道上皮は多列線毛円柱上皮からなる（▶図b）。核の位置がまちまちで，一見して何層にも重なっているように見えるため多列上皮というが，実際にはすべての細胞が基底膜上に固定されている。

　腎盂・尿管・膀胱・尿道の粘膜に特徴的な上皮を移行上皮という。重層扁平上皮と重層円柱上皮の中間型あるいは移行型と考えられたために名づけられたが，実際は，収縮と拡張の大きな変化に耐えられるように特殊化した，尿路に特有の上皮である。そのため，尿路上皮ともよばれる。最表層を被蓋細胞（アンブレラ細胞）とよばれる大型の細胞がおおっている（▶図c）。

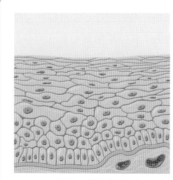
a. 食道の重層扁平上皮

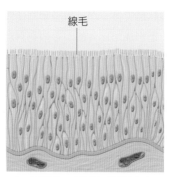
b. 気管支の多列線毛円柱上皮

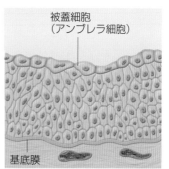
c. 膀胱の移行上皮（尿路上皮）

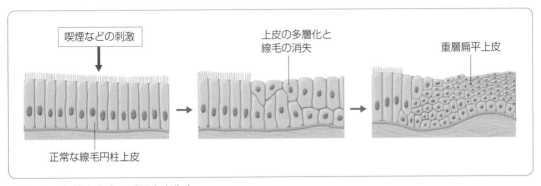

図中テキスト：
喫煙などの刺激
上皮の多層化と線毛の消失
重層扁平上皮
正常な線毛円柱上皮

▶図2-3　気管支上皮の扁平上皮化生

扁平上皮化生▶　気管支の表面をおおっている上皮（▶NOTE「いろいろな上皮とその細胞」）は，本来は線毛円柱上皮からなっているが，喫煙のような慢性的な刺激が加わることによって，物理的抵抗性のある重層扁平上皮におきかえられることがある。このような置換現象を扁平上皮化生という（▶図2-3）。扁平上皮化生は，気管支のほかにも，子宮頸部など，さまざまな臓器・組織でしばしばおこる。

腸上皮化生▶　胃では，ヘリコバクター–ピロリの感染（▶238ページ，図14-3）に伴って，胃に固有の腺組織からなる本来の粘膜上皮が萎縮し，小腸粘膜と類似した上皮に置換される。これを胃粘膜上皮の腸上皮化生という。

軟骨化生・骨化生▶　慢性的な機械刺激によって，線維性の結合組織に軟骨や骨を生じることがあり，それぞれ軟骨化生・骨化生とよぶ。

③ 細胞の死

細胞の受けた損傷が高度で，かつ不可逆性である場合には，細胞の死をまねく。細胞の死には，壊死（ネクローシス）とアポトーシスとがある。

1 壊死（ネクローシス）

細胞が高度な損傷を受けた際にみられる通常の細胞死の形態を，壊死 necrosis（ネクローシス）という。細胞の核は凝縮あるいは崩壊し，細胞はみずからの細胞内のリソソームに含まれる酵素によって分解され，原形をとどめなくなる。これを自己融解 autolysis という。壊死は，融解壊死と凝固壊死の大きく2つの型に分類される。

融解壊死▶　壊死をおこした細胞の自己融解が高度に生じた場合を，融解壊死あるいは液化壊死という（▶図2-4-a）。タンパク質が少なく脂肪組織が多い場合におこり，脳軟化症などに特徴的である（▶83ページ，図5-9-c）。

凝固壊死▶　細胞質のタンパク質に高度の変性がおこり，細胞の輪郭が残されるような壊死を凝固壊死といい，虚血性（貧血性）梗塞の際などにみられる（▶図2-4-b）。

乾酪壊死▶　結核結節にみられる壊死は，チーズ（乾酪）に類似した特徴的な外観を示すた

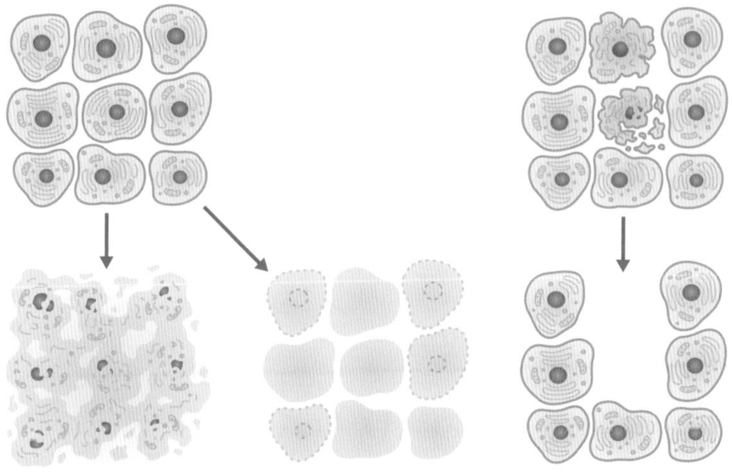

a. 融解壊死
細胞は崩壊し，内容物
は漏出して周囲に炎症
を引きおこす。

b. 凝固壊死
細胞の輪郭が残る。

c. アポトーシス
死んだ細胞は，マクロ
ファージにより貪食さ
れて，取り除かれる。

▶図2-4　壊死とアポトーシス

め，**乾酪壊死**とよばれる（▶31ページ，図2-10）。乾酪壊死は，凝固壊死の特徴
と融解壊死の特徴とをあわせもった特異な形態の壊死である。

2 アポトーシス

　壊死のほかに，**アポトーシス** apoptosis とよばれる特別な型の細胞死がある。
細胞小器官が保たれたまま，DNA が断片化して細胞が死滅する。壊死が受動
的な死であるのに対して，アポトーシスは細胞の自発的な死である。運命づけ
られた細胞死であるため，「プログラムされた細胞死」とも表現される。
　アポトーシスは通常，1個の細胞に独立しておこり（▶図2-4-c），壊死のよう
に多数の細胞が組織ごとかたまって死滅することはない。たとえば，個体発生
においては手指の間にあった水かきが消失して手指ができ上がっていくが，そ
の際に，水かきの部分の細胞が脱落する機序がアポトーシスである。
　また，ウイルス感染や抗がん薬などの薬物，放射線照射などによる細胞死に
も，アポトーシスの機序が関与していることが知られている。

④ 細胞と組織の変性

　細胞や組織の損傷が可逆性の場合に，損傷の結果おこった形態や機能の変化
を広く**変性** degeneration という。多くの場合，細胞内外に生理的には存在しな
い物質が蓄積した状態をさす。外来の物質が沈着することもある。

1 細胞の変性

　　細胞が損傷を受けると，しばしば細胞内での代謝に異常が生じ，脂質やタンパク質，グリコーゲンなどが細胞内に貯留する。このような**物質沈着**は，物質が過剰に産生されることによって，あるいは分解や代謝の障害によっておこる。多くの場合，酵素の機能的な障害や先天的な異常，あるいはホルモンの分泌過剰や不足によって引きおこされる。

オートファジー▶　細胞内の老廃物はリソソームに含まれる酵素によって分解される。これを**オートファジー（自食作用）**という。分解されてできた物質の一部は，再利用される。近年，オートファジーに関する研究が進み，脳の神経細胞に異常なタンパク質が蓄積するアルツハイマー病やパーキンソン病などの疾患の発生に関連している可能性が指摘されている。

脂肪沈着▶　細胞が損傷を受けた際にみられる最も一般的な物質沈着は脂肪の沈着であり，**脂肪変性**ともよばれる。通常は，細胞内の中性脂肪の代謝経路である酸化的リン酸化の障害によって，**脂肪滴**の沈着が生じる（▶95ページ，図6-2）。脂肪沈着には，多くの場合，中性脂肪の過剰な産生が同時に関与している。また脂質はおもに肝臓で代謝されるため，脂肪沈着は肝臓に生じる頻度が高い。脂肪沈着が高度な肝臓を，**脂肪肝**という（▶253ページ，図14-11）。

硝子滴変性▶　細胞内にタンパク質の小顆粒が沈着した状態を**硝子滴変性**という。ネフローゼ症候群の際に尿細管上皮でよく観察され，エオジン色素（▶328ページ，表付-1）によく染色される滴状物として細胞内にみられる。この滴状物は，原尿中に漏出した血清タンパク質を，尿細管上皮が再吸収したものである。

粘液変性▶　粘液の主成分は糖タンパク質であり，糖タンパク質が細胞内に沈着する状態を**粘液変性**という。胃や腸に生じる印環細胞がんとよばれる特殊な形態の腺がん細胞にみられる。印環細胞がんの細胞では，多量の粘液が細胞内に貯留して核が辺縁に押しやられ，**印環細胞** signet ring cell と表現される特徴的な細胞形態をとる（▶図2-5）。

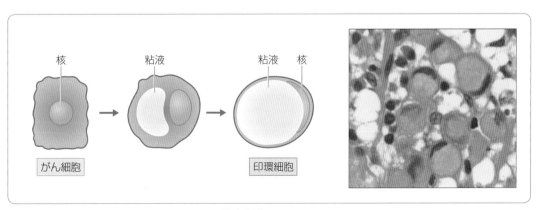

▶図2-5　胃がん（印環細胞がん）にみられる粘液変性

糖原沈着▶　グリコーゲン(糖原) glycogen が細胞内に過剰に沈着した状態を**糖原沈着**あるいは**糖原変性**という。グリコーゲンはおもに，肝臓・心筋・骨格筋などに蓄積されているため，遺伝性のグリコーゲン代謝異常症である糖原病(▶99ページ)では，とくにこれらの細胞に高度の糖原沈着がみられる。このほか，糖尿病などの際には，肝細胞の核内や尿細管上皮に糖原の沈着がみられることがある(▶23ページ，図2-6-b)。

2　間質の変性

細胞成分を**実質**というのに対して，細胞以外の組織成分を**間質**という。間質を構成するおもな成分である膠原線維(コラーゲン線維)などが変性をおこし，タンパク質成分が沈着することがある。沈着する成分や沈着のしかたによって，硝子変性，アミロイド変性，フィブリノイド変性，ムコイド変性などに分けられる。

硝子変性▶　タンパク質などが沈着して無構造となったものを**硝子質**あるいは**ヒアリン** hyaline とよび，この状態を**硝子変性**または**硝子化**という。間質の変性として最もありふれた状態で，動脈硬化をきたした動脈の内皮下や，慢性糸球体腎炎の際の糸球体間質などにみられる。小動脈や細動脈に硝子質が沈着した病態を細動脈硬化症といい，これは高血圧症や糖尿病の合併症として重要である。

アミロイド変性▶　アミロイド amyloid (類デンプン質)とよばれる特殊な細線維構造を示すタンパク質が組織に沈着した状態を**アミロイド変性**という(▶97ページ)。硝子質とよく似ているが，アミロイドを検出する特殊な染色や電子顕微鏡的な観察などによって区別される。

フィブリノイド変性▶　フィブリノイド fibrinoid (類線維素)とよばれるフィブリン fibrin (線維素)に類似した物質が組織に沈着した状態を**フィブリノイド変性**という。しばしば小さな壊死を伴うため，フィブリノイド壊死ともいう。膠原病あるいはⅢ型アレルギー(▶45ページ)の際に特徴的にみられる変化であり，免疫複合体の沈着が関与している。通常，小血管の壁の沈着物としてみられる。

ムコイド変性▶　間質に**ムチン**(ムコ多糖類)などの粘液様物質が沈着し，浮腫が生じたような状態を**ムコイド変性**という。甲状腺機能低下症の際にみられる粘液水腫(▶288ページ)では，全身の皮膚の結合組織がムコイド変性を示す。

3　色素沈着

炭粉などの外部から吸入された異物のほか，リポフスチンやメラニン，ヘモジデリンなど，生体内で産生されるさまざまな色素が組織内に沈着する。

炭粉沈着▶　炭粉は外部から吸入される異物で，タバコの煙や自動車の排気ガスなどに含まれる。炭粉は体内でマクロファージなどによって貪食されるが，リソソームに含まれる酵素で消化することができない。そのため，マクロファージ内に蓄積され，マクロファージが死滅したり放出されたりすると間質に沈着する。

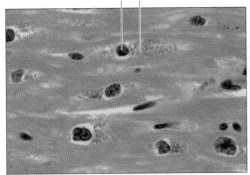

心筋細胞の核　沈着したリポフスチン

a. リポフスチン沈着
肥大した心筋細胞。細胞の肥大に伴い，核も肥大し，
細胞内の核周囲にリポフスチンが沈着している。

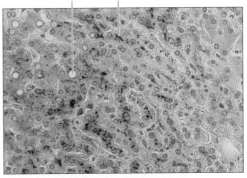

糖原沈着　ヘモジデリン沈着

b. ヘモジデリン沈着と糖原沈着
慢性うっ血のある肝臓。沈着したヘモジデリンが青く
染まっている。白く見えるのは，肝細胞の核に沈着し
たグリコーゲンである（糖原沈着）。

▶**図 2-6　色素沈着**

長期にわたって喫煙している人の肺組織には，多量の炭粉が沈着している（▶
216 ページ，図 13-3-d）。

リポフスチン沈着▶　加齢による変化などに伴って，心筋細胞や神経細胞などの細胞質にリポフス
チン（消耗色素）が沈着する（▶図 2-6-a）。リポフスチンが高度に沈着した臓器は
褐色萎縮により，褐色調にみえる。

メラニン沈着▶　メラニン melanin は皮膚や毛髪，眼などに生理的に存在する黒色色素である。
アジソン病（▶291 ページ）などの内分泌疾患では，メラニン代謝に関係するホル
モンの異常によって，皮膚に色素沈着がおこる。ほくろ（黒子あるいは母斑）や
悪性黒色腫とよばれる腫瘍では，腫瘍細胞がメラニンを産生する。

ヘモジデリン沈着▶　ヘモジデリン hemosiderin は生体内の鉄代謝物の 1 つである。鉄は，赤血球
に含まれるタンパク質であるヘモグロビンの重要な構成成分であり，老化した
赤血球が崩壊した際などにはヘモジデリンが生じる。たとえば，古くなった出
血巣や慢性うっ血のある臓器などでは，ヘモジデリンがしばしばマクロファー
ジなどの細胞に取り込まれた状態で観察される（▶図 2-6-b）。

ヘモジデリンの沈着が広範囲にみられる状態を**ヘモジデローシス**（ヘモジデ
リン沈着症）という。ヘモジデローシスをおこした臓器や組織は，鉄さび色に
みえる。

B 細胞・組織の損傷に対する反応としての炎症

　細胞や組織に損傷を与えるような刺激に対しておこる組織の反応を, **炎症** inflammation という。炎症は生体組織の防御反応である。炎症の徴候として, 古くから, **ケルススの 4 主徴**, すなわち, 発赤・発熱(局所の熱感)・疼痛・腫脹が知られている[1]。これに, ガレノスの提唱した機能障害を加えて, **炎症の 5 徴候**という[2]。

① 炎症に関与する細胞と炎症メディエーター

1 炎症細胞と血液凝固系

炎症細胞▶　炎症局所に集まって, 炎症に関与する細胞を**炎症細胞**という。炎症細胞の多くは, 同時に免疫を担う細胞でもある(▶36 ページ)。炎症細胞には, 好中球などのように, 主として急性期にみられるものと, リンパ球やマクロファージ(大食細胞)のように慢性期にみられるものとがある。

血液凝固系▶　血液凝固系は, 組織の損傷に伴って血管が破綻した際に出血をとめる役割があるが, 炎症と密接に関わっている。血液凝固と止血に重要なはたらきをする血小板は, 活性化すると内部の顆粒に貯蔵したさまざまな物質を放出する。

2 炎症メディエーター

　組織が損傷を受けると, 崩壊した細胞や活性化した血小板などから, ヒスタミンやプロスタグランジン, トロンボキサン, ロイコトリエンなどのさまざまな化学伝達物質が放出される。これらが**炎症メディエーター**(炎症仲介物質)としてはたらくことによって, 炎症が引きおこされる。炎症メディエーターは, 標的細胞の特定の受容体に結合して作用し, 発赤・局所の熱感・疼痛・腫脹といった炎症徴候の発現に関与している。

炎症性サイトカイン▶　炎症の刺激をうけると, リンパ球やマクロファージは IL-1 や IL-6, TNF-

---

1) ケルスス Celsus (紀元前 35 年〜紀元 45 年ころ)はローマの百科全書家である。ギリシャの科学知識を百科全書として集成した。このうち医学の文献のみが後世に残された。
2) ガレノス Galenos(129〜199 年)はローマの宮廷医である。ヒポクラテスなどのギリシャ医学を集大成し, 生理学体系の基礎を築いた。

αといったサイトカイン（▶40ページ）を産生する。これらは**炎症性サイトカイン**とよばれ，白血球の動員などにはたらいている。また，炎症による全身反応としての発熱や急性期タンパク質の産生にも関与している。

急性期タンパク質▶ 炎症の際におもに肝臓で産生され，短時間に血中で増減する一群のタンパク質を**急性期タンパク質**とよぶ。炎症性サイトカインが肝臓に作用することにより産生される。**C反応性タンパク質** C-reactive protein（**CRP**）や血清アミロイドA（SAA），α_1-アンチトリプシン，ハプトグロビンなどが含まれる。炎症の沈静化にはたらく。

② 局所の炎症反応

急性期の炎症局所では，細胞や組織の損傷に伴い，局所の微小血管の拡張と血流の増加，血管壁透過性の亢進と血漿成分の滲出，白血球の遊走などの現象がおこっている（▶図2-7）。

血管拡張と血管▶
壁透過性の亢進 炎症メディエーターの多くは，血管に作用してこれを拡張させ，血液がゆっくり流れるようにする。この血管拡張による血流の増加によって，炎症局所に発赤や熱感の徴候が引きおこされる。

ヒスタミンやプロスタグランジンなどには，毛細血管の内皮細胞を収縮させて細胞間隙を広げる作用があり，血漿中に含まれるタンパク質や血液中の細胞が，局所の血管壁をすり抜けて周囲組織に滲出したり浸潤したりしやすくなる（**血管壁透過性の亢進**）。

血管壁透過性が亢進すると，血液中から血漿が移動して組織液（間質液）が増加する。そのため組織は腫脹し，浮腫となる。また，組織液の増加による組織

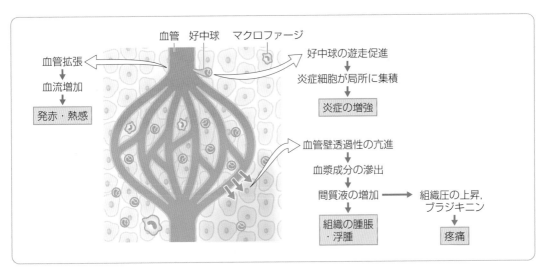

▶**図2-7 急性期の局所炎症反応**

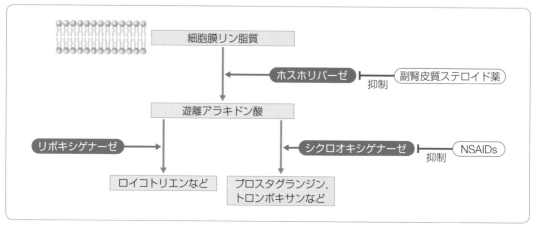

▶図2-8 アラキドン酸カスケード

圧の上昇や, 血漿に含まれる局所ホルモンであるブラジキニンにより, 痛覚受容体が刺激されて疼痛が引きおこされる。

白血球の遊走▶ ロイコトリエンなど, ある種の炎症メディエーターは, 好中球をはじめとした白血球の遊走を促進し, 炎症細胞を局所に集積させるはたらきがある。炎症局所に集積した急性期の炎症細胞から, リソソーム内の酵素や活性酸素種などが放出され, これによって炎症はさらに増強される。好中球は, 細菌などの異物や組織破壊産物を取り込み消化する作用(食作用)をもつ。

カリクレイン-▶ 組織が損傷を受けて血管内皮が破損すると, 血液凝固因子である第XII因子
キニン系 (ハーゲマン因子)およびカリクレイン-キニン系の活性化を介して, 血漿中のキニノゲンから, キニンの一種である**ブラジキニン**が産生される。ブラジキニンには, 血管を拡張して局所の血流を増加させたり, 痛覚受容体を刺激して疼痛を引きおこしたりする作用などがある。

アラキドン酸▶ アラキドン酸は, 細胞膜を構成するリン脂質の1つで, ホスホリパーゼと
カスケード よばれる一群の酵素のはたらきにより, 血小板などの細胞膜から遊離する。さらに, 炎症局所において活性化したシクロオキシゲナーゼやリポキシゲナーゼなどの酵素がアラキドン酸に作用して, プロスタグランジンやトロンボキサン, ロイコトリエンなどの炎症メディエーターを産生する(▶図2-8)。細胞膜のアラキドン酸から, さまざまな炎症メディエーターが産生されるしくみを, **アラキドン酸カスケード**とよぶ。

このように, 炎症メディエーターなどの一連の因子を次から次へと活性化することで炎症を増幅するはたらきを, **カスケード反応**という。

③ 組織の修復と創傷治癒

損傷を受けた組織が, 炎症・細胞増殖・組織再構築を経て修復する過程を創

傷治癒という。組織の損傷の程度や，損傷を受けた組織の種類によって，その修復過程や治癒形態は多少異なってくる。

1 組織の再生

　　失われた組織が，残った細胞や組織の増殖によって，もとの状態に復元されることを**再生**という。

上皮細胞の再生▶　皮膚表層をおおう表皮や粘膜上皮などの上皮組織は，その深部にある細胞の増殖帯においてつねに細胞分裂が繰り返されており，最表層の細胞が脱落することによって更新されている。上皮組織が損傷を受けて欠損を生じた場合には，欠損部周囲や深部に残存した上皮細胞が増殖し，新しい上皮によって被覆される。これを上皮細胞の再生という。

実質細胞の再生▶　肝細胞などの実質細胞は，ふつうの状態では分裂して増殖することはないが，損傷によって組織の欠損が生じると，残った実質細胞が分裂して組織が再生する。これによって欠損した部分の形態や機能を補うことができる。

　　これに対し，心筋や脳の神経細胞などは，一般に分裂・増殖する能力が乏しいため，組織の欠損を補うことができない。このため心筋梗塞などの際には，ひとたび壊死して欠損した部分は線維性瘢痕として残り，機能が完全に回復することはない。

2 肉芽組織と瘢痕組織

　　組織の損傷がひと段落し，急性期の炎症反応がある程度おさまると，残った有害物質や壊死に陥った組織を取り除く作業，また欠損した組織をもとに戻す作業が行われる。この作業を**修復**という。修復の過程では，リンパ球やマクロファージなどの慢性期の炎症細胞と，線維芽細胞という結合組織の中心となる構成細胞が主役を演じる（▶図2-9）。

　　リンパ球は免疫反応を介して病原体の排除にはたらく（▶36ページ）。好中球が処理できなかった病原体や壊死細胞は，マクロファージによって貪食される。また，欠損した組織は線維芽細胞のつくり出す膠原線維によって埋められ，修復される。

肉芽組織▶　一連の修復過程において，除去された老廃物を運搬したり，また組織の修復に必要な材料を輸送したりするために，豊富な毛細血管が構築される。このように，組織の修復過程で新たにつくられる毛細血管に富む組織を，**肉芽組織**という。傷口などに赤くてやわらかい盛り上がった組織として観察される。

瘢痕組織▶　組織の修復が進むにつれ，毛細血管はしだいに減少して膠原線維成分が増していく。このようにして，最終的にかたい白色調の膠原線維のみからなる組織におきかえられていく。これを**瘢痕組織**とよぶ。

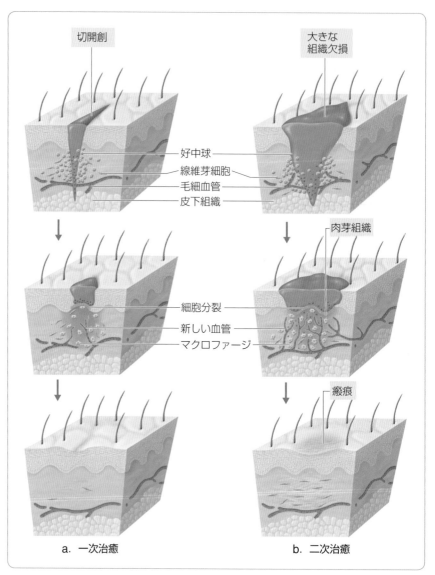

切開創

大きな
組織欠損

好中球
線維芽細胞
毛細血管
皮下組織

肉芽組織

細胞分裂
新しい血管
マクロファージ

瘢痕

a. 一次治癒

b. 二次治癒

▶図 2-9　創傷治癒

3 一次治癒と二次治癒

創傷治癒は，その治癒のしかたによって一次治癒と二次治癒の大きく 2 つ
に分けられる（▶図2-9）。

一次治癒 ▶ 手術の切開創のように，組織の欠損が少なく，感染などが生じない場合には，
組織の修復はすみやかに経過し，大きな瘢痕を残すことなく治癒する。外科縫
合(ごう)の際などにみられるこのような治癒形式を，**一次治癒**という。

二次治癒 ▶ これに対して，組織の欠損が大きい場合や，感染などによって大量の壊死組
織が生じた場合には，すぐに縫合することができず，そのまま開放した創とし
て観察されることがある。壊死組織や欠損部に蓄積した滲出物を処理するため，

大量の炎症細胞が動員され，さらに豊富な毛細血管がつくられて肉芽組織が形成される。肉芽組織は経過とともに瘢痕組織に変化し，欠損部周囲の組織が収縮することによって創面は徐々に小さくなっていく。これにより組織の修復は遅延し，あとに瘢痕を残して治癒する。このような修復過程を経た治癒形式を二次治癒という。

4 創傷治癒に影響する因子

創傷治癒の過程は，年齢や，全身あるいは局所のさまざまな要因によって影響を受ける。たとえば，個体の栄養状態がわるいと創傷治癒は遅れ，また動脈の狭窄などにより局所への血液の供給がわるい場合や，局所に感染を伴った場合にも，創傷治癒は遅延する。さらに，創傷部に異物が混入した場合には，それが感染の原因になりうるばかりでなく，周囲の組織を刺激して炎症を持続させ，創傷治癒を遅延させる原因ともなる。

ケロイド▶ 個体によってはケロイド体質といわれる素因がある。この場合には，組織修復の過程において膠原線維が過剰に蓄積し，治癒後にケロイド keloid とよばれる瘢痕の盛り上がりを残す。

C 炎症の分類と治療

① 急性炎症と慢性炎症

炎症は，その経過によって，急性炎症と慢性炎症の2つに分類される。また，その組織像の特徴によっていくつかの型に分類される（▶表2-1）。

急性炎症▶ 経過がすみやかで早期に終息する炎症を急性炎症という。細胞や組織の損傷と，これによって引きおこされる血管拡張や血管壁透過性の亢進，白血球遊走を特徴とする。多くの場合，好中球の浸潤を主体とする化膿性炎となる。

慢性炎症▶ 組織損傷が長期にわたる場合や，原因となる因子がなかなか処理されない場

▶表2-1 炎症の分類

炎症の型	特徴	おもな疾患
滲出性炎	血液成分の滲出	
漿液性炎	血清成分（漿液）の滲出	水疱，アレルギー性鼻炎
線維素性炎	フィブリンの滲出	線維素性心膜炎，ジフテリア
化膿性炎	好中球の浸潤	蜂巣炎性虫垂炎，蓄膿症
出血性炎	出血	インフルエンザ肺炎
壊疽性炎	壊疽	ガス壊疽，壊疽性虫垂炎
増殖性炎	細胞増殖	肝硬変症，肺線維症
特異性炎	肉芽腫の形成	結核，第3期梅毒，ハンセン病

合には，炎症は遷延し**慢性炎症**となる。リンパ球やマクロファージの浸潤，線維芽細胞の増生など，急性炎症後の修復過程が前面に出ることによって，多くの場合，増殖性炎のかたちをとる。

② 滲出性炎

炎症の経過のなかで，血管内成分の滲出の強いものを**滲出性炎**という。

1 漿液性炎

血漿からフィブリンなどの凝固因子を除いた成分を**血清**といい，血清とほぼ同じ成分の液を**漿液**という。滲出性炎のうち，漿液の滲出を主体とするものを**漿液性炎**とよぶ。熱傷の際などにみられる水疱や，虫に刺されたときの腫れなどが含まれる。

カタル▶　粘膜の滲出性炎を**カタル** catarrh といい，流出する成分によって漿液性カタル，粘液性カタル，膿性カタルなどに分けられる。漿液性カタルにはアレルギー性鼻炎などが含まれる。

2 線維素性炎

多量のフィブリン(線維素)[1]の析出を特徴とする炎症を，とくに**線維素性炎**とよぶ。代表的な疾患として，線維素性心膜炎やジフテリアがある。ジフテリアのような粘膜の線維素性炎では，壊死物と滲出した線維素が粘膜表面を膜のようにおおうため，**偽膜性炎**ともいわれる。

3 化膿性炎

好中球の浸潤を主体とする炎症を**化膿性炎**といい，これには蜂巣炎や膿瘍などが含まれる。

蜂巣炎▶　**蜂巣炎** phlegmon (蜂窩織炎，フレグモーネ)は，広い範囲に一様に広がる好中球浸潤と浮腫を特徴とし，急性虫垂炎の代表的な炎症像である(▶245ページ)。

膿瘍と蓄膿▶　**膿瘍** abscess は，限局性に組織が欠損して新たに生じた腔の中に，好中球や壊死物のかたまりである膿汁を含む状態である。膿汁は粘稠性で黄白色ないしは黄緑色の不透明な液体である。一方，副鼻腔炎や膿胸のように，生体に本来ある腔や体腔などに膿汁が貯留した状態を**蓄膿** empyema といい，膿瘍とは区別される。

瘻孔▶　正常には存在しない異常な部位にある管状の交通を**瘻孔** fistula という。後

---

1) 血液中のフィブリノゲンが，凝固因子の1つであるトロンビンの作用により変化してフィブリンとなる。不溶性のタンパク質で，血液凝固(止血)の重要な役割を担う。

天性に生じるものの多くは化膿性炎に伴って形成される。皮膚表面や腸管内腔などと膿瘍とがつながっており，その孔から持続的に膿汁が排出される。瘻孔の代表的な疾患が痔瘻である。

4 壊疽性炎

嫌気性細菌の感染などが加わった特殊な壊死の形態を，**壊疽** gangrene とよび（▶83ページ，図 5-9-d），壊疽を伴う炎症を**壊疽性炎**という。急性虫垂炎が放置されて進行すると，しばしば壊疽性虫垂炎の状態となる。

③ 増殖性炎と特異性炎（肉芽腫性炎）

増殖性炎▶　細胞の増殖を特徴とする炎症を**増殖性炎**といい，ふつう，線維芽細胞が増殖する。増殖性炎は持続性の刺激によっておこり，遷延する慢性炎症としてみられる。代表的な疾患として肝硬変症（▶255ページ，図 14-12）や肺線維症（▶215ページ，図 13-2）がある。

特異性炎▶
（肉芽腫性炎）
　類上皮細胞とよばれる紡錘形の細胞が球状に集合したものを**肉芽腫** granuloma という（▶図 2-10）。マクロファージが病原体や異物などを貪食した際に，その病原体や異物がリソソーム内の酵素で消化できないような場合，細胞の形をかえて類上皮細胞となる。類上皮細胞は，病原体や異物を取り囲んで包み込み，生体内で周囲組織から隔絶するはたらきをもつ。増殖性炎のうち肉芽腫を形成するものを，**特異性炎**あるいは**肉芽腫性炎**という。

　結核菌や真菌など，処理のしにくい特異な病原体によって生じることがほとんどである。結核（▶215ページ）や梅毒，ハンセン Hansen 病（らい，レプラ），

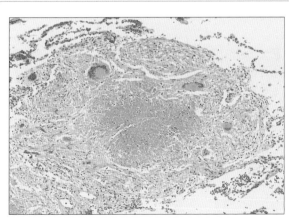
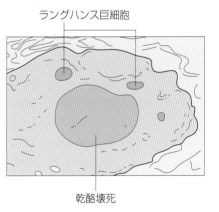

ラングハンス巨細胞

乾酪壊死

結核では，結核結節とよばれる特徴的な肉芽腫を形成する。結核結節は類上皮細胞で構成され，肉芽腫の中央に乾酪壊死という独特の壊死巣を伴う。多数の核が馬蹄形に配列したラングハンス巨細胞が出現することも特徴の1つである。

▶図 2-10　結核結節

サルコイドーシスなどの疾患においてみられる。

④ 炎症の治療

　炎症の治療には，**原因療法**と**対症療法**がある。原因療法は，抗菌薬を使用したり，抗毒素を使用したりして，炎症の原因を治療する。対症療法は，症状に対して解熱薬や鎮痛薬を使用し，症状を抑える。

　対症療法で使用される抗炎症薬には，非ステロイド性抗炎症薬と副腎皮質ステロイド薬，および消炎酵素薬などがある。

　[1] **非ステロイド性抗炎症薬（NSAIDs）**　シクロオキシゲナーゼを阻害することで遊離アラキドン酸からのプロスタグランジンなどの産生を抑制する(▶26ページ，図2-8)。多くの場合，胃粘膜保護作用をもつプロスタグランジンの合成も同時に阻害するため，消化性胃潰瘍を発生しやすくなる。

　[2] **副腎皮質ステロイド薬**　ホスホリパーゼを抑制する物質を誘導したり，白血球によるサイトカインの産生を抑制したりするはたらきがある。

　[3] **生物学的製剤**　関節リウマチや潰瘍性大腸炎などの特定の炎症性疾患では，サイトカインの一種である TNF-α などを標的とした生物学的製剤による治療が積極的に行われている。

　これらの抗炎症薬は，炎症反応の緩和と症状の軽減に効果があるが，根本治療ではないことを知っておく必要がある。とくに副腎皮質ステロイド薬は，炎症反応とともに免疫機能をも強力に抑え込むため，感染症の患者に使用すると，かえって病原体の増殖を促すことになる。したがって，感染症の疑いがある場合には，副腎皮質ステロイド薬の使用は一般に禁忌である。

▌▌ゼミナール
復習と課題

❶ 萎縮と低形成の違い，肥大と過形成の違いをまとめなさい。
❷ 細胞死の種類と，壊死の分類についてまとめなさい。
❸ 生体内に沈着する色素を列挙しなさい。
❹ 肉芽組織と瘢痕組織についてまとめなさい。
❺ 一次治癒と二次治癒の違いをまとめなさい。
❻ 膿瘍と蓄膿の違いをまとめなさい。
❼ 肉芽腫性炎の特徴についてまとめ，代表的な疾患を列挙しなさい。

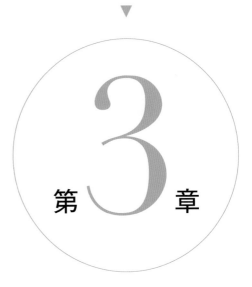

第 **3** 章

免疫，移植と
再生医療

生体の防御反応としての免疫について学び，同時に免疫反応がもたらすアレルギーや自己免疫疾患，膠原病について理解する。また，免疫反応と密接な関係にある移植についても学習する。

A 免疫と免疫不全

体内に侵入した病原体を排除し，病気の発症から免れるはたらきを，**免疫** immunity という。とくに，ある感染症に罹患していったん治癒すると，同じ病原体が再び侵入しても発症を免れる場合に，しばしば「免疫ができた」と表現する。この現象は，病原体などを非自己と識別して排除するしくみによる。

① 獲得免疫と自然免疫

体内に侵入した病原体を生体が排除するしくみには，個々の病原体に対して特異的にはたらく狭義の免疫のほかに，病原体の種類を特定しない非特異的な感染防御のしくみも存在する。前者の狭義の免疫を**獲得免疫** acquired immunity とよぶのに対して，後者を**自然免疫** natural immunity あるいは先天免疫 innate immunity という。

皮膚の角質層や粘膜表面の粘液は，病原体の侵入を抑えるはたらきをしており，これは自然免疫による(▶図3-1)。皮膚や気道・消化管粘膜の感染防御機構のほかに，好中球・マクロファージ・ナチュラルキラー細胞(NK細胞)など，食作用をもつ細胞による感染防御機構も自然免疫に含まれる(▶58ページ)。

② 免疫記憶

抗原と免疫応答▶ 免疫機能によって非自己として認識される病原体などを**抗原** antigen という。生体内に抗原が侵入すると，リンパ球などがこれを認識して，病原体を排除する免疫のしくみがはたらく。抗原に対してはたらくリンパ球の関与した反応を**免疫応答** immune response という。

感作と免疫記憶▶ 病原体などの外来性の抗原に対する免疫は，その抗原が一度体内に侵入し，免疫応答を生じてはじめて成立する。これを**感作**という。一度感作された抗原に対する2回目以降の免疫反応は，1回目に比較してすばやく，かつ効果的にはたらく。いったん認識された抗原は，リンパ球によって記憶され，2回目以降の免疫応答がより強く，またより速くおこるためである。これを**免疫記憶** immunological memory という。同一の病原体が再び侵入しても，発症を免れることができるのは，このためである。

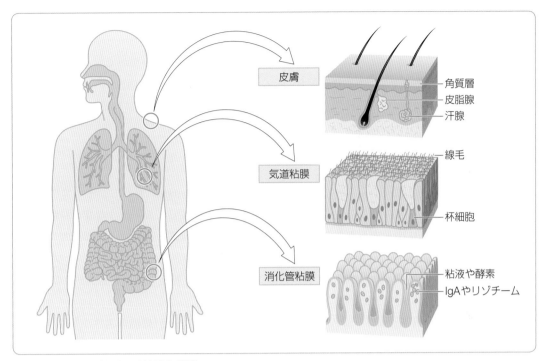

▶図3-1　皮膚や粘膜の感染防御機構

③ 能動免疫と受動免疫

　　免疫はその獲得のしかたにより，**能動免疫** active immunity と**受動免疫** passive immunization に分けられる。

　　実際に抗原に曝露することで免疫細胞が刺激され，生体内に抗体産生の機構が形成されることを，能動免疫とよぶ。病原性微生物に感染して免疫が獲得される場合はこれに相当する。一方，ほかの生物が生成した抗体を投与して，一時的に免疫を得る方法を受動免疫とよぶ。毒ヘビにかまれたあとに抗毒素血清を投与する場合や，母体から胎児に抗体が移行することで児が免疫を獲得する場合は，受動免疫にあたる。

予防接種▶　少量の，あるいは疾患を引きおこさない程度の病原体を体内にあらかじめ投与して能動免疫を誘導することにより，実際にその病原体にさらされた際に，効率よく病原体を排除し，疾患の発症を免れることができる。この目的で開発されたのが**ワクチン**[1] vaccine である。ワクチンとして使用されるものには，弱毒化して病原性をなくした細菌・ウイルスを使う**生ワクチン**，死滅した細菌やウイルスを使う**不活化ワクチン**，変性して毒性を失った毒素の成分を使う**トキソイド** toxoid などがある。

---

1) ワクチンとしてはじめて使用されたものは種痘であり，これによって天然痘は根絶された。種痘では，人体には無害な牛痘ウイルスに感作させることによって，人体に天然痘に対する免疫を獲得させる。

④ 免疫に関与する細胞

免疫の機序には, さまざまな細胞が関与する。そのなかでもとくに, T 細胞(T リンパ球)と B 細胞(B リンパ球)などのリンパ球が重要である。リンパ球は白血球の一種で, そのもとになるリンパ球前駆細胞は骨髄でつくられる(▶198 ページ)。

1 T 細胞(T リンパ球)

骨髄でつくられたリンパ球の一部は胸腺 thymus に移行し, そこで特別な分化をしたのちに末梢血あるいは組織中に分布する。このようなリンパ球を, 胸腺に由来することから T 細胞(T リンパ球)とよぶ。T 細胞は, 末梢血リンパ球の 60〜80% を占める。完成した T 細胞の細胞表面には, T 細胞レセプター(T 細胞受容体, TCR)とよばれる受容体があり, 特定の抗原と特異的に反応して免疫応答を引きおこす。

Th と Tc ▶　T 細胞は, ヘルパー T 細胞(Th)やキラー T 細胞(細胞傷害性 T 細胞, Tc)といった, 機能の異なるいくつかのサブセットに分類される。T 細胞レセプターに加えて, ヘルパー T 細胞では CD4, キラー T 細胞では CD8 といった細胞表面分子が特異的に表出している[1]。両者ともマクロファージなどの細胞表面にあらわれた特定の抗原を認識することで活性化し, 抗原特異的な免疫応答に関与する。活性化したヘルパー T 細胞は, B 細胞の抗体産生を補助したり, ほかの T 細胞が関与する免疫反応を促進したりする(▶図3-2)。一方, 活性化したキラー T 細胞には, ウイルスに感染した細胞などを殺傷して排除するはたらきがある。

2 B 細胞(B リンパ球)

B 細胞(B リンパ球)は, 末梢血リンパ球の 5〜20% を占める。胸腺を介さずに直接的に骨髄 bone marrow に由来することから, B 細胞とよばれる。

抗体 ▶　B 細胞の表面には, 特定の抗原と特異的に結合する受容体があり, この受容体に抗原が結合すると増殖し, 抗体(▶38 ページ)とよばれるタンパク質を産生して分泌する。抗体は, 抗原と特異的に結合する性質をもっている。B 細胞の表面にある受容体は, その B 細胞が分泌する抗体と同一の構造をしており, 表面免疫グロブリンとよばれる。

形質細胞 ▶　B 細胞が最終的に分化した細胞を形質細胞 plasma cell という。B 細胞の表面免疫グロブリンに特異的な抗原が結合し, さらにヘルパー T 細胞からの補

---

1) 細胞表面に表出される分子の名称として, 国際的に統一された CD 番号が使用されている。CD は cluster of differentiation の略。

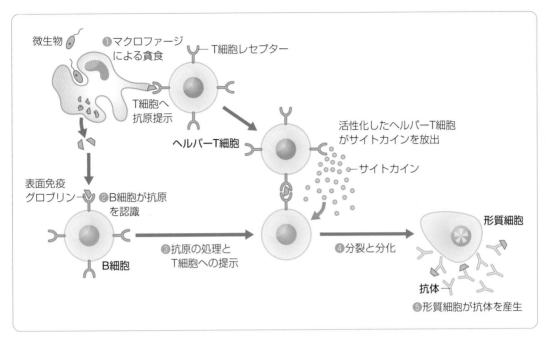

▶図 3-2　B 細胞の分化と抗体産生

助刺激を受けると形質細胞へと分化し, 表面免疫グロブリンが消失して, 抗原に対応した抗体を産生するようになる(▶図3-2)。

3 ナチュラルキラー細胞(NK 細胞)

　ナチュラルキラー細胞 natural killer cell(NK 細胞)は, T 細胞にも B 細胞にも属さないリンパ球の一群で, 末梢血リンパ球の 10〜15％を占める。がん細胞やウイルス感染細胞などを抗原非特異的に殺傷する能力をもっている。

4 マクロファージ

　マクロファージ macrophage は活発な貪食能(食作用)をもち, 大食細胞ともよばれる。炎症局所において, 壊死した組織や病原体などを貪食して処理するはたらきがある。末梢血中で単球とよばれる細胞が炎症の際に組織へ移行して, マクロファージになる。

抗原提示細胞▶　免疫反応においてマクロファージは, 処理してできた抗原を T 細胞に提示する抗原提示細胞 antigen presenting cell としてはたらいている(▶図3-2)。マクロファージ以外に B 細胞なども抗原提示細胞としてはたらく。T 細胞表面にある T 細胞レセプターは, 抗原提示細胞によって適切に処理された抗原のみを認識し, これによって免疫応答を開始させる。

樹状細胞▶　全身のリンパ節や扁桃など, リンパ球が集積した組織をリンパ組織という。リンパ組織には, 樹状細胞というマクロファージに類似した機能をもつ細胞がみられる。樹状細胞は貪食能は弱いが, 強い抗原提示作用をもつ。

⑤ 液性免疫と細胞性免疫

液性免疫▶　抗原を認識した B 細胞は，形質細胞に分化して，抗体を産生して放出する（▶図3-2）。おもに抗体を介してはたらく免疫反応を**液性免疫**という。液性免疫には，**補体**とよばれる血清中の一群のタンパク質も関与している。

細胞性免疫▶　T 細胞は，細胞と細胞との接触を介して免疫反応を引きおこす。この際，サイトカインとよばれる物質（▶40 ページ）が重要なはたらきをする。T 細胞を主体とする免疫反応を**細胞性免疫**といい，結核菌や真菌の感染防御，ウイルス感染細胞やがん細胞の排除，移植片の拒絶などの役割を担っている。

1 抗体

抗体 antibody とは，B 細胞から分化した形質細胞によって産生されるタンパク質の一種で，血清中に存在する。血清タンパク質の電気泳動では，γ-グロブリン γ-globulin 分画に含まれる[1]。**免疫グロブリン** immunoglobulin (**Ig**) ともよばれる。

● 抗体のクラス

免疫グロブリンは，IgG・IgA・IgM・IgD・IgE の 5 つのクラスに分けられる。血清中の免疫グロブリンの大部分は，IgG・IgA・IgM からなり，IgG が最も多い。IgD は血清中にはほとんど含まれていない。

IgM と IgG▶　ある抗原にはじめて生体がさらされた際には，まず IgM がつくられ，そのあと IgG が産生される。2 回目以降の免疫応答では，おもに IgG が産生される。胎盤を通過して胎児に移行することができるのは，免疫グロブリンのうち IgG のみである。

IgA▶　IgA は，消化管などの粘膜で感染防御にはたらく。とくに初乳に豊富に含まれており，新生児の体内に吸収される。母体から移行する IgG と母乳中の IgA が新生児の感染防御において重要なはたらきを担う。

IgE▶　IgE はレアギンともよばれ，I 型アレルギーに関与している（▶42 ページ）。

IgD▶　IgD は IgM とともに B 細胞の表面免疫グロブリンとして存在し，B 細胞の分化に関係しているといわれている。

● 抗体のはたらき

抗体にはおもに次のはたらきがある。
①**免疫複合体の形成と中和**　抗体は，対応する抗原と特異的に，また非常に

---

1) 血清中のタンパク質はアルブミンとグロブリンとに大きく分けられ，さらに電気泳動により，グロブリンは α_1，α_2，β，γ の各分画に細分される。

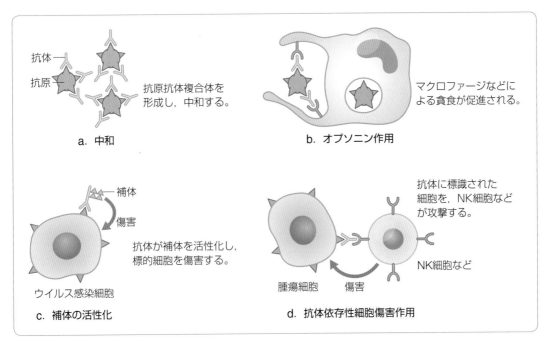

抗体

抗原

抗原抗体複合体を
形成し，中和する。

a. 中和

マクロファージなどに
よる貪食が促進される。

b. オプソニン作用

補体

傷害

抗体が補体を活性化し，
標的細胞を傷害する。

ウイルス感染細胞

c. 補体の活性化

抗体に標識された
細胞を，NK細胞など
が攻撃する。

NK細胞など

腫瘍細胞　傷害

d. 抗体依存性細胞傷害作用

▶図3-3　抗体のはたらき

強く結合し，**抗原抗体複合体**を形成する。これに補体が結合したものを，抗原抗体補体複合体といい，両者をあわせて**免疫複合体**とよぶ。免疫複合体は，しばしば試験管内で凝集して不溶性の沈着物として観察される。ある種の抗体は，毒素やウイルスと結合してその毒性や生物活性を失わせる力をもち，これは**中和**とよばれる（▶図3-3-a）。

②**オプソニン作用**　体内に侵入した細菌などに抗体や補体が結合すると，好中球やマクロファージによる貪食が促進される。これを**オプソニン作用**という（▶図3-3-b）。

③**補体の活性化**　IgG と IgM は補体と結合する部位をもち，補体と抗原とを橋渡しするはたらきがある（▶図3-3-c）。

④**抗体依存性細胞傷害作用**　ウイルス感染細胞や腫瘍細胞の表面に発現した抗原を抗体が認識して結合すると，NK 細胞などの細胞傷害作用をもつ細胞が抗体と非特異的に結合することによって細胞傷害作用を発揮する。これを**抗体依存性細胞傷害作用**という（▶図3-3-d）。

2 補体

　補体 complement は，20 種類以上からなる一群のタンパク質で，新鮮血清中に含まれており，熱に弱い。補体という名称は，抗体のはたらきを補助するという意味からきている。抗体と結合することによって活性化され，抗原となる細胞や組織を損傷して融解させる（▶図3-3-c）。また，抗体が抗原と結合することによって生じるさまざまな機能を増強するはたらきがある。補体を含む免疫

複合体は，沈着した局所に強い炎症をおこす。

　補体には，抗体を介さずに細菌の表面に直接結合し，これを殺傷する能力も
あり，自然免疫系の一部を担っている。

3 サイトカインとそのほかの細胞間情報伝達物質

サイトカイン▶　細胞間の相互作用に関与する一群のポリペプチドを**サイトカイン** cytokine
という。サイトカインは，炎症細胞や免疫系の細胞の表面に表出する特定のレ
セプター(受容体)と結合することによって，微量で作用し，しかも効率よく情
報を伝える。

　サイトカインには，リンパ球やマクロファージによって産生され，その相互
作用に関わる**インターロイキン** interleukin (IL)のほか，ウイルス感染を阻止す
る物質として発見された**インターフェロン** interferon (IFN)や，細胞の分裂や
分化を促す各種の成長因子(増殖因子)などが含まれる。

　おもに炎症にかかわるものをとくに**炎症性サイトカイン**とよび，腫瘍壊死因
子 tumor necrosis factor-α (TNF-α)をはじめとするそのいくつかは，新たな分
子標的治療薬の標的となっている。

局所ホルモン▶　炎症においては，サイトカインのほかにも，ヒスタミンやロイコトリエン，
(オータコイド)　ブラジキニンなどの低分子量の生理活性物質が細胞間の相互作用に関与してい
る(▶24ページ)。これらの物質は，分子量の大きいポリペプチドからなるサイ
トカインとは区別して，**局所ホルモン**あるいは**オータコイド**とよばれる。

　ロイコトリエン leukotriene (LT)は，白血球より発見された不飽和脂肪酸で，
プロスタグランジン prostaglandin (PG)・**トロンボキサン** thromboxane (TX)と
ともにアラキドン酸に由来し，**エイコサノイド**とよばれる。

NOTE
サイトカインとホルモンの作用

　サイトカインとホルモンは，レセプターを介して作用
し，微量で効果を発揮する点でよく似ているが，異なる
部分も多い。

　ホルモンは，その種類によって決められた特定の内分
泌細胞によって産生され，1つの細胞は1種類のホルモ
ンだけを分泌する。一方，サイトカインは，複数の種類
の細胞が同一のサイトカインを産生し，また1つの細胞
が複数のサイトカインを産生する。

　サイトカインは，ホルモンのように遠く離れた臓器の
細胞にはたらくことはまれで，通常，ごく近接した局所
で作用する。遠隔ではたらく現象を**エンドクリン**とよぶ
のに対して，局所で作用する現象を**パラクリン**という。
また，サイトカインを放出した細胞が，そのサイトカイ
ンに対するレセプターをみずから表出し，その細胞自身
を活性化させる現象もみられる。これを**オートクリン**と
いう。

⑥ 免疫不全症

免疫系の機能が正常にはたらかないため，病原体に対する抵抗力が低下した状態を**免疫不全症** immunodeficiency disease といい，先天性のものと後天的に生じるものとに分けられる。免疫不全症の状態に陥ると，さまざまな感染症に罹患しやすくなる。これを**易感染性**という。

易感染状態では，通常では感染症をおこすことの少ない弱毒性の病原体や，病原性のないウイルスや細菌によっても感染症を引きおこすようになる。このような感染症を**日和見感染症**という（▶64ページ）。

1 原発性免疫不全症候群

原発性免疫不全症候群とは，先天的に免疫系のいずれかの部分に欠陥がある疾患の総称で，難病指定されている。その多くは，特定の遺伝子の異常ないしは欠損によっておこる遺伝性疾患である。異常のある遺伝子の違いによって，病態もさまざまに違ってくる。

重症複合免疫▶
不全症

最も重篤なものは，T細胞とB細胞の両者の欠損が生じる**重症複合免疫不全症**である。母体から移行したIgGが消失する生後6か月ごろから，易感染性がみられはじめる。あらゆる病原体に対して無抵抗であるため，早期に臍帯血や骨髄による造血幹細胞移植を行う必要がある。適当なドナーが見つからない場合，疾患によっては，正常な遺伝子を導入する遺伝子治療も考慮される。

2 続発性免疫不全症とエイズ（AIDS）

後天的に生じる免疫不全症として，ほかの疾患に伴って生じる続発性免疫不全症や，薬物投与・放射線照射によるものなどが知られている。白血病などの悪性腫瘍や重症感染症，糖尿病，あるいは肝硬変症や慢性腎不全などの慢性消耗性疾患などの患者では，しばしば免疫不全状態となり，さまざまな感染症に罹患しやすくなったり，感染症の治癒がおくれたりする。

抗がん薬などの免疫抑制効果のある薬物を使用しているとき，あるいは臓器移植の際や膠原病の治療などの目的で副腎皮質ステロイド薬や免疫抑制薬を大量に使用している場合にも免疫不全状態となる。体力の低下や低栄養，加齢によっても免疫能は低下する。

エイズ（AIDS）▶
ヒト免疫不全ウイルス（HIV）の感染により，さまざまな日和見感染症や特定の悪性腫瘍を発症した状態を，**後天性免疫不全症候群** acquired immunodeficiency syndrome といい，これを略して**エイズ（AIDS）**とよぶ。HIVが，免疫の司令塔ともいえるヘルパーT細胞に感染して死滅させるために免疫系のコントロールができなくなり，致命的な免疫不全症を引きおこす。

B｜アレルギーと自己免疫疾患

　生体に有害な免疫反応を一般に**アレルギー** allergy という。通常よく知られているアレルギーの多くは，外来性の抗原に対して引きおこされた免疫反応が過剰なために，生体自身が傷ついてしまう性質のものである。すなわち，**過敏症** hypersensitivity のうち，抗原抗体反応に基づくものがアレルギーである。

　このほか，生体の組織そのものがみずからの免疫の標的となって傷つけられてしまうことがある。自己免疫とよばれる現象で，これによって生じる病態を**自己免疫疾患**とよぶ。

① アレルギー

　免疫のしくみは，病原体だけにはたらくものではなく，外来のあらゆる物質に対して作用する。そのため，生体にとって有益な反応をもたらす一方，生体にとって不都合な反応をも引きおこす。これがアレルギーである。

クームズ分類▶　アレルギーをその発症機序によってⅠ型からⅣ型の4型に分類した，**クームズ分類** Coombs classification が広く使われている（▶表3-1）。

1　Ⅰ型アレルギー（即時型アレルギー）

　Ⅰ型アレルギーは，アレルギーの代表的な型である。いったん感作された抗原に2回目以降に接触した際，即座におこる免疫反応で，即時型アレルギーあるいはアナフィラキシー型アレルギーともいわれる。この反応には免疫グロブリンE（IgE）が関与している。

発症機序▶　Ⅰ型アレルギーでは，組織中にある**マスト細胞** mast cell（肥満細胞）とよばれる細胞と，血液中に含まれる顆粒球の一種である**好塩基球**の2種類の細胞が重要なはたらきを担っている。これらの細胞の細胞質には多数の顆粒があり，

▶表3-1　アレルギーの分類（クームズ分類）

アレルギーの型	関与する因子	おもな疾患
Ⅰ型アレルギー（即時型）	IgE抗体，マスト細胞，好塩基球	アレルギー性鼻炎，アトピー性皮膚炎，気管支喘息，ペニシリンショック
Ⅱ型アレルギー（細胞傷害型）	抗体，補体	血液型不適合輸血，重症筋無力症，特発性血小板減少性紫斑病，バセドウ病
Ⅲ型アレルギー（免疫複合体型）	免疫複合体	急性糸球体腎炎，膠原病
Ⅳ型アレルギー（遅延型）	Tリンパ球	接触皮膚炎，ツベルクリン反応

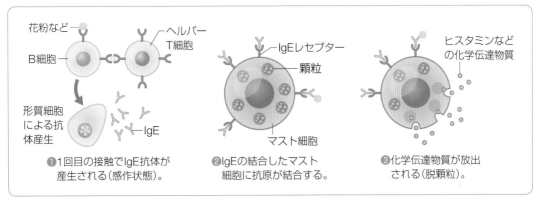

❶1回目の接触でIgE抗体が産生される(感作状態)。

❷IgEの結合したマスト細胞に抗原が結合する。

❸化学伝達物質が放出される(脱顆粒)。

▶図3-4　I型アレルギーの機序

この顆粒の中にアレルギーの原因となる化学伝達物質(ケミカルメディエーター)が含まれている。

　マスト細胞や好塩基球は，その細胞表面にIgEと結合する**IgE受容体(IgEレセプター)**をもつ(▶図3-4)。これらの受容体にIgEが結合し，さらにこのIgEに抗原が結合すると，マスト細胞や好塩基球は細胞内の顆粒を放出する(**脱顆粒**)。この顆粒に含まれているヒスタミンなどの化学伝達物質が，局所に炎症反応を引きおこす。この型のアレルギーは，抗原に特異的なIgEをすでにもっている場合のみに発症する。

　I型アレルギーによって生じた炎症では，炎症部位にしばしば多数の**好酸球**が観察されることも特徴の1つである。好酸球には，マスト細胞の脱顆粒を抑制したり，放出された顆粒を貪食したりするはたらきがある。同時に，好酸球のもつ化学伝達物質により炎症を促進し，ある種の組織障害にも関与する。

●アレルゲンと疾患

　生体に対して抗原としてはたらき，アレルギーを引きおこす物質を**アレルゲン**allergenという。ダニや花粉，真菌，動物の毛などの吸入アレルゲンや，卵・牛乳・魚などの食物アレルゲンなど，さまざまな物質がアレルゲンとして知られている。これらのアレルゲンが体内に入ることによって，アレルギー性鼻炎・花粉症・気管支喘息・蕁麻疹・アトピー性皮膚炎など，さまざまな病態が引きおこされる。

　また，造影剤に使用されるヨウ素(ヨード)に対するアレルギーや，ペニシリン系抗菌薬によるショック(ペニシリンショック)など，薬物に対するアレルギーも同じ機序で生じる。

アナフィラキシー▶　I型アレルギー反応が急激に全身性に生じると，呼吸困難や循環不全が急速に悪化することがある。これを**アナフィラキシー**anaphylaxisとよび，重篤なショック状態(▶90ページ)に陥ることもある(アナフィラキシーショック)。ペニシリンショックがその代表的なものである。

予防▶　アレルギー疾患の予防では，原因となる抗原，つまりアレルゲンとの接触を避けることが重要となる。ある抗原に対するアレルギーの有無は，少量の抗原を皮膚に接種して反応の有無を調べたり，血中の抗原特異的IgE抗体の有無を調べたりすることによって判定される。

治療▶　アレルギー疾患の治療には，おもに抗ヒスタミン薬が使われるが，マスト細胞から遊離したヒスタミンが，血管の平滑筋細胞などにあるヒスタミン受容体と結合する前に使用しなければ効果は少ない。症状がやや重いものでは，気管支拡張薬なども使用される。さらに重症化してアナフィラキシーショックをおこした際には，まずアドレナリンが投与され，気管挿管などの気道確保や副腎皮質ステロイド薬の点滴静注が必要となる。処置が遅れると，死亡にいたることもある。

2　Ⅱ型アレルギー（細胞傷害型アレルギー）

　　Ⅱ型アレルギーは，細胞傷害性の抗体が重要なはたらきを担い，細胞傷害型アレルギーともいわれる。標的となる細胞や組織に対して特異的に結合する抗体がつくられることによってアレルギーが生じる。通常，抗体のほかに補体が関与したり，抗体依存性細胞傷害作用を介したりすることによって細胞や組織の損傷を引きおこす（▶図3-5-a）。

　　[1] **血液型不適合輸血と新生児溶血性疾患**　血液型がA型のヒトは血中に抗B抗体をもつように，血中には異種の血液型抗原に対する抗体が自然に存在する。血液型不適合輸血や新生児溶血性疾患では，この抗体が赤血球表面の抗原に結合することによって，赤血球を破壊する。

　　[2] **自己免疫性溶血性貧血**　自己の赤血球に対する抗体が生じ，溶血性貧血が引きおこされることがある。

　　[3] **特発性血小板減少性紫斑病**　自己の血小板に対する抗体により，血小板減少が引きおこされる。

　　[4] **グッドパスチャー症候群**　腎臓や肺の基底膜物質に対する抗体が生じ，重篤な糸球体腎炎と肺出血を引きおこすことがあり，グッドパスチャー症候群 Goodpasture syndrome として知られている。

　　[5] **重症筋無力症**　炎症反応を伴わない特殊な例として，重症筋無力症 myasthenia gravis がある（▶310ページ）。骨格筋の運動は，アセチルコリンが神経終末から分泌され，これが骨格筋の神経筋接合部にあるアセチルコリン受容体に結合することによって制御されている。重症筋無力症の患者では，アセチルコリン受容体に対する抗体が生じ，この抗体が受容体をブロック（遮断）してアセチルコリンの結合を妨げるために，筋肉の弛緩がおこる（▶図3-5-b）。

　　[6] **バセドウ病**　バセドウ病 Basedow disease（グレーブス病）は，Ⅱ型アレルギーの機序でおこり，特異的な抗体が関与している。しかしこの抗体は，細胞の機能を障害するのではなく，むしろ機能を亢進させるようにはたらくので，

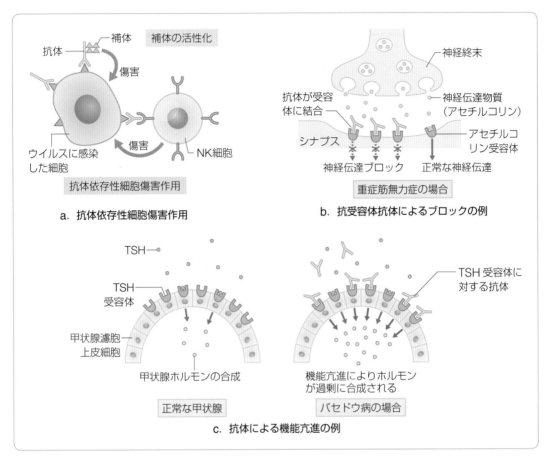

▶図 3-5　Ⅱ型アレルギー

Ⅴ型アレルギー（刺激型アレルギー）として別に分類することもある。

　甲状腺刺激ホルモン（TSH）は下垂体から分泌され，甲状腺の細胞にある TSH 受容体に結合することによって，甲状腺の機能を促進させる（▶図3-5-c）。バセドウ病では，この TSH 受容体に対する抗体がつくられ，あたかも TSH が作用しているかのように甲状腺が刺激を受けつづけ，その機能亢進状態が引きおこされる（甲状腺機能亢進症，▶288 ページ）。

3　Ⅲ型アレルギー（免疫複合体型アレルギー）

　免疫複合体が関与したアレルギーをⅢ型アレルギーという。血液中あるいは局所でつくられた免疫複合体が臓器や組織へ沈着することによって，組織の損傷が引きおこされる（▶図3-6）。

● 急性糸球体腎炎

　Ⅲ型アレルギーに含まれる代表的な疾患として**糸球体腎炎**がある。急性糸球体腎炎は，溶血性レンサ球菌（溶レン菌）の感染後に発症する（▶264 ページ）。溶

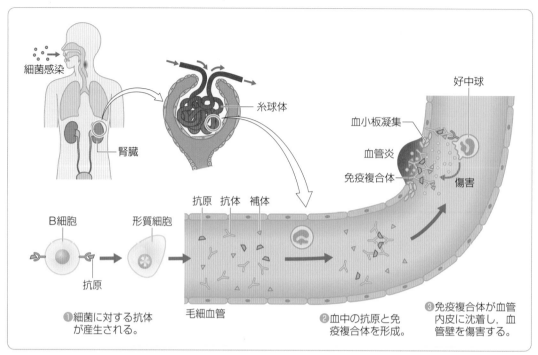

▶図3-6　Ⅲ型アレルギーの機序（糸球体腎炎の例）

レン菌に対する抗体が菌体と結合して血液中に免疫複合体を生じ，この免疫複合体が腎臓の糸球体に沈着することによって腎炎を引きおこす（▶図3-6）。

● そのほかの疾患

このほかⅢ型アレルギーには，全身性エリテマトーデス（SLE）などの膠原病（▶48ページ，表3-2）や，IgA血管炎（ヘノッホ−シェーンライン Henoch–Schönlein 紫斑病，アレルギー性紫斑病）などの自己免疫疾患の多くが含まれる。

4 Ⅳ型アレルギー（遅延型アレルギー）

Ⅳ型アレルギーは，抗原に接触してから約48時間後に反応がおこるため，遅延型アレルギーともいわれる。結核菌への感染の有無を調べるツベルクリン反応がその代表的なものである。

Ⅱ型やⅢ型のアレルギーが，抗体を介して生じる液性免疫による反応であるのに対して，Ⅳ型アレルギーは，感作されたT細胞によって引きおこされる細胞性免疫による反応である（▶図3-7）。このため，細胞性免疫がおかされた状態では，ツベルクリン反応は陰性化する。

● 接触皮膚炎

接触皮膚炎は，腕時計やネックレスの金属などのように，皮膚にじかに触れる物質によって生じる炎症であり，その多くにⅣ型アレルギーが関与している。

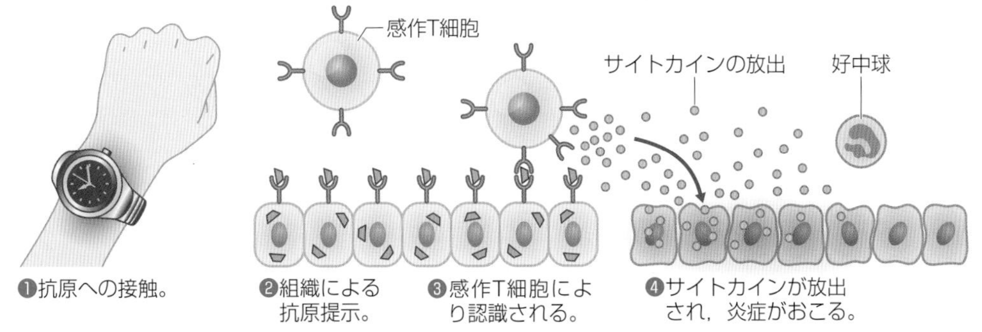

❶抗原への接触。　❷組織による抗原提示。　❸感作T細胞により認識される。　❹サイトカインが放出され，炎症がおこる。

▶図 3-7　Ⅳ型アレルギーの機序（接触皮膚炎の例）

Ⅰ型アレルギーと同じように，原因となっている物質をアレルゲンとよび，アレルゲンとの接触を避けることが予防となる。

アレルゲンの検査として貼付試験（パッチテスト）が行われている。

② 自己免疫疾患

自己の細胞や組織に対して生じる免疫応答を**自己免疫** autoimmunity とよび，これによって生じる病態を**自己免疫疾患** autoimmune disease という。

免疫系は一般に，自己の細胞や組織に対しては反応をおこさないようにできている。リンパ球が胸腺や骨髄において分化する際，自己の抗原と反応するリンパ球は排除される。自己の抗原に反応するリンパ球の排除がうまくいかない場合に自己免疫が生じる。

自己抗体▶　自己の組織に対する免疫応答がおこると，血液中に自己の細胞や組織に対して反応する抗体が出現する。これを**自己抗体** autoantibody という。自己免疫疾患では，それぞれの疾患に特徴的な自己抗体が出現することが知られており，診断に役だつ。これらの自己抗体の存在は，病態とも深く関連している。

全身性自己▶
免疫疾患　自己抗体が全身性に作用した場合，全身のさまざまな臓器や組織に損傷を及ぼし，**全身性自己免疫疾患**とよばれる。全身性自己免疫疾患には，従来から膠原病とされていた疾患群と，それに類似した疾患が含まれる（▶表3-2）。

臓器特異的▶
自己免疫疾患　一方，臓器特異的な自己抗体により，特定の臓器だけがおかされるものを，**臓器特異的自己免疫疾患**とよぶ。臓器特異的自己免疫疾患には，慢性甲状腺炎（橋本病）や，自己免疫性溶血性貧血，特発性血小板減少性紫斑病，悪性貧血などが含まれる（▶表3-3）。

③ 膠原病と類縁疾患

膠原病 collagen disease は，クレンペラー Klemperer, P. によって提唱された

▶表3-2 膠原病と類縁疾患（全身性自己免疫疾患）

膠原病	〔リウマチ熱〕 関節リウマチ（RA） 全身性エリテマトーデス（SLE） 進行性全身性硬化症（PSS）（強皮症） 多発性筋炎・皮膚筋炎 結節性多発動脈炎（PAN）
類縁疾患	多発血管炎性肉芽腫症（ウェゲナー肉芽腫症） シェーグレン症候群

▶表3-3 臓器特異的自己免疫疾患

疾患	特徴的な自己抗体
慢性甲状腺炎（橋本病）	抗マイクロゾーム抗体，抗サイログロブリン抗体
自己免疫性溶血性貧血	抗赤血球抗体
特発性血小板減少性紫斑病	抗血小板抗体
悪性貧血	抗壁細胞抗体

疾患概念で，全身の結合組織がおかされる一群の疾患である。膠原線維の変性がその病態と関連していると考えられたために「膠原病」と名づけられた。とくに，フィブリノイド変性（▶22ページ）がすべての膠原病に共通した特徴的な病変と考えられていたため，膠原病は**結合組織病** connective tissue disease ともよばれる。皮膚や関節，腎臓や肺など，全身の複数の臓器に炎症がおこり，臓器の機能障害をもたらす。現在では，各疾患に特徴的な自己抗体が証明され，全身性自己免疫疾患として位置づけられている。

古典的膠原病と▶
膠原病類縁疾患 古典的には，膠原病は，リウマチ熱・関節リウマチ（RA）・全身性エリテマトーデス（SLE），進行性全身性硬化症（強皮症）・多発性筋炎／皮膚筋炎・結節性多発動脈炎の6疾患をさす。このうちリウマチ熱は，溶レン菌感染後の自己免疫性炎症が原因であることが明らかにされているため，近年では膠原病として扱われることは少なくなっている。

　古典的膠原病のほかに，よく類似した病態を示す全身性自己免疫疾患がいくつか知られており，**膠原病類縁疾患**としてまとめられている（▶表3-2）。

指定難病▶ わが国では，1972年以降，原因が不明で治療法が未確定であり，かつ，しばしば後遺症を残し，慢性に経過して家族の負担が重い疾患を**難病**と定義し，医療費の助成がなされてきた。2015（平成27）年に「**難病の患者に対する医療等に関する法律**」（**難病法**）が施行され，発生頻度の低い難病を**指定難病**と規定しており，膠原病やその類縁疾患を含む全身性自己免疫疾患の多くが含まれている。このなかには，原因が明らかにされてある程度の治療法が確立されているものも含まれているが，ベーチェット病やサルコイドーシスなどのように，いまだ原因不明の疾患も多い。

膠原病の治療▶ SLEをはじめとする膠原病では，治療として，しばしば副腎皮質ステロイ

ド薬が大量に使用される。これにより病態や症状の進行が抑えられるようになり，疾患の予後は劇的に改善されている。しかし，副腎皮質ステロイド薬を大量に使用すると，免疫抑制による感染症や消化性潰瘍^{かいよう}などの副作用がしばしば引きおこされるため，その投与には細心の注意が必要である。近年では，ステロイドパルス療法とよばれる短期間の大量投与療法が行われるようになり，かつて多くみられた感染症による死亡例は減少した。

　近年，関節リウマチにおいては，TNF-αなどの炎症にかかわるサイトカインを標的とした新たな生物学的製剤(抗体医薬品など)が多数開発され，疼痛緩和や関節破壊の防止に非常に高い効果を発揮している。SLEにおいても生物学的製剤の有効性が確認されつつあり，治療への応用が期待されている。

● 全身性エリテマトーデス systemic lupus erythematosus(SLE)

　全身性エリテマトーデス(SLE)では，さまざまな自己抗体がつくられ，血中に多量の免疫複合体を生じて諸臓器に沈着するために，全身のさまざまな臓器や組織がおかされる。細胞の核内にあるDNAなどを自己抗原として反応する自己抗体を**抗核抗体**といい，SLEに特異的である。また，10〜20%に抗リン脂質抗体症候群を合併する。

　SLEでは，全身の血管にフィブリノイド壊死を伴う特徴的な血管炎が生じ，さまざまな臓器に特異的な病変がみられる。代表的な病変として，顔面にみられる**蝶形紅斑**^{ちょうけいこうはん}とよばれる特徴的な皮疹がある。腎病変は**ループス腎炎**とよばれ，約半数の症例でみられる。ネフローゼ症候群を示すこともあり，腎症の有無が生命予後に影響する。SLEは若年の女性に多く発症する。

● 関節リウマチ rheumatoid arthritis(RA)

　関節リウマチ(RA)は，関節滑膜^{かつまく}の慢性炎症による関節の痛みと運動障害を特徴とする原因不明の全身性自己免疫疾患である。進行すると関節を破壊し，手指関節などに変形をきたす。肺線維症などを合併することがある。

　変性したIgGに対する自己抗体を**リウマトイド因子**といい，関節リウマチの患者で陽性となることが多いが，リウマトイド因子は，ほかの膠原病や，まれに健常人でも陽性となることがある。

C｜移植と再生医療

　免疫学の発展は移植医療の進歩に大きく貢献したが，近年の幹細胞の研究とそれを応用した医療技術の開発は，移植を含む再生医療のあり方をさらに大きく変貌させる可能性がある。

① 移植と拒絶反応

　　　生きた臓器・組織・細胞などを，ほかの部位やほかの個体に移し植えることを**移植** transplantation という。異種および同種の組織を移植するという試みは，古くから繰り返し行われてきたが，高等動物においては，ほかの個体からの移植片が永続的に生着するということはありえない。これは，非自己を排除するという免疫の根源的なはたらきが作用するからである。

1 拒絶反応

　　　自分自身の組織を自分のからだのほかの部位に移植する**自家移植**や，遺伝子型の同じ一卵性双生児のような個体間で移植をする**同系移植**の場合は，免疫学的な問題はなく，移植片は生着し，機能しつづけることができる。

　　　これに対し，同種のほかの個体から移植をする**同種移植**や，異なった動物種からの**異種移植**の場合は，移植片は通常うまく生着せず，壊死に陥り脱落する。この現象を**拒絶反応** rejection という。移植直後から数か月以内におこる急性拒絶反応のほか，それ以降，何年も経過して生じる慢性拒絶反応などもある。

2 組織適合抗原と HLA

　　　同じ種であっても，各個体によって遺伝子にはわずかな違いがあり，**遺伝的多型** genetic polymorphism とよばれる（▶119ページ）。同種の別の個体から移植した組織片が生着せずに拒絶されるのは，遺伝的多型の結果生じる分子のわずかな違いを抗原として免疫系が識別するためである。このような移植片の拒絶にかかわる抗原を**組織適合抗原** histocompatibility antigen という。

HLA ▶　ヒトにおいては，移植された臓器が生着する可能性を規定する指標となる一群

NOTE
主要組織適合抗原（MHC 抗原）

　組織適合抗原にはさまざまな分子が含まれるが，そのうち主要なものは免疫の機構と密接にかかわった分子からなっており，これを主要組織適合抗原という。この分子は**主要組織適合遺伝子複合体** major histocompatibility complex（**MHC**）とよばれる遺伝子領域によってアミノ酸配列が決定されているため，**MHC 抗原**ともいう。MHC 抗原は，個体のあらゆる細胞の表面に表出している分子群で，高等動物において，免疫系，とくにT 細胞が自己を認識する手段として利用している。すなわち，T 細胞の表面にある T 細胞レセプターは，自己のMHC 抗原とともに提示された抗原のみを抗原として認識する。

　ヒトにおいて MHC 抗原に相当する分子が HLA である。HLA のアミノ酸配列を決定する遺伝子は，いくつかの遺伝子座に分かれており，それぞれについて多数の型（アレル）が存在する。このため，きわめて多様な遺伝的多型を示し，まったく同一の遺伝子型をもつ他人は，一卵性双生児以外にはほぼありえない。そのため，HLA による個人の識別が可能で，「細胞表面の指紋」と表現することができる。また，HLA の一部に特定の型をもっているヒトにおいては，ある特定の疾患に罹患しやすいという相関があることもよく知られている。

のタンパク質として，ヒト組織適合白血球抗原 human histocompatibility leuko-
cyte antigen（HLA）が知られている[1]。HLA の不一致は拒絶反応の一因となり，
逆に一致率が高いと移植臓器の生着率を向上させる。

② 臓器移植

ヒトでは皮膚の自家移植，角膜の同種移植に始まって，およそ半世紀の間に，
腎臓・心臓・肺・肝臓・膵臓などの**臓器移植** organ transplantation が行われる
ようになった。移植にかかわる免疫機構がしだいに解明され，また，免疫反応
を抑え込む免疫抑制薬が開発されたことによって，拒絶反応をある程度コント
ロールできるようになり，臓器移植の成績も飛躍的に向上した。

1 死体臓器移植

移植する臓器を提供する側の人を**ドナー** donor，移植を受ける側の人を**レシ
ピエント** recipient という。1997（平成 9）年に「臓器の移植に関する法律」（臓
器移植法）が施行されて以来，脳死者からの臓器移植が可能となり，心臓や肺
などの移植も国内で行えるようになったが，諸外国と比べて臓器提供者数は依
然として非常に少ない。臓器移植が盛んになるにつれ，臓器を提供するドナー
不足の問題が深刻となっている。

臓器移植を必要とする待機患者に，公正かつ公平に移植をすすめるためには，
死者から摘出した臓器を移植する必要がある。わが国では，公益社団法人「日
本臓器移植ネットワーク」が，ドナーとレシピエントとの橋渡しを行っている。

2 腎移植

現在，わが国で行われている臓器移植の多くは**生体腎移植**である。腎臓は都
合よく 2 個あるため，古くから，HLA の似かよった同胞や肉親から片方の腎
臓を移植する同種生体腎移植が盛んに行われている。

腎移植は，心停止後でも一定の時間内であれば可能であり，**死体腎移植**とよ
ばれる。しかし，死体腎移植の数は，脳死後と心停止後の両者をあわせても年
間 250 例に満たないが，生体腎移植は年間千例以上が施行されている。

3 肝移植

肝移植として，**生体部分肝移植**と**脳死肝移植**が行われているが，わが国では
生体肝移植数のほうが多い。小児では胆道閉鎖症，成人では肝硬変症や肝細胞
がん，原発性胆汁性胆管炎などが肝移植の対象となる。生体肝移植は，小児に

---

1) 白血球においてはじめて発見されたため，「白血球抗原」と命名されたが，HLA は白血
球以外にも存在する。

対して行われることも比較的多く，母親など近親者の肝臓の一部を移植する。肝臓には強い再生能力があるため，ドナーの肝臓は，通常数か月で移植前の大きさまで再生する。

4 肺移植

2010（平成22）年の臓器移植法改正以降，脳死肺移植数が増加し，生体肺移植数は減少している。生体移植では，ふつう2人の健康なドナーからそれぞれ片方の肺の下葉を切除し，レシピエントの両肺を摘出し空洞となった胸腔内に移植する。脳死移植の場合は，両肺・片肺・心肺同時移植のいずれかを選択して行われる。原発性肺高血圧症や肺線維症などが移植の対象となる。

③ 造血幹細胞移植

造血幹細胞を注入することによって，造血能の回復をはかる治療法を**造血幹細胞移植**という。白血病や再生不良性貧血，原発性免疫不全症などに対して行われる。通常は，前処置によって患者の骨髄細胞を死滅させてから移植する。健常人の骨髄組織を用いる**骨髄移植** bone marrow transplantation のほか，末梢血から造血幹細胞だけを取り出して移植する**末梢血幹細胞移植**，および，造血幹細胞を豊富に含んだ臍帯血を移植する**臍帯血移植**がある。あらかじめ採取しておいた自己の末梢血幹細胞を移植する**自家移植**も行われている。

移植片対宿主病▶ 同種造血幹細胞移植の場合は，腎臓などの一般の臓器移植とは異なり，通常の拒絶反応に加えて，**移植片対宿主病** graft-versus-host disease（GVHD）とよばれる病態が問題となる。移植された組織を**移植片** graft，臓器移植を受けた人のからだを**宿主** host といい，移植片であるドナーのリンパ球が，宿主を非自己として認識し，攻撃を加えてしまうために生じる。

骨髄バンク▶ GVHD を防ぐために，造血幹細胞移植ではいっそう慎重に HLA の型を合わせる必要があり，HLA の一致率の高い，より適したドナーをさがし出すことが要求される。そのために生まれた機構が**骨髄バンク**である。

④ 再生医療

再生医療 regeneration medicine は，生体内の細胞や組織が，外傷や疾病のため広範にわたり脱落・消失し，その機能を果たせなくなった際に，新たな細胞や組織・臓器を移植するなどの方法により補い，失われた機能を回復させる医療である。イモリは，欠損した脚をみずからの細胞によって再生して復元することができるが，ヒトにおいてもイモリと同じようにみずからの細胞で手足や臓器などを再生・復元することを目ざした夢の医療である。幹細胞，そのなかでも iPS 細胞の研究開発が，この夢を現実に近づけようとしている（▶図3-8）。

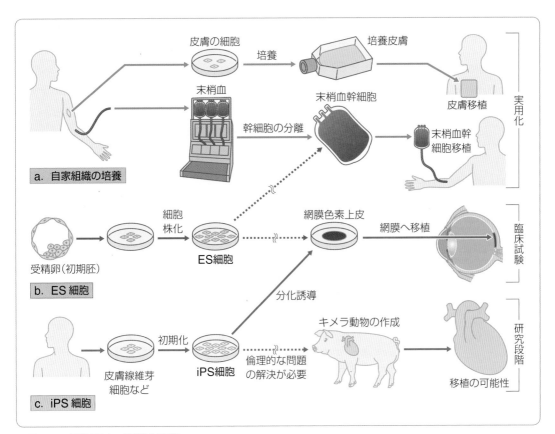

▶図 3-8　再生医療の現状と展望

1 幹細胞

　　ヒトの発生は，1個の受精卵から始まり，これが細胞分裂による自己複製を
繰り返すことで細胞数を増やす。その過程において，さまざまな機能をもった
細胞に分化することによって個体を形づくっていく。この発生過程の胚にみら
れる細胞のように，自己複製能と分化能の両者をあわせもつ細胞を，**幹細胞**
stem cell という。生体内のあらゆる臓器や組織の中に，ごく少数ではあるが，
幹細胞が含まれていることが以前から知られていた。

　　たとえば血液中には血液細胞に分化する造血幹細胞が含まれている。ひとた
び成熟した血液細胞は，分裂・増殖することはできず，やがて老化し死滅して
いくが，造血幹細胞が分裂増殖することで新たな血液細胞が供給され，つねに
同じような機能を保ちつづけることができる。

多能性幹細胞▶　造血幹細胞などのように特定の細胞種のみに分化するのではなく，条件に
よっては神経系の細胞や間葉系(骨・軟骨・筋肉のもとになる)の細胞など，複
数の細胞種に分化することができる幹細胞を，**多能性幹細胞**という。発生過程
の胚の細胞により近い性質をもった細胞のことで，単に幹細胞という場合は多
能性幹細胞をさすことが多い。

ES 細胞 ▶ 　発生初期の胚に由来する細胞のうち，生殖細胞を含むあらゆる細胞に分化する能力をもつものをとくに**全能性幹細胞**とよび，これを実験室内で培養して得られた細胞株を **ES 細胞** embryonic stem cell（胚性幹細胞）という（▶図3-8-b）。

iPS 細胞 ▶ 　すでに分化している成人の皮膚や血液の細胞に，特定の数種類の遺伝子を導入することによって，ES 細胞と同じような全能性幹細胞をつくることができる。このようにしてつくられた細胞を **iPS 細胞** induced pluripotent stem cell（人工多能性幹細胞）とよぶ（▶図3-8-c）。

2 再生医療の現状と展望

法律の整備 ▶ 　新しい技術を実際の医療現場で応用するためには，安全性と有効性が担保されなければならない。このため，2014（平成26）年に「再生医療等の安全性の確保に関する法律」（再生医療法）が施行され，倫理的な問題を含めた規則が示されている。

自家組織の培養 ▶ 　再生医療として現在すでに行われているものもある。皮膚科では，患者自身の表皮を体外で増殖させた培養自家表皮を，熱傷後などに移植する技術が確立されている（▶図3-8-a）。眼科では，患者自身の組織中に含まれる体性幹細胞から細胞シートを作製し，損傷した角膜に移植する治療が行われている。

　iPS 細胞を用いた治療の世界初の臨床試験として，網膜の疾患である滲出型加齢黄斑変性（▶320ページ，図19-2）に対して，iPS 細胞から誘導して分化させた網膜色素上皮の移植試験が始められ（▶図3-8-c），2020年現在，実用化に向けた臨床試験が進められている。このほか，iPS 細胞から作製された神経細胞をパーキンソン病患者の脳に移植する臨床研究や，iPS 細胞から作製した角膜・心筋細胞シート・血小板・膵ランゲルハンス島細胞・脊髄神経細胞の移植などの臨床研究も進められている。

　将来的には，動物の体内で再生させたヒトの臓器を移植に使用する時代がくるかも知れない。

ゼミナール
復習と課題

❶ 免疫に関与する細胞を列挙し，そのはたらきについてまとめなさい。
❷ 抗体の種類とそのはたらきについてまとめなさい。
❸ 免疫不全の原因にはどのようなものがあるか，列挙しなさい。
❹ Ⅰ型アレルギーの特徴をまとめなさい。
❺ 自己免疫疾患の特徴についてまとめ，代表的な疾患を列挙しなさい。
❻ 一般の臓器移植と造血幹細胞移植との相違についてまとめなさい。

第 **4** 章

感染症

　　　ヒトからヒトへ伝播する感染症を古くは伝染病として区別していたが，1999（平成 11）年に，それまでの「伝染病予防法」にかわって「感染症の予防及び感染症の患者に対する医療に関する法律」（感染症法）（▶69 ページ）が施行されてからは，広く「感染症」という言葉が使用されるようになった。

A｜感染の成立と感染症の発病

　　　感染により疾病がもたらされた状態を**感染症** infectious disease という。感染症の発病には，宿主の抵抗性や免疫能が深くかかわっている。

　　　病原体である微生物がヒトのからだのなかに侵入し，そのなかで増殖することを**感染** infection という。感染の成立には，①感染源，②感染経路，③宿主の感受性といった条件がそろう必要があり，これを**感染の 3 要素**という。

① 病原体と感染源

1 病原体と宿主

　　　感染症の原因となる微生物などを**病原体** pathogen といい，感染を受ける個体を**宿主** host という。多くの病原体は，特定の生物種のみを宿主とする性質を有しており，これを**宿主特異性**という。感染症に罹患した患者のように，病原体を排出する源となっているものを**感染源**という。

病原体の分類▶　自然界には数多くの微生物がみられるが，そのうちのごく限られた種の微生物のみがヒトに感染して**病原性** pathogenicity を発揮し，感染症を引きおこす。病原体は，**プリオン・ウイルス・細菌・真菌・原虫・寄生虫**に分類される（▶65 ページ，表 4-5）。

組織侵入性▶　病原性のある微生物は，宿主の生体防御機能（バリア機能，▶35 ページ，図3-1）をこえて組織に侵入し，増殖する性質をもっており，この性質によって宿主に病害をもたらす。これを**組織侵入性**という。

流行▶　インフルエンザウイルスや赤痢菌，コレラ菌などのように，感染力や病原性の程度（毒力）の強いウイルスや細菌は，ヒトからヒトへ感染して，しばしば一時的に多くの患者を発生させる。共通の感染経路が追跡可能な数人から数十人程度の小規模な患者の集団を**クラスター**とよぶ。感染が広がって，特定の地域に多数の患者が発生することを**流行**という。

　　　一定の罹患率で季節的周期をもって繰り返される常在的流行を**エンデミック** endemic というのに対し，通常予測されるレベルをこえて感染者が増加した場合の流行を**エピデミック** epidemic，さらに世界規模に流行が拡大した場合を

パンデミック pandemic とよぶ。**アウトブレイク** outbreak はエピデミックに近い意味であるが，院内アウトブレイクなど，初期段階のより限定した場所に感染が増加した場合にも使われる言葉である。

2 新興感染症と再興感染症

新興感染症▶　**新興感染症**とは，新たに知られるようになった感染症である。はじめは局地的な流行であったものが，ヒトの移動に伴い国際的な感染の広がりをみせることがある。新型コロナウイルスによる呼吸器感染症[1]やエボラ出血熱，ウエストナイル熱，クリミア・コンゴ出血熱などがこれに含まれる。

再興感染症▶　また，結核やマラリア，デング熱など，古くからある感染症でいったん減少していたもののなかにも，薬剤耐性菌(▶68ページ)の増加などにより再び流行するものがあり，これらは**再興感染症**とよばれている。

3 動物由来感染症

家畜や野生動物，ペットなどの動物が感染源となることがあり，このような感染症を**動物由来感染症**あるいは**人畜(人獣)共通感染症**という(▶表4-1)。

古くから，炭疽やペストが家畜や野生動物からヒトに移行する病気として知られている。近年では，コウモリが感染源となる新種のコロナウイルスによる重症急性呼吸器症候群(SARS)・中東呼吸器症候群(MERS)・新型コロナウイルス感染症(COVID-19)，鳥類が感染源となる鳥インフルエンザなどが，動物由来感染症として知られている。

▶表 4-1　動物由来感染症

病原体の種類	感染症	感染源となる動物種
ウイルス	狂犬病 ウエストナイル熱	イヌ，ネコ，アライグマ，コウモリ 野鳥，カラス
細菌類 　一般細菌	ペスト サルモネラ症 Q熱 ネコひっかき病	プレーリードッグ，リス 鑑賞爬虫類 ウシ，ネコなど ネコ
クラミジア 　スピロヘータ	オウム病 レプトスピラ症	小鳥，野鳥 ネズミ
真菌	皮膚糸状菌症	イヌ
原虫	トキソプラズマ症 クリプトスポリジウム症	ネコ ウシなど
寄生虫	エキノコックス症	イヌ，キツネ

---

1) 重症急性呼吸器症候群 severe acute respiratory syndrome (SARS)，中東呼吸器症候群 middle east respiratory syndrome (MERS)のほか，2019年におこりパンデミックとなった新型コロナウイルス感染症(COVID-19)による重症肺炎が含まれる。

▶表4-2　細菌性食中毒とおもな原因菌

分類	原因菌
感染型食中毒	病原性大腸菌，サルモネラ属，腸炎ビブリオ，カンピロバクター属
生体内毒素型食中毒	毒素原性大腸菌，ウェルシュ菌
食品内毒素型食中毒	黄色ブドウ球菌，ボツリヌス菌

直接伝播と▶
間接伝播　　　　動物由来感染症における病原体の伝播は，感染源である動物から直接ヒトに
うつる**直接伝播**と，感染源である動物とヒトとの間になんらかの媒介物(ダニ
やカ〔蚊〕，水，土など)が存在する**間接伝播**の2つに大きく分けられる。

4 食中毒

　　　　食中毒は，食品や水を媒介しておこる急性胃腸炎などの中毒症(▶176, 245
ページ)の総称である。細菌性，ウイルス性，自然毒，化学性などに分けられる
が，ほとんどは細菌性とウイルス性である。食中毒は，「食品衛生法」によっ
て届出が義務づけられている。

細菌性食中毒▶　　細菌は高温・多湿を好んで増殖するため，細菌性食中毒は梅雨や夏の時期に
多い。細菌性食中毒は3つに分類される(▶表4-2)。
　　①**感染型食中毒**　摂取された細菌が腸管のなかで増殖して発症する。
　　②**生体内毒素型食中毒**　腸管内で増殖した細菌が産生した毒素による。
　　③**食品内毒素型食中毒**　細菌の毒素により汚染された食品が原因となる。

ウイルス性食中毒▶　　ウイルスは，低温や乾燥した場所でも長く存在できるので，ウイルス性食中
毒は冬場に増加する。近年，生ガキの摂食で感染するノロウイルスによる食中
毒が増加している。ノロウイルスは感染力がとても強く，感染規模が拡大する
ことが多い。

② 生体の感染防御機構

　　　　感染症の発症には，宿主の抵抗性や免疫能が深くかかわっている。特異的な
感染防御機構である免疫以外にも，皮膚や気道粘膜，消化管粘膜など，外界と
接して病原体の侵入門戸となる部位には，病原体の侵入を防ぐしくみがあり，
感染防御に重要なはたらきをしている(▶35ページ，図3-1)。

皮膚▶　　皮膚の表面は，表皮とよばれるじょうぶで厚い重層扁平上皮におおわれてい
る。表皮の最外層を構成する緻密な角質層は感染に対する自然のバリアであり，
垢としてはがれ落ちることによって微生物の侵入を防ぐ。さらに，皮膚表面を
おおう汗や皮脂は皮膚を弱酸性に保ち，皮膚に付着した微生物の増殖を抑制す
る。

気道▶　　気道粘膜の上皮細胞には線毛という細い毛が生えており，上皮細胞の間には

杯（さかずき）細胞とよばれる細胞が混在している。比較的大きな微生物は杯細胞の分泌する粘液に吸着され，上皮細胞の線毛運動により喉頭・咽頭に戻されて痰（たん）として喀出（かくしゅつ）される。より小さな微生物は肺胞まで達することがあるが，肺胞のマクロファージや好中球に貪食される。

消化管▶　消化管粘膜の上皮は粘液を産生し，微生物から粘膜を保護する。また，胃液中の胃酸や胆汁中の胆汁酸，膵液中の消化酵素には微生物を殺傷する作用がある。粘膜に集まったマクロファージや好中球などの炎症細胞は，非特異的な抗菌作用をもったリゾチームを産生する。

泌尿器▶　尿管から膀胱への出口である尿管口には逆流防止弁があり，膀胱内の細菌が逆流することによる腎臓の炎症（腎盂腎炎（じんう））をおこしにくくなっている。尿管口の異常により膀胱内の尿が逆流する状態を膀胱尿管逆流症といい，腎盂腎炎がおこりやすくなる。また，女性は男性と比べて尿道が短いため，尿路感染がおきやすい。

③ 感染経路

　　病原体が生体に侵入する経路を**感染経路**という。感染経路は感染源によって，また侵入門戸，つまり宿主のどの部位から病原体が体内に侵入するかによって，いくつかに分けられる。

1 経口感染

　　経口感染は，汚染された水や食物を介して病原体が口から入り，消化管粘膜から体内に侵入する感染経路である。食中毒は経口感染によっておこる。汚染物に触れた手指を介する場合もある。飲用水が汚染されると大規模な感染が生じる（水系感染）。

糞口感染▶　感染性胃腸炎などで，病原体を含む排泄物が，手指を介して経口的に摂取される場合をとくに，糞口感染（ふんこう）ということもある。

2 経気道感染

　　経気道感染は，咳やくしゃみによって空気中に飛び散った病原体を鼻や口から吸入することによる感染経路である。気道粘膜から病原体が体内に侵入する。インフルエンザや結核などの呼吸器感染症は，多くの場合，経気道感染をおこし，患者と直接的に接触することがなくても感染が広がる。

　　経気道感染には飛沫感染（ひまつ）と空気感染（飛沫核感染）とが含まれる。

[1] **飛沫感染**　咳やくしゃみ，会話などにより空気中に飛び散った飛沫により感染することをいう。飛沫は比較的すみやかに落下し，その到達距離は短い。

[2] **空気感染（飛沫核感染）**　飛沫の水分が空中で蒸発し，病原体を含む $5\,\mu\mathrm{m}$ 以下の小さな粒子になったものを飛沫核といい，飛沫核を吸引することによっ

て感染することを空気感染(飛沫核感染)とよぶ。飛沫核は空中に長時間浮遊し，移動距離も長い。

3 接触感染

　病原体やその保菌者，動物などと直接接触することにより，皮膚や粘膜を介して伝播したり，汚染されたタオルや食器を介して間接的に接触することにより伝播したりする感染経路を，**接触感染**という。性行為による感染もこれに含まれる(**性感染症**)。

　多くの感染症は，ヒトの手指を介した接触感染によって広がるといわれており，手洗いの徹底が感染予防の基本となる。

4 経皮感染

　皮膚は，強固なバリアである重層扁平上皮におおわれているため，通常は感染に対して抵抗があるが，カ(蚊)・ダニ・ノミなどの媒介生物による刺傷や咬傷により，**経皮感染**が生じることがある。寄生虫である住血吸虫類の感染では，皮膚に傷を残すことなく健常な皮膚を介して病原体が体内に侵入する。

　医療現場における針刺し事故や，輸血による感染も経皮感染に含まれる。

5 母子感染

　ヒトからヒトへの通常の感染を**水平感染**という。これに対して，病原体をもつ母親から胎児または新生児に感染することを**垂直感染**という。母子間の垂直感染は**母子感染**ともよばれ，3 つに分けられる(▶表 4-3)。

[1] **経胎盤感染**　病原体が子宮内で胎盤を経由して感染する。風疹ウイルスやサイトメガロウイルス(CMV)，ヒト免疫不全ウイルス(HIV)などは胎盤を通過し，胎児に感染する。

[2] **産道感染**　胎児が産道を通過する際に，母体血中や子宮頸管，腟などに存在する病原体が胎児に感染する。

[3] **母乳感染**　母乳を介して感染する。成人 T 細胞白血病リンパ腫を引きおこすヒト T 細胞白血病ウイルス 1 型(HTLV-1)は，母乳を介して児に感染することが知られている。

▶表 4-3　母子感染

感染経路	病原体
経胎盤感染	梅毒トレポネーマ，トキソプラズマ属，風疹ウイルス，サイトメガロウイルス，ヒト免疫不全ウイルス
産道感染	B 型肝炎ウイルス，クラミジア-トラコマティス，単純ヘルペスウイルス，サイトメガロウイルス，ヒト免疫不全ウイルス
母乳感染	ヒト T 細胞白血病ウイルス 1 型，サイトメガロウイルス，ヒト免疫不全ウイルス

④ 感染の経過

潜伏期▶ **潜伏期**とは，病原体に感染してから宿主に症状があらわれるまでの期間，あるいは感染性をもつようになるまでの期間のことをいう。病原体の種類によって異なる。同じウイルスであってもインフルエンザウイルスが通常1〜3日であるのに対し，風疹ウイルスや麻疹ウイルスは2週間ほどである。ヒト免疫不全ウイルス（HIV）感染では，数週間の潜伏期を経て非特異的感染症状（急性HIV感染症）を呈するが，後天性免疫不全症候群（エイズ，AIDS）を発病するまでにはさらに年単位の期間を要することが多い。

顕性感染と▶ 病原体に感染したにもかかわらず，長期間にわたって発病せずに無症状のま
不顕性感染 まのことがあり，このような状態を**不顕性感染**といい，発病した状態の**顕性感染**と区別する。不顕性感染を持続した宿主を**健康保菌者**，あるいは**無症候性キャリア**とよぶ。

感染状態は，病原体に対する抗体の有無を検出する抗体検査や，遅延型アレルギー反応，病原体の遺伝子の有無を検出する遺伝子検査などで確認される。

潜伏期のヒトや健康保菌者も感染源となりうる。日本脳炎ウイルスはほとんどが不顕性感染で，感染者における発症率は0.1〜1%程度といわれている。一方，麻疹ウイルスでは不顕性感染はほとんどみられず，感染者の90%以上が発症する。冬期に流行するインフルエンザウイルスや胃腸炎の原因となるノロウイルスも，不顕性感染者が一定数いることが知られている。

一過性感染と▶ 一般的に感染が成立したあとは，宿主の免疫により病原体は体内から排除さ
持続感染 れる（**一過性感染**）。しかし，ある種の病原体は，患者の免疫状態によっては排除されずに，数年ないしは数十年にわたり体内にとどまる（**持続感染・慢性感染**）。いったん感染症が治癒したと思われていた患者でも，免疫状態が低下することにより体内に微量に存在していた病原体が再び増加し（**再活性化**），感染症を発病することがある。

⑤ 病原体による疾病発症の機序

1 ウイルスによる傷害

ウイルスは宿主の細胞に侵入し，宿主細胞の機能を利用して自己の複製を行い，直接的に細胞を傷害する。多くのウイルスには，特定の細胞にのみ感染し，ほかの細胞には感染しないという傾向があり，これを**組織親和性**とよぶ。ウイルスの複製・増殖は正常細胞の機能を妨げ，細胞死を誘導する。また，細胞表面に発現されるウイルスタンパク質は免疫システムに異物として認識され，キラーT細胞（細胞傷害性T細胞）による攻撃が誘導される。

2 細菌による傷害

　　　　細菌には，ウイルスと同様に宿主細胞に侵入して直接的にその細胞を傷害するものもあるが，ジフテリア菌や破傷風菌などのように，多くは細胞傷害性の**毒素** toxin や酵素を産生することにより，細胞外から宿主細胞を傷つける。毒素には，外毒素と内毒素がある。

外毒素▶　菌体の外に放出される毒素をとくに**外毒素** exotoxin といい，単に毒素といえば通常は外毒素をさす。外毒素は菌種ごとに多様で，溶血毒素・神経毒素・腸管毒素など，さまざまなものがある。多くの外毒素はプロテアーゼ(タンパク質を分解する酵素)などの酵素である。内毒素に比べて毒性が強く，熱に不安定なものが多い。無毒化された物質は**トキソイド** toxoid とよばれ，中和抗体(抗毒素)を産生するためのワクチンとして予防接種に用いられる。

内毒素▶　一方，大腸菌などのように腸管内で増殖する細菌のなかには，菌体成分そのものに毒性をもつものがある。菌体成分に含まれる毒素を**内毒素** endotoxin という。内毒素は，グラム陰性細菌の外膜のおもな構成物となっているリポ多糖類 lipopolysaccharide (LPS)である。耐熱性があり，抗原性はほとんどない。菌種によらず，生物学的活性はほとんど同じである。

3 感染に対する炎症反応

　　　　感染によりもたらされる生体の炎症反応には，いくつかのパターンがある。
　　　①**化膿性炎症**　白血球，とくに好中球の浸潤と血管壁透過性の亢進による浮腫を特徴とする。急性炎症でみられる反応であり，多くの場合，細胞外寄生細菌によって引きおこされる。
　　　②**単核細胞の浸潤**　リンパ球や形質細胞，マクロファージなどの単核細胞の浸潤は，すべての慢性炎症反応における共通した所見である。感染の急性期でみられる場合は，ウイルスや細胞内寄生細菌に対する反応であることが多い。
　　　③**肉芽腫性炎症**　類上皮細胞とよばれるマクロファージに由来する細胞の集塊で特徴づけられる(▶31 ページ，図 2-10)。好中球やマクロファージが分解できない病原体を，細胞内で隔離する反応である。類上皮細胞は融合して巨細胞を形成することがある。肉芽腫性炎症はさまざまな感染症によって引きおこされるが，とくに結核菌などのマイコバクテリウム属や真菌の感染の頻度が高い。

⑥ 病原体の体内での拡散

1 ウイルス血症と菌血症

　　　　体内に侵入した病原体は，局所で増殖するばかりでなく，ときにリンパ管や血管を介して全身に拡散することがある。ウイルスや細菌が血管内に侵入して

全身に拡散した状態を，**ウイルス血症**あるいは**菌血症**という。

　麻疹や風疹はウイルス血症を経て発症するため，全身に発疹を生じる。抜歯などの際に一過性に菌血症がみられることがあるが，拡散した細菌は好中球やマクロファージに捕食されて無症状のまま消退する。免疫能が低下している場合，そのまま治療せずに放置すると，細菌性髄膜炎や感染性心内膜炎などの重症感染症へと進展することもある。

2 敗血症

　感染症に対する宿主の異常反応により，生命をおびやかす臓器障害が引きおこされた状態を，**敗血症** sepsis という。ショック（敗血症性ショック）や播種性血管内凝固症候群，多臓器不全などから死にいたることも多い。病理解剖では諸臓器に膿瘍形成が確認される。**感染を基盤とする全身性炎症反応症候群** systemic inflammatory response syndrome（SIRS）が，敗血症の病態の基準として有効である。

⑦ 常在細菌叢と日和見感染症

1 常在細菌叢

　わたしたちの身体はけっして無菌的ではなく，健康なヒトの皮膚や口腔，消化管などには正常の状態でもさまざまな細菌や真菌が住みついている（▶表4-4）。そのような微生物の集まりを**常在細菌叢** normal bacterial flora（**正常細菌叢**）という。常在細菌叢は病原体と拮抗してその増殖を防いでおり，感染防御のための重要な役割を担っている。

表皮の常在細菌 ▶　表皮の常在菌である表皮ブドウ球菌は，汗や皮脂を原料にして抗菌作用をもつペプチドや脂肪酸，グリセリンを産生する。脂肪酸は肌を弱酸性に保つことで病原体の増殖を防いでおり，グリセリンには皮膚のバリア機能を保つ役割がある。

腸管内の ▶
常在細菌　腸管内は種類と数の両方において，最も常在菌が多い部位である。殺菌作用のある胆汁酸は回腸で吸収されるため，腸管内の細菌は大腸をおもな活動場所としている。**腸内細菌叢（腸内フローラ）**を構成する細菌は，宿主の健康維持に

▶表4-4　常在細菌叢を構成する細菌類

部位	細菌類
皮膚	表皮ブドウ球菌，プロピオニバクテリウム属
口腔	口腔レンサ球菌，放線菌，バクテロイデス属，カンジダ属
消化管	バクテロイデス属，ペプトストレプトコッカス属，ビフィズス菌，腸球菌属，大腸菌

貢献する「善玉菌」と，害を及ぼすとされる「悪玉菌」にしばしば分類されるが，実際にはそのどちらにも属さず，ほかの細菌の影響を受けて役割が変化するものが多い。

2 菌交代症

常在細菌叢を構成する細菌が減少し，それにかわって通常では少数しか存在しない細菌が異常に増殖することを**菌交代現象**といい，これにより病気を発症した場合を**菌交代症**とよぶ。多くは抗菌薬の使用によっておこり，感受性のない細菌や耐性菌が増殖する（▶68ページ）。

代表的な菌交代症としては，クロストリディオイデス-ディフィシル *Clostridioides*（*Clostridium*）*difficile* による大腸炎（クロストリディオイデス-ディフィシル感染症〔CDI〕，偽膜性腸炎）や，カンジダ属が増殖することによる腟カンジダ症があげられる。

3 日和見感染症

宿主の免疫能が低下すると，通常であればその免疫能によって増殖が抑えられている病原性の低い微生物が増殖し，その結果として病気を引きおこすことがある。これを**日和見感染症** opportunistic infection という。常在細菌叢を構成する細菌や環境中に存在する微生物が原因となることが多い。代表的なものに，ニューモシスチス肺炎やサイトメガロウイルス感染症がある。

免疫能が低下する原因として，抗がん薬・副腎皮質ステロイド薬・免疫抑制薬などの薬物や慢性疾患，後天性免疫不全症候群（エイズ，AIDS）などがある。また，免疫能の低下により感染を受けやすくなったヒトを**易感染宿主** compromised host という。

B｜おもな感染症

病原微生物は，ウイルス・細菌・真菌・原虫・寄生虫に分類される（▶表4-5）。また，プリオンとよばれるタンパク質の感染による疾患がある。

① ウイルス感染症

ウイルス virus はカプシドとよばれるタンパク質の殻と核酸（ウイルスゲノム）からなる，大きさ数十 nm から数百 nm の微小な病原体である。DNA と RNA の2種類の核酸のいずれかしかもっておらず，宿主細胞のタンパク質合成系を利用して増殖する。

▶表4-5　おもな病原体と感染症

病原体の種類	おもな感染症
ウイルス	インフルエンザ，麻疹，風疹，ポリオ，流行性耳下腺炎，ウイルス性肝炎，日本脳炎，HIV 感染症・エイズ
細菌類 　一般的な細菌 　リケッチア 　クラミジア 　スピロヘータ	細菌性赤痢，コレラ，ペスト，腸チフス，淋菌感染症，百日咳，破傷風，ジフテリア，結核 発疹チフス，つつが虫病，紅斑熱 オウム病，トラコーマ 梅毒，回帰熱，ワイル病
真菌	カンジダ症，クリプトコックス症，アスペルギルス症
原虫	アメーバ赤痢，トリパノソーマ症，トリコモナス症，トキソプラズマ症，マラリア
寄生虫	回虫症，アニサキス症，蟯虫症，鉤虫症，フィラリア症，肝吸虫症，肺吸虫症，日本住血吸虫症，広節裂頭条虫症，エキノコックス症
プリオン	クールー，クロイツフェルト-ヤコブ病

　ウイルスが増殖する際には，宿主細胞に対して吸着・侵入・脱殻・複製・遊離という過程を経て，宿主の体内に広がっていく。サイトメガロウイルス cytomegalovirus (CMV)や単純ヘルペスウイルス herpes simplex virus (HSV)など，ある種のウイルスに感染した組織標本を見ると，細胞内で増殖したウイルスが核や細胞質の中に凝集し，**封入体**として観察されることがある。

　ウイルス感染により発疹や感冒などのさまざまな症状が生じるが，症状をあらわさずに不顕性感染するウイルスも多く，しばしば持続感染や慢性感染をおこす。

　ヒトパピローマウイルス Human papillomavirus (HPV)や，B 型肝炎ウイルス Hepatitis B virus (HBV)および C 型肝炎ウイルス Hepatitis C virus (HCV)，EB（エプスタイン-バー）ウイルス Epstein–Barr virus (EBV)などでは，慢性の持続感染が腫瘍の発生に関与している。

② 細菌感染症

1　一般的な細菌による感染症

球菌と桿菌▶　細菌 bacterium は核膜をもたない原核生物で，病原体のなかで最も一般的である。大きさは数μm のものが多く，その形態から，球形の**球菌** coccus とさお形の**桿菌** bacillus とに分けられる。

グラム陽性細菌と▶
グラム陰性細菌　細菌は，**グラム** Gram **染色**という細菌染色法の染色性によって，**グラム陽性細菌**と**グラム陰性細菌**に分けられる。グラム陽性球菌の 1 つである黄色ブドウ球菌 *Staphylococcus aureus* は，化膿性炎症の原因菌として最も一般的であ

る。グラム陰性桿菌の代表的なものは大腸菌 *Escherichia coli* を含む腸内細菌科である。びらん性胃炎や胃・十二指腸潰瘍の原因となるヘリコバクター-ピロリ *Helicobacter pylori* もらせん状のグラム陰性桿菌である。

抗酸菌 ▶　結核菌 *Mycobacterium tuberculosis* やらい菌 *Mycobacterium leprae* などのマイコバクテリウム属もグラム陰性桿菌の一種で，いずれも肉芽腫性炎症を引きおこす(▶31 ページ)。これらの細菌は，一度染色されると酸やアルコールで脱色されにくい特徴をもつため，**抗酸菌** acid–fast bacillus ともよばれる。抗酸菌の検出には，**チール-ネールゼン** Ziehl–Neelsen **染色**が行われる。

2 リケッチア感染症・クラミジア感染症

リケッチア科 *Rickettsiaceae* とクラミジア科 *Chlamydiaceae* の細菌は，ウイルスと一般的な細菌の中間的なサイズの小さな細菌で，動物細胞の中でのみ増殖できる。リケッチア科の感染がダニやノミなどの節足動物の媒介によるのに対し，クラミジア科はヒトからヒト，または動物からヒトに感染する。

リケッチア感染症には発疹チフスやつつが虫病があり，クラミジア感染症で一般的なものは角結膜炎(トラコーマ)や性器クラミジアである。

3 スピロヘータ感染症

スピロヘータ *Spirochaeta* はらせん状のグラム陰性桿菌で，一般的な細菌と異なり，細胞壁が薄く柔軟で，活発な運動を行う。トレポネーマ属(梅毒)，ボレリア属(回帰熱)，レプトスピラ属(ワイル病)などがヒトに病気を引きおこす。

③ 真菌感染症

一般的にカビや酵母，キノコとよばれているものは，**真菌** fungus と総称される真核生物である。発酵や醸造に利用されるものがある一方で，ヒトに疾病をもたらすものも多数存在する。

真菌感染症は，感染部位により**表在性真菌症**と**深在性真菌症**に分けられる。表在性真菌症で最も一般的なものは，白癬菌属 *Trichophyton* による皮膚糸状菌症(白癬，いわゆる水虫)である。深在性真菌症はカンジダ-アルビカンス *Candida albicans*，クリプトコックス-ネオフォルマンス *Cryptococcus neoformans*，アスペルギルス属 *Aspergillus* などが原因となり，化膿性および肉芽腫性の炎症が引きおこされる。真菌には日和見感染をおこすものが多い。

④ 原虫感染症

原虫(原生動物) protozoa は単細胞の真核生物である。アメーバ赤痢の原因となる赤痢アメーバ *Entamoeba histolytica*，アメーバ性角膜炎の原因となるアカ

ントアメーバ属 *Acanthamoeba*, 腟トリコモナス症の原因となる腟トリコモナス *Trichomonas vaginalis*, マラリアの原因となるマラリア原虫 *Plasmodium* などがある。

⑤ 寄生虫感染症

蠕虫（ぜんちゅう） helminth は，からだが細長く，蠕動運動により移動する多細胞の小動物である。蠕虫による疾患を寄生虫感染症という。回虫・アニサキス・蟯虫（ぎょうちゅう）などの線虫類や，肝吸虫・肺吸虫・住血吸虫など吸虫類，広節裂頭条虫(サナダムシ)やエキノコックスなどの条虫類が原因となる。

アニサキス症は，アニサキスの幼虫が寄生する魚介類を生食することが原因で発症する。

⑥ プリオン病

プリオン prion は正常でもヒトの脳や脊髄に分布しているタンパク質である。感染性因子である異常プリオンは正常プリオンが構造変化したもので，連鎖的に正常プリオンの構造が転換されることにより伝播する。

代表的な疾患は，ヒト硬膜の移植によって感染するクロイツフェルト-ヤコブ病 Creutzfeldt–Jakob disease(CJD)で，中枢神経系にアミロイドの沈着と海綿状変化を引きおこす(▶304 ページ)。異常プリオンの感染性は，ホルマリンやアルコール，紫外線，高圧蒸気滅菌(オートクレーブ)などでは失活しないので，臓器や汚染された器具の取り扱いには特別な注意が必要である。

C 感染症の治療・予防

① 薬物療法

感染症に罹患した場合の治療は，抗菌薬や抗ウイルス薬，抗真菌薬，抗寄生虫薬といった薬物の投与が主体となるが，なによりも適切な感染対策による予防が重要であることはいうまでもない。

1 抗微生物薬

病原体の発育を阻害する薬物のうち，微生物によって産生されるものを総称して**抗生物質** antibiotics という。人工的に合成されたものや化学療法薬も含めて，**抗微生物薬**として使用される。抗微生物薬はその標的となる病原微生物の種類によって，**抗菌薬・抗真菌薬・抗ウイルス薬**などに分類される。

抗菌薬▶　抗菌薬は種類によって作用機序が異なり，薬物により抗菌作用を示す細菌の種類が限られている。このため，感受性のある薬物を選択して投与することが重要である。

抗ウイルス薬▶　抗ウイルス薬は，宿主細胞におけるウイルスの増殖サイクルの一部プロセスを阻害することでウイルスの増殖を抑制する。抗菌薬が複数の菌種に対する抗菌活性をもつことが多いのに対し，ウイルスは分子生物学的な形質の多様性が著しく高いため，各ウイルスに対する治療薬が必要となる。

2 抗微生物薬の副反応（副作用）

多くの薬物は目的とする主作用のほかに目的外の作用があり，好ましい作用も好ましくない作用もまとめて**副反応（副作用）**とよぶ。単に副作用という場合は，とくに好ましくない**有害作用（有害反応）**をさす。抗菌薬では肝障害や腎障害，胃腸障害などの副作用がみられることが多い。

ペニシリン▶
ショック　薬物によっては特定の人にアレルギー反応をおこすことが知られている。たとえば抗菌薬のペニシリンは，アナフィラキシーショックを引きおこし，死亡事故につながることもある（ペニシリンショック）。

3 薬剤耐性菌と抗菌薬の適正使用

ある種の細菌は，抗菌薬で治療している間にその抗菌薬に対する**耐性**を獲得することがあり，これを**薬剤耐性** antimicrobial resistance（AMR）とよぶ。特定の薬物に対する耐性を得た菌は，**薬剤耐性菌** drug-resistant bacteria とよばれる。ひとたび耐性を獲得した細菌は，従来感受性を示していた抗菌薬に対して抵抗性となり，再び増殖しはじめる。

薬剤耐性菌としてよく知られているものに，メチシリン耐性黄色ブドウ球菌 methicillin-resistant *S. aureus*（MRSA）や，バンコマイシン耐性腸球菌 vancomycin-resistant *Enterococci*（VRE）などがある。

抗菌薬の適正使用▶　多くの種類の細菌に抗菌作用をもつ（広域スペクトラム）抗菌薬を長期に連用したり，効果の少ない不適切な抗菌薬を投与したりするなどの抗菌薬の濫用が，薬剤耐性菌の蔓延を助長していると考えられ，世界的に抗菌薬の適正使用が求められている。

② 医療関連感染

医療機関や介護施設，在宅医療の現場において，患者が原疾患とは別に罹患した感染症を**医療関連感染** healthcare-associated infection（HAI）という。医療従事者が施設内で感染した場合も該当する。かつては**院内感染**とよばれていたが，病院にかぎらずさまざまな施設や在宅療養の場などでの感染も反映させるために，現在では医療関連感染といわれるようになった。薬剤耐性菌による感

染や，免疫能の低下した易感染宿主への感染，複数の病原体に同時に感染する重複感染が多いことなどが問題となる。

　褥瘡や術創の感染，カテーテルを介した感染，肺炎や尿路感染症などが多い。医療関連感染の原因菌として重要なものは，MRSA，VRE，緑膿菌 *Pseudomonas aeruginosa*，セラチア-マルセッセンス *Serratia marcescens* である。

③ 感染症法と検疫

感染症法▶　「感染症の予防及び感染症の患者に対する医療に関する法律」（感染症法）では，感染症をその感染性や重篤性によって，1類から5類感染症（▶表 4-6）および新型インフルエンザ等感染症，指定感染症，新感染症に分類し，それぞれに応じた対策を定めている。そのうち4類感染症は高病原性鳥インフルエンザやウエストナイル熱など，1〜3類には含まれない動物由来感染症であり，媒介動物の輸入規制などが行われる。

輸入感染症▶　**輸入感染症**とは，エボラ出血熱，ラッサ熱，マラリア，細菌性およびアメーバ赤痢，コレラ，腸チフスなど，国内には常在しないか，あってもまれな感染症で，国外からもち込まれるものをいう。

検疫▶　海外などから国内に感染症がもち込まれるのを防ぐために，空港や港湾など

▶表 4-6　感染症法の分類（2020 年 9 月現在）

分類	感染症
1類感染症	①エボラ出血熱，②クリミア・コンゴ出血熱，③痘瘡，④南米出血熱，⑤ペスト，⑥マールブルグ病，⑦ラッサ熱
2類感染症	①急性灰白髄炎，②結核，③ジフテリア，④重症急性呼吸器症候群（SARS），⑤中東呼吸器症候群（MERS），⑥鳥インフルエンザ（H5N1），⑦鳥インフルエンザ（H7N9）
3類感染症	①コレラ，②細菌性赤痢，③腸管出血性大腸菌感染症，④腸チフス，⑤パラチフス
4類感染症	①E型肝炎，②ウエストナイル熱，③A型肝炎，④エキノコックス症，⑤黄熱，⑥オウム病，⑦オムスク出血熱，⑧回帰熱，⑨キャサヌル森林病，⑩Q熱，⑪狂犬病，⑫コクシジオイデス症，⑬サル痘，⑭ジカウイルス感染症，⑮重症熱性血小板減少症候群（フレボウイルス属 SFTS ウイルス），⑯腎症候性出血熱，⑰西部ウマ脳炎，⑱ダニ媒介脳炎，⑲炭疽，⑳チクングニア熱，㉑つつが虫病，㉒デング熱，㉓東部ウマ脳炎，㉔鳥インフルエンザ（鳥インフルエンザ〔H5N1 及び H7N9〕を除く），㉕ニパウイルス感染症，㉖日本紅斑熱，㉗日本脳炎，㉘ハンタウイルス肺症候群，㉙Bウイルス病，㉚鼻疽，㉛ブルセラ症，㉜ベネズエラウマ脳炎，㉝ヘンドラウイルス感染症，㉞発疹チフス，㉟ボツリヌス症，㊱マラリア，㊲野兎病，㊳ライム病，㊴リッサウイルス感染症，㊵リフトバレー熱，㊶類鼻疽，㊷レジオネラ症，㊸レプトスピラ症，㊹ロッキー山紅斑熱
5類感染症（全数把握疾患）	①アメーバ赤痢，②ウイルス性肝炎（E型・A型を除く），③カルバペネム耐性腸内細菌科細菌感染症，④急性弛緩性麻痺，⑤急性脳炎（ウエストナイル脳炎，西部ウマ脳炎，ダニ媒介脳炎，東部ウマ脳炎，日本脳炎，ベネズエラウマ脳炎及びリフトバレー熱を除く），⑥クリプトスポリジウム症，⑦クロイツフェルト-ヤコブ病，⑧劇症型溶血性レンサ球菌感染症，⑨後天性免疫不全症候群，⑩ジアルジア症，⑪侵襲性インフルエンザ菌感染症，⑫侵襲性髄膜炎菌感染症，⑬侵襲性肺炎球菌感染症，⑭水痘，⑮先天性風疹症候群，⑯梅毒，⑰播種性クリプトコッカス症，⑱破傷風，⑲バンコマイシン耐性黄色ブドウ球菌感染症，⑳バンコマイシン耐性腸球菌感染症，㉑百日咳，㉒風疹，㉓麻疹，㉔薬剤耐性アシネトバクター感染症

で感染症の有無を検査し，必要に応じて隔離や消毒などを行うことを**検疫**という。日本では「**検疫法**」によって検疫の対象となる感染症が定められている。2020年9月現在，1類感染症と新型インフルエンザ等感染症，鳥インフルエンザ(H5N1またはH7N9)，チクングニア熱，中東呼吸器症候群(MERS)，マラリア，デング熱，ジカウイルス感染症，新型コロナウイルス感染症が検疫の対象となっている。

④ 予防接種

VPDと▶
集団免疫効果
　ワクチンの接種によって発症を予防できる，あるいは重症化を防ぐことができる感染症を，**ワクチンで予防可能な疾患** vaccine preventable disease (VPD) という。特定の地域におけるワクチンの接種率がある程度以上になると，その感染症の流行を防ぐことができる。これを**集団免疫効果**とよぶ。

予防接種法▶
　わが国では予防接種は，「**予防接種法**」に基づいて，定期接種および任意接種が行われている。乳児期のロタウイルスやインフルエンザ菌b型(Hib)，肺炎球菌による感染症は，生後6か月以降に発症児が急増することが知られているため，それ以前にワクチン接種を終了することが望ましい。

副反応による▶
有害事象
　ワクチン接種の副反応による有害事象は，頻度は低いがゼロではない。接種する前に十分な説明をし，メリットがデメリットよりも大きいことを接種者あるいはその保護者が理解する必要がある。

ゼミナール
復習と課題

❶ 感染経路にはどのようなものがあるかまとめなさい。
❷ 宿主の感染防御機構にはどのようなものがあるかまとめなさい。
❸ 菌交代症についてまとめなさい。
❹ 病原体はどのように分類されるか，どのような疾患があるか，まとめなさい。
❺ 薬剤耐性菌と医療関連感染についてまとめなさい。

5

第 5 章

循環障害

　日本人の死因として，がん・心筋梗塞などの心疾患や，脳梗塞・脳出血などの脳血管疾患が重要である。心筋梗塞・脳血管障害はこの章で扱う循環障害によっておきる。

　本章では，浮腫・充血・うっ血・出血・血栓症・塞栓症・虚血・梗塞・側副循環による障害のほか，高血圧症，播種性血管内凝固症候群(DIC)，全身性循環障害としてショック，臓器不全について理解する。

A 循環系の概要

　循環系は，全身の細胞・組織が正常に機能するために必要な酸素や栄養を供給し，老廃物を運び出し，体液の**恒常性(ホメオスタシス)**を正常に保つはたらきがある。

　循環系は大きく**血液循環**と**リンパ循環**に分けられる。血液循環はさらに体循環・肺循環・門脈循環に分けられる(▶図5-1)。

体内の水分▶　体重の約60％が水分であり，40％が細胞内，20％が細胞外に存在する。

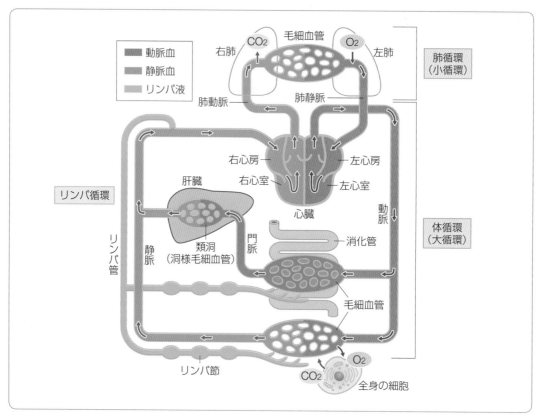

▶図5-1　循環系の模式図

20％の細胞外水分のうち，15％が組織間に存在し，5％が血漿として存在する。

体循環 ▶ 　**体循環**は**大循環**ともいい，左心室から出て，大動脈→全身の細動脈→毛細血管→全身の静脈→上・下大静脈→右心房にいたる経路をいう。左心室から末梢の毛細血管までは酸素(O_2)に富んだ動脈血が流れる。毛細血管で各組織に酸素と栄養を与えて，かわりに二酸化炭素(CO_2)と老廃物を受け取り静脈血となって，上・下大静脈を経て右心房に戻ってくる。

　循環血液量は安静時5 L/分程度であるが，その90％は体循環内に存在する。

肺循環 ▶ 　**肺循環**は**小循環**ともいい，右心室から出て，肺動脈→肺毛細血管→肺静脈→左心房にいたる経路をいう。右心室から出た血液は肺の毛細血管で二酸化炭素(CO_2)を放出して酸素(O_2)を受け取り，左心房に戻る。つまり，肺動脈内には酸素に乏しい静脈血が流れ，逆に肺静脈内には酸素に富んだ動脈血が流れることになる。

門脈循環 ▶ 　胃・腸などの消化管や，膵臓・脾臓の毛細血管から集まった血液は，**門脈**とよばれる太い血管に集まり，肝臓に入る。肝臓の洞様毛細血管(類洞)において門脈血は動脈血とまざり合い，肝細胞との間で栄養や老廃物の物質の交換を行い，肝静脈を経て下大静脈に流れ込む。この**門脈循環**の特徴は，消化管の毛細血管網と肝臓の類洞といった2つの毛細血管網を通ることであり，消化管から吸収した栄養を肝臓に運ぶはたらきをしている。

リンパ循環 ▶ 　血液中の血漿の一部が毛細血管からもれ出たものは，組織において細胞周囲を満たす**間質液(組織液)**となる。**リンパ循環**は，間質液の一部がリンパ管に入り，胸管などを経て，鎖骨下静脈と頸静脈の合流する静脈角において静脈に入るまでをいう。リンパ管の経路には**リンパ節**が存在する。リンパ管内には赤血球など血球成分は流れない。

B｜浮腫（水腫）

　血管からもれ出した水分が，細胞内や組織間隙，あるいは体腔内(心膜腔，胸腔，腹腔)に過剰に貯留した状態を，**浮腫** edema あるいは**水腫**という(▶図5-2)。体腔に貯留する体液を，それぞれ**心嚢水，胸水，腹水**とよぶ。また全身に高度な浮腫があらわれた場合を**全身浮腫** anasarca(**アナザルカ**)という。

① 浮腫の原因

　おもに，次の原因により浮腫が生じる。

　[1] 毛細血管圧の上昇　うっ血性心不全や静脈の圧迫，血栓などによって，全身あるいは局所に血流のうっ滞が生じると，毛細血管圧が上昇し，浮腫が生じ

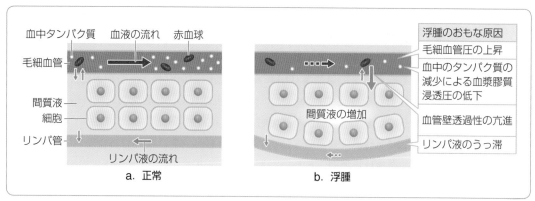

血中タンパク質　血液の流れ　赤血球

毛細血管

間質液
細胞

リンパ管

リンパ液の流れ

a. 正常

間質液の増加

b. 浮腫

浮腫のおもな原因

毛細血管圧の上昇

血中のタンパク質の
減少による血漿膠質
浸透圧の低下

血管壁透過性の亢進

リンパ液のうっ滞

▶図 5-2　浮腫

る。うっ血性心不全に伴う全身性浮腫は**心原性浮腫**とよばれる。

　[2] **血漿膠質浸透圧の低下**　血漿中のタンパク質の量によって毛細血管の浸透圧（血漿膠質浸透圧）が変化し，毛細血管を通した水分の移動に影響を与える。

　①**腎性浮腫**　ネフローゼ症候群では，糸球体の異常により血液中からタンパク質（アルブミンなど）が多量に失われ，血漿膠質浸透圧が下がるため，水分が組織中に移行することによって浮腫がおこる（▶266 ページ）。

　②**肝性浮腫**　肝硬変症の末期では，タンパク質の合成障害により血中のタンパク質の濃度が下がり，膠質浸透圧が下がって浮腫がおきる（▶255 ページ）。

　③**がんによる浮腫**　がんの末期では食事が十分にとれず，血中のタンパク質の濃度が低下し，浮腫が生じる（▶151 ページ）。

　[3] **血管壁透過性の亢進**　炎症により，毛細血管の血管壁透過性が亢進して血管から水分が滲出しやすくなり，浮腫がおきる（▶25 ページ，図 2-7）。

　[4] **リンパ管の閉塞または 狭 窄**　がんの手術によって広範なリンパ節切除を行った場合，リンパ液がうっ滞することにより浮腫がおこる（▶282 ページ）。

② 滲出液と濾出液

　体腔に貯留している液体の成分は，貯留の原因によって異なる。

滲出液▶　**滲 出 液**とは，炎症（▶25 ページ，図 2-7）によって血管壁透過性が上昇し，血管からもれ出た液体である。液体の比重は 1.020 以上，リバルタ反応（液体のタンパク質含有量が多いと陽性になる）が陽性となる。

濾出液▶　**濾出液**とは，炎症以外の原因によって血管からもれ出た液体である。液体の比重は 1.012 以下，リバルタ反応が陰性となる。

C 充血とうっ血

① 充血

　　充血 hyperemia とは，局所的に拡張した動脈内に血液量が増加した状態をいう。局所はあざやかな紅色を示し，温度の上昇，膨隆，拍動をみとめる。充血は炎症によるものを除いて一時的なものが多い。

充血の原因▶　原因としては，①筋肉運動など組織の生理的機能の亢進，②自律神経による動脈の拡張，③炎症，④温熱・紫外線などがある。たとえば皮膚に炎症がおきたとき，その部分が赤く，熱くなるのは充血によるためである。怒ったときや恥ずかしいとき，顔が真っ赤になるのも充血の結果である。

② うっ血

　　静脈血が心臓方向へ向かう流れが妨げられ，血流が停滞し，静脈・毛細血管が拡張し，静脈血が増加した状態を，**うっ血** congestion という。局所性または全身性にあらわれるが，充血とは異なり長い時間つづく。

1 うっ血の種類

局所性うっ血▶　**局所性うっ血**は，静脈血栓などにより血管内腔が閉塞した場合や，腫瘍や妊娠した子宮などにより静脈が外側から圧迫された場合，腸管の捻転(ねじれ)などにより生じる。包帯で静脈を強く圧迫すると，その圧迫部より末梢の静脈にうっ血が生じる。

全身性うっ血▶　心臓のポンプ機能に急に障害が生じると(急性心不全)，急性の**全身性うっ血**を生じる。肺においてうっ血はとくに顕著にあらわれる。

2 うっ血による変化

うっ血の経過▶　うっ血が続くと，静脈や毛細血管から血液の液体成分が組織の間質に流れ出やすくなり，浮腫(水腫)となる。うっ血が強いときは赤血球も血管からもれ出すようになり，組織にヘモジデリン色素が沈着して褐色調になる(ヘモジデリン沈着，▶23ページ)。うっ血が持続すると，周囲の組織・細胞は酸素や栄養の不足により変性する。拡張した血管周囲にはやがて結合組織が増殖し，臓器はかたさを増す(**褐色硬化**)。最終的にうっ血臓器は萎縮をおこす。

チアノーゼ▶　皮膚などが青紫色の状態を示すことを**チアノーゼ** cyanosis という。体幹の皮膚，口唇，耳朶，爪床などにみられる。青紫色は，血液中の脱酸素化ヘモグロビン(デオキシヘモグロビン)が増加することによる。呼吸器・循環器疾患や，静脈血の動脈への流入，異常ヘモグロビンなどによって生じる。心不全な

どでうっ血した際，静脈血の貯留によりチアノーゼを示す場合がある。

肺うっ血▶　肺にうっ血が長期に持続すると，肺胞内に水分や赤血球がもれ出てくる。赤血球はこわれてヘモジデリン色素が増加し，これをマクロファージが貪食する。肺うっ血患者においてみられるこのヘモジデリン色素を貪食したマクロファージを，**心不全細胞**という（▶図5-3）。

肝うっ血▶　長期に全身性うっ血が持続した場合，肝臓の断面を肉眼観察すると，肝小葉の中心部のうっ血による暗赤色と，周囲の肝細胞の脂肪化による黄色が組み合わさった特徴的なパターンがみられる（▶図5-4）。これは肉ずく（ナツメグ）の断面に似ているため，**肉ずく肝**とよばれる。肝小葉の中心部は肝小葉における血液の出口にあたり，心臓のポンプ能力が低下するとそこにうっ血が生じやすい。

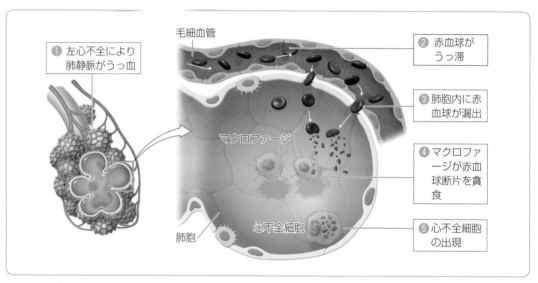

毛細血管

① 左心不全により肺静脈がうっ血

② 赤血球がうっ滞

③ 肺胞内に赤血球が漏出

マクロファージ

④ マクロファージが赤血球断片を貪食

肺胞

心不全細胞

⑤ 心不全細胞の出現

▶図5-3　肺うっ血

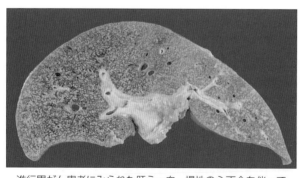

進行胃がん患者にみられた肝うっ血。慢性の心不全を伴っていた。黒い点状に見える部分がうっ血を示す部分である。黄色く見える部分は脂肪化を伴った肝小葉を示す。

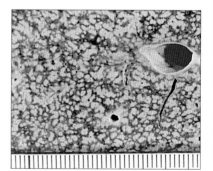

左図の拡大像。黒く見える部分がうっ血した部分である。組織標本で見るとうっ血部分は肝静脈の周辺部であることがわかる。

▶図5-4　肝うっ血

D 出血と止血

① 出血

血液の全成分が血管の外に流出することを**出血** hemorrhage という。出血のしくみから，破綻性出血と漏 出 性出血に分けられる。

1 破綻性出血

血管壁が破れておこる出血を**破綻性出血**という。外傷や胃潰瘍などにより血管壁が損傷したり，あるいは動脈・静脈の病変によって血管壁が弱くなることにより，破れて出血をおこす。動脈瘤の破裂や，高血圧による脳出血などが例としてあげられる（▶図 5-5）。

2 漏出性出血

血管壁は破れず，血管内皮のすきまから血液がもれ出ることを，**漏出性出血**という。血管壁の脆 弱 性による場合と，血液凝固の異常による場合とがある。血液凝固の異常として，血小板の減少（薬物・感染症・腫瘍などによる骨髄機能の障害），血小板の寿命の短縮，血小板機能の障害，脾機能の亢進，血液凝固因子の生成障害（肝機能障害，ビタミン K の欠乏など），凝固因子の遺伝的欠損（血友病）などがあげられる。

出血性素因 ▶ ささいな外傷によっても出血し，出血が容易にとまらない状態を，**出血性素因**があるという。漏出性出血のかたちをとり，原因としては，血友病・紫斑病・白血病などがある。

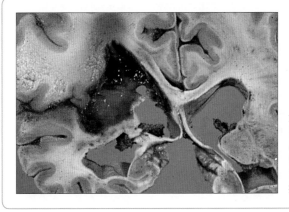

大脳の割面写真。右視床に大出血を生じている。出血は脳室内に穿破している。脳出血は高血圧症に伴う血管壁の変性が密接にかかわっている。

▶図 5-5　脳出血

3 出血の種類と影響

出血の種類▶　身体外部への出血を**外出血**といい，身体内部への出血を**内出血**という。組織中に出血して塊状にかたまったものを**血腫**という。皮膚や粘膜におきた出血を**紫斑**とよぶ。紫斑は大きさによってよび方がかわり，点状である場合を**点状出血**，斑状である場合を**斑状出血**という。

　　出血の部位から分類すると，胃など上部消化管から出血した血液を口から吐く場合を**吐血**，血液が便にまじって肛門から出る場合を**下血**，肺や気管支の出血による血液を咳とともに喀出する場合を**喀血**という。尿に血液がまじったものは**血尿**という。

出血の影響▶　大量に出血すると死にいたる。一般的に，全血液量の約 1/3 が失われると死亡する。出血が急で量が多い場合，血圧の低下がおこり，ショック状態(▶90 ページ)となって死亡する場合もある。頭蓋内においては，少量の出血でも，脳幹部などの生命維持に重要なはたらきをしている部位を圧迫・損傷する場合には，重篤な結果になることがある(▶図 5-5)。

② 止血

止血の機序▶　**止血**は，血管と血液の両面からなされる。血管が損傷を受けるとその部分の血管に収縮がおこり，損傷部を小さくしようとする。損傷部には血小板が付着し，さらに血液の凝固機序によりフィブリンが形成され，止血を完全なものとする(▶80 ページ，図 5-7)。

E 血栓症

　　正常状態では，血液は生体の心臓内や血管内ではかたまらない。しかし，なんらかの原因でできた血液のかたまりができることがあり，これを**血栓** thrombus という。心臓・血管内で血栓が形成されることを**血栓症** thrombosis という(▶図 5-6)。

① 血栓の種類

　　血栓はその成分によって，白色血栓・赤色血栓・混合血栓・フィブリン血栓に分けられる。

[1] **白色血栓**　血小板とフィブリンからなり，赤血球は少ない。

[2] **赤色血栓**　大部分が赤血球からなる。

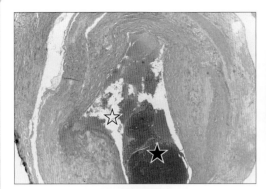 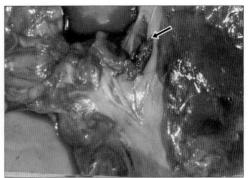

a. 動脈血栓症
下肢の動脈に生じた動脈血栓症。動脈硬化症のために内膜は著しく肥厚し，内腔に赤色血栓（★）が形成されている。内腔（☆）はそのため閉塞している。

b. 静脈血栓症
上大静脈に生じた血栓症。静脈内カテーテルの留置部位に血栓（矢印）が生じた。血栓がなにかの刺激ではがれると，肺塞栓症などの血栓塞栓症（▶81ページ）を引きおこす。

▶図5-6　血栓症

[3] **混合血栓**　白色血栓と赤色血栓が混合したものである。

[4] **フィブリン血栓**　播種性血管内凝固症候群（DIC）のときにみられる（▶90ページ，図5-13）。

　血栓が心臓の内面に付着してできる場合を**壁在血栓**，血管の内腔を閉塞させるような血栓を**閉塞性血栓**，心臓の弁などに血栓が付着したものは**疣贅**（いぼ）とよばれる。

② 血栓症の原因

　血栓症の原因として次の3点が重要である。

　①**血管壁の変化**　動脈硬化や外傷などにより，血管の内面をおおう血管内皮細胞が傷害を受け，血小板が傷害部位に付着し，凝集する。凝集した血小板から血液凝固因子が放出されて血液凝固がおこり，さらに赤血球やフィブリンなどが付着して血栓が形成される（▶図5-7）。

　②**血流の変化**　動脈瘤・静脈瘤などにより血流が遅くなったり，停滞したり，よどみ・渦巻き（乱流）が生じたりした場合に，血栓は形成されやすい。乱流は動脈の分岐部に生じやすく，血管内皮細胞が傷害されやすくなる。

　③**血液性状の変化**　血小板の増加や，血液の粘稠性の増加，血液凝固促進因子の血液中への放出によって血栓はできやすくなる。手術後や出産後，がんやショックなどの際にみられる。

好発部位▶　血栓ができやすい部位としては，冠状動脈・心臓弁膜・脳動脈・下肢静脈などがある。

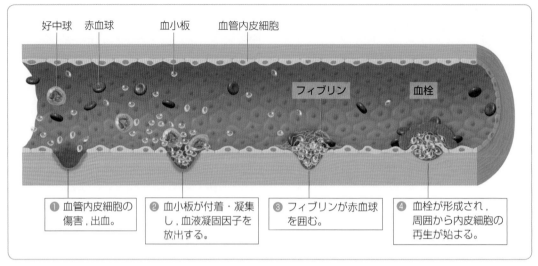

好中球　赤血球　　　血小板　　血管内皮細胞

フィブリン　　　　　血栓

❶ 血管内皮細胞の傷害，出血。

❷ 血小板が付着・凝集し，血液凝固因子を放出する。

❸ フィブリンが赤血球を囲む。

❹ 血栓が形成され，周囲から内皮細胞の再生が始まる。

▶図5-7　血栓の形成過程

③ 血栓症の転帰

新鮮な血栓は，線維素溶解（線溶）にかかわる酵素やタンパク質分解酵素によって分解されやすい。血栓が大きくなると血管内腔を閉塞させ，虚血や梗塞（後述）を生じる。

血栓の器質化▶　血栓が古くなると，血管壁から血栓内に向かって線維芽細胞や平滑筋細胞が侵入し，血栓の吸収がおこり，毛細血管や線維組織がつくられるようになる。これを血栓の器質化という。

血栓の再疎通▶　血栓によって完全に閉塞された血管でも，新しくできた毛細血管を通じて再び血液が流れる場合がある。これを血栓の再疎通という。

血栓がなんらかの誘因によりはがれた場合，血管を流れて末梢の血管に引っかかり，内腔を閉塞させる場合がある（次項参照）。

F 塞栓症

心臓・血管内でできた血栓や，血管の外から内に入ってきた遊離物が血流に乗って運ばれ，末梢の血管腔を閉塞した状態を，塞栓症 embolism という。血管腔を閉塞した物質を塞栓あるいは栓子 embolus という。

① 血栓塞栓症

　心臓・血管内にできた血栓が，ときになんらかの誘因によりはがれて血流に運ばれ，下流の臓器の細い血管につまり，虚血や梗塞(▶82ページ)による機能障害を引きおこすことがある。これを**血栓塞栓症**という。

動脈血栓塞栓症▶　心臓や大きな動脈に生じた血栓が末梢の細い血管をつまらせることを，**動脈血栓塞栓症**といい，脳や腎臓，消化管，脾臓などに生じる。

静脈血栓塞栓症▶　**静脈血栓塞栓症**は，下肢などの静脈に生じた血栓により生じる。はがれた血栓は右心室を通り肺に運ばれ，**肺血栓塞栓症**をおこす(▶図5-8)。肺血栓塞栓症はガス交換を障害し，突然に死亡することが多く，帝王切開や大きな手術を受けた術後の患者で問題となる。

● 肺血栓塞栓症/深部静脈血栓症

　長時間，脚を動かさず同じ姿勢をとることにより，下肢の静脈にうっ血が続いて血栓が生じ，急に姿勢をかえたり，立ち上がったりすることをきっかけに血栓がはがれ，肺動脈に塞栓を形成して呼吸障害を生じることがある。正式な病名としては**肺血栓塞栓症/深部静脈血栓症(静脈血栓塞栓症)**となるが，航空機のエコノミークラスのように座席が狭く，脚を自由に動かせない状態で長時間座っている場合にしばしば発症することから，**エコノミークラス症候群**とも

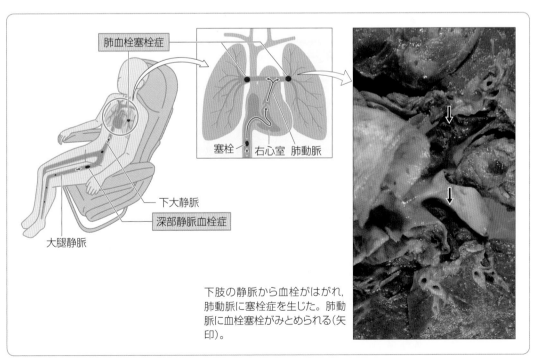

下肢の静脈から血栓がはがれ，肺動脈に塞栓症を生じた。肺動脈に血栓塞栓がみとめられる(矢印)。

▶図5-8　肺血栓塞栓症/深部静脈血栓症(静脈血栓塞栓症)

よばれる。

　被災地では，水分摂取が不十分な状態のまま，避難所や車内など狭い場所で同一の姿勢を長時間保持することがしいられるため，静脈血栓塞栓症が発症しやすい。

② 空気塞栓症

　手術や外傷に際して大静脈を損傷すると，静脈中に空気が吸引されて塞栓症をおこす。これを**空気塞栓症**とよぶ。また，緊急輸血などに際して加圧静脈内注射を行う際に，注入液がなくなったことに気がつかないまま空気を注入してしまうと，塞栓症をおこすことがあるので注意が必要である。

潜函病▶　潜水士などにみられる**潜函病**は，深い水中から急に水面に浮かび上がったときにおこる。水中の深いところでは高圧の空気を吸っているが，急に水深の浅い常圧に戻ることにより，血液にとけ込んでいた空気（おもに窒素）が気泡化して塞栓となる。

③ 羊水塞栓症

　羊水塞栓症は，妊娠時の母体におきるものである。羊水が血液中に混入して塞栓が生じることにより，急性の呼吸障害や血液凝固異常をおこし，しばしば死亡にいたる。

G｜虚血と梗塞

① 虚血

　臓器または組織へ流入する動脈性血液の量が減少し，酸素や栄養が不足して細胞・組織の機能が低下した状態を，**虚血** ischemia という。動脈硬化・血栓・塞栓などにより動脈の内腔が閉塞した場合や，腫瘍などにより血管壁が外から圧迫された場合，血管攣縮（刺激により血管壁の平滑筋が異常に収縮すること）により血管の内腔が狭くなった場合，低血圧となった場合などに生じる。

1　側副循環

　動脈または静脈の流れが一部妨げられた場合，その流れのわるい部位の前後を結ぶバイパス（吻合枝）があれば，障害を受けた血液の流れを補うことができる（▶図 5-9-a）。これを**側副循環**という。一般に動脈には吻合枝が少なく，静脈には多い。このため，静脈は容易に側副循環をつくることが可能で，一部が閉

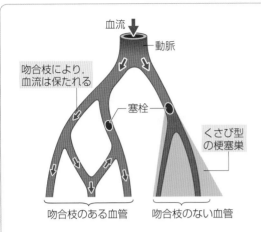

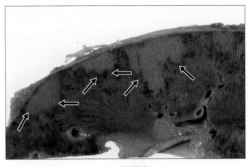

a. 吻合枝と血流

b. 腎梗塞
心臓の弁にできた血栓が全身に飛び，腎臓に多発性の梗塞を引きおこした。被膜下に白色でくさび状の梗塞巣をつくっている。くさびの先端部の血管内に血栓が詰まっている。

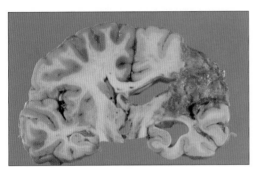

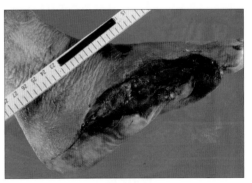

c. 脳梗塞
左頭頂葉から側頭葉にかけて梗塞巣をみとめる。脳を栄養する動脈に動脈硬化症による血栓を生じ，その支配領域の脳組織が壊死に陥った。脳での梗塞巣は時間がたつと液状にやわらかくなり，脳軟化ともよばれる。

d. 糖尿病性壊疽
下肢を栄養する動脈が動脈硬化症・血栓症で閉塞し，足の先端部が壊死に陥っている。患者は下肢の切断術を受けた。

▶図 5-9　梗塞

塞されても大きな障害をおこすことは少ない。

2　虚血による変化

　臓器・組織への酸素供給量が不足したり，老廃物が蓄積したりすることによって，機能の障害が生じる。一般的に細胞の容積は小さくなり，虚血の程度が高度になると，細胞・組織は壊死にいたる。実際の程度は，虚血が急に生じたか，ゆっくり生じたか，血流不足の程度，組織の低酸素に対する感受性，側副循環路の有無などによって異なる。虚血がゆっくり生じ，血流不足の程度が軽い場合，臓器の変性・萎縮が生じる。血流不足の程度が強く，それが長期間続いた場合，臓器の壊死がおこる。

　心筋細胞や腎臓の尿細管上皮，脳の神経細胞は，酸素欠乏に対する感受性が高く，壊死に陥りやすい。また，吻合枝の多い血管や側副循環を有する臓器は

虚血に陥りにくい。

② 梗塞

吻合枝や側副循環をもたない動脈が，血栓症や塞栓症などにより閉塞して血流障害が生じると，その血管によって酸素や栄養の補給を受けていた末梢の組織は壊死に陥る。これを梗塞 infarction という(▶図 5-9-a)。

ほかに動脈の閉塞の原因としては，機能的収縮(攣縮)や，腫瘍などによる外からの圧迫，組織の捻転，血管自体の炎症(血管炎)などがある。

梗塞は，貧血性梗塞と出血性梗塞に分けられる。

貧血性梗塞▶　貧血性梗塞は，虚血性梗塞・白色梗塞ともよばれ，肉眼的に白色に見える梗塞巣で，腎臓・脾臓・心臓などにおきる(▶図 5-9-b)。梗塞巣は血管分布の形状からくさび型となり，くさびの先端部は閉塞をおこした血管の部位に向かっている。壊死部の周囲には充血がみられる。

出血性梗塞▶　出血性梗塞は赤色梗塞ともよばれ，肉眼的に赤色にみえる梗塞巣である。肺のように血流が二重に支配されている場合や，腸のように吻合枝が発達している場合，また梗塞臓器にうっ血を伴っている場合は，梗塞部に出血をきたす。

梗塞の転帰▶　梗塞部は初期では周囲から膨隆をおこし，蒼白に見える。周囲に肉芽組織が発達し，壊死巣は次第に線維組織・瘢痕に置きかえられる。脳の場合，梗塞による壊死巣が軟化・融解して(融解壊死)，嚢胞状になる(▶図 5-9-c)。これを脳軟化という。

心臓や脳における広範な梗塞はしばしば致命的になる。肺では，はっきりとした壊死がおきる前にガス交換などの機能が障害され，致命的になることがある。一方，腎臓や脾臓の梗塞が致命的になることは少ない。

皮膚におきる虚血性壊死は壊疽とよばれ，糖尿病に合併しやすい(▶図 5-9-d)。感染をおこしやすく，切断による治療が必要になる。

H｜側副循環による障害

本来，側副循環は，血流障害を生じている前後を連絡して，末梢組織の虚血・梗塞をまぬがれるしくみであるが，場合によって側副循環そのものによって障害が生じることがある。

●門脈圧亢進症

肝硬変症では，門脈から肝臓を通って肝静脈に行く血液の流れが妨げられるため，門脈の血圧が高くなる。この状態を門脈圧亢進症 portal hypertension と

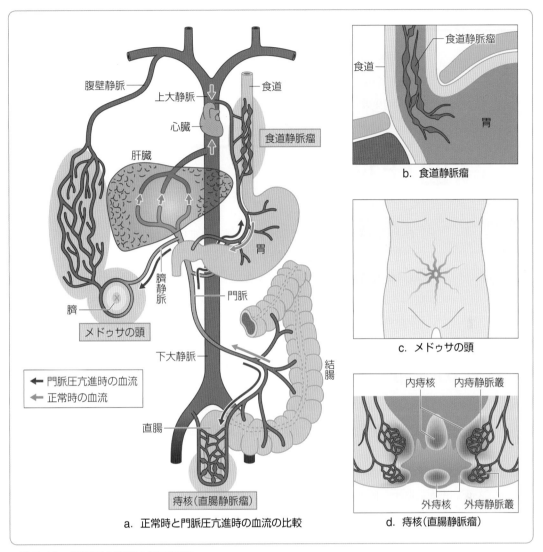

腹壁静脈

上大静脈

食道

心臓

食道静脈瘤

肝臓

食道静脈瘤

b. 食道静脈瘤

胃

臍静脈

門脈

臍

メドゥサの頭

c. メドゥサの頭

下大静脈

結腸

← 門脈圧亢進時の血流

← 正常時の血流

直腸

痔核(直腸静脈瘤)

a. 正常時と門脈圧亢進時の血流の比較

内痔核　内痔静脈叢

外痔核　外痔静脈叢

d. 痔核(直腸静脈瘤)

▶図5-10　門脈圧亢進時の側副循環

いう。門脈圧亢進症では，静脈血がいくつかの側副循環路を流れるようになり，症状がみられるようになる(▶図5-10-a)。

[1] **食道静脈瘤**　胃の噴門部から食道粘膜下の静脈・奇静脈を経て，上大静脈へ流れる側副循環の経路があり，血液がここを多く流れるようになると，食道粘膜下にある食道静脈は拡張し，粘膜は盛り上がって見える。これを**食道静脈瘤**という(▶図5-10-b)。食道静脈瘤が破裂すると大出血をまねき，肝硬変症患者にとってはしばしば死因となる。

[2] **メドゥサの頭**　胎生時に機能していた臍静脈は生後不要となり，管腔は閉鎖された状態となる。しかし，門脈圧が高くなると，血液は臍静脈や臍周囲皮下の静脈，腹壁静脈を通って，上あるいは下大静脈に流れる。この側副循環が発達すると，怒張した静脈が臍の周囲に放射状に見えるようになる。この所

見がギリシャ神話に出てくるメドゥサの頭髪に似ていることから，**メドゥサの頭**とよばれる（▶図 5-10-c）。

[3] **痔核**　直腸・肛門周囲の静脈を通って下大静脈に流れる経路で，この側副循環が発達すると痔静脈叢（そう）が瘤状に拡張・怒張し，**痔核（直腸静脈瘤）**となる（▶図 5-10-d）。

I 高血圧症

体循環における動脈血圧が高い状態を**高血圧症** hypertension という。日本高血圧学会では，病院・診療所などで血圧測定を行った場合，成人で収縮期血圧（最大血圧）140 mmHg 以上，または拡張期血圧（最少血圧）90 mmHg 以上を高血圧と定義している（▶表 5-1）。自宅で測定する家庭血圧では，収縮期血圧 135 mmHg 以上，または拡張期血圧 85 mmHg 以上を高血圧としている。

① 血圧の調節

血圧は，心臓の拍出量（循環血液量）と末梢の血管抵抗によって規定される。循環している血液量，心臓の拍出量や末梢血管の抵抗を変化させるようなホルモンの分泌，末梢血管の太さを調整するような自律神経系のはたらきなどが影響する。さらに遺伝因子や食事，心理的ストレスも関係する。

レニン-アンギ▶オテンシン-アルドステロン系　血圧が低下して腎臓の循環血液量が減少すると，腎臓の傍糸球体装置（ぼう）からレニンが分泌される。レニンと**アンギオテンシン変換酵素（ACE）**のはたらきにより**アンギオテンシン II** が産生され，末梢の血管を収縮させ，血圧を上昇さ

▶表 5-1　成人における血圧値の分類

分類	診察室血圧（mmHg）			家庭血圧（mmHg）		
	収縮期血圧		拡張期血圧	収縮期血圧		拡張期血圧
正常血圧	<120	かつ	<80	<115	かつ	<75
正常高値血圧	120-129	かつ	<80	115-124	かつ	<75
高値血圧	130-139	かつ/または	80-89	125-134	かつ/または	75-84
I 度高血圧	140-159	かつ/または	90-99	135-144	かつ/または	85-89
II 度高血圧	160-179	かつ/または	100-109	145-159	かつ/または	90-99
III 度高血圧	≧180	かつ/または	≧110	≧160	かつ/または	≧100
（孤立性）収縮期高血圧	≧140	かつ	<90	≧135	かつ	<85

（日本高血圧学会高血圧治療ガイドライン作成委員会編：高血圧治療ガイドライン 2019．p.18 による）

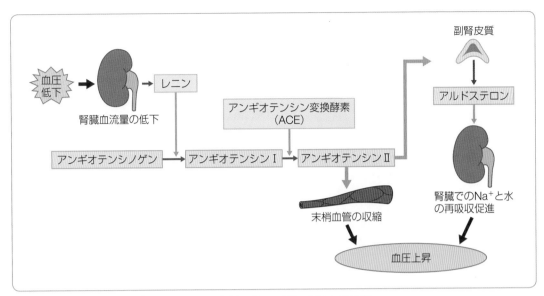

▶図5-11　レニン-アンギオテンシン-アルドステロン系による血圧調節

せる。また，アンギオテンシンⅡは副腎皮質によるアルドステロンの分泌を促進して，腎臓でのナトリウムイオン（Na^+）と水の再吸収を促し，循環血液量を増加させることで，血圧を上昇させる（▶図5-11）。

② 高血圧の分類

原因不明の高血圧症を**本態性高血圧症**という。高血圧が特定の疾患に伴って発症する場合を**続発性高血圧症**，あるいは**二次性高血圧症**という（▶表5-2）。

1 本態性高血圧症

高血圧症の90%以上は**本態性高血圧症**である。遺伝的素因や環境要因（食塩摂取量など）が関係しており，壮年期以降に発症し，高齢になるにしたがい進行することが多い。なかには進行がはやく，比較的短い経過で眼底の網膜症を発症したり，心不全や腎不全，脳症を合併して死亡する場合がある。これを**悪性高血圧症**（高血圧緊急症）という。

2 続発性高血圧症

腎性高血圧症 ▶　**続発性高血圧症**のなかで最も多いのは**腎性高血圧症**である。腎性高血圧症は腎動脈硬化症や慢性糸球体腎炎によることが多い。これらの腎疾患により腎臓に循環する血液量が減少すると，レニン-アンギオテンシン-アルドステロン系が慢性的に活性化され，血圧が上昇する。

内分泌疾患 ▶　内分泌疾患としては，副腎の褐色細胞腫，アルドステロン症，クッシング症候群などによっても高血圧症が生じる（▶291，292ページ）。

▶表5-2 高血圧症の分類

本態性(一次性)高血圧症	良性高血圧悪性高血圧	
続発性(二次性)高血圧症	腎性高血圧	・腎実質性疾患(慢性糸球体腎炎など)・腎血管性疾患(腎動脈硬化症など)
	内分泌性高血圧	・褐色細胞腫・クッシング症候群・原発性アルドステロン症など
	心臓血管性高血圧	・大動脈炎症候群・大動脈硬化症など
	神経性高血圧	・頭蓋内圧亢進(脳腫瘍,脳出血など)・血管運動神経刺激など
	その他	・妊娠高血圧症候群など

③ 高血圧による変化と治療

1 病理所見

高血圧により引きおこされる変化としては,腎臓をはじめとする全身の臓器の**細動脈硬化症**(▶182ページ)と**心肥大**(▶189ページ,図11-6-a)である。大動脈や中型の動脈においても高血圧症により内皮細胞が傷害され,**粥状硬化症**(▶181ページ,図11-1)が進行しやすい。高血圧症では末梢の血管抵抗が増加しており,そのため太い動脈における血圧も高くなっている。

細動脈硬化▶ 臓器内を流れる血液量と末梢血管の血圧は,臓器の細動脈が収縮・弛緩することによって調節されている。高血圧症では細動脈にかかる血圧調節の負担が重く,その結果,内膜の**硝子変性**と肥厚が生じる。これが**細動脈硬化**である。

硬化の程度が強くなると,フィブリノイド壊死(▶22ページ)の状態になり,これは悪性高血圧症のときにみられやすい。細動脈硬化はとくに腎臓と脳でみられやすく,腎硬化症や脳出血の原因となる。

2 治療

高血圧の治療は,①生活指導,②食事療法,③薬物療法を組み合わせて行う。

生活指導▶ 精神的緊張状態(ストレス)は血圧上昇の原因となるので,ストレスが高まらないように生活様式を指導する。適度な運動や休養は有効である。寒冷刺激を避けることも重要である。

食事療法▶ 塩分摂取量と高血圧症の発症が密接な関係にあることが知られている。摂取量を1日6g未満に制限した食事を行うように指導する。肥満の予防,飲酒の制限や体重の管理も重要である。

薬物療法▶ 生活指導や食事療法で血圧が十分にコントロールできない場合には,降圧薬

が用いられる。降圧薬には，作用機序の違いにより，①利尿を促進するもの，②交感神経の刺激を抑えるもの，③カルシウム拮抗薬（カルシウムイオンの細胞内への流入を阻害して血管収縮を抑制する），④アンギオテンシン変換酵素（ACE）阻害薬，⑤アンギオテンシンⅡ受容体拮抗薬などレニン–アンギオテンシン–アルドステロン系にはたらくものなどがある。

J 播種性血管内凝固症候群（DIC）

　播種性血管内凝固症候群 disseminated intravascular coagulation（DIC）は，血液凝固機序の促進によって，全身の微小血管内で多発性に小血栓が形成される状態である。臨床では単に DIC とよばれることが多い。点状出血などの出血傾向もみとめられる。がんの末期や急性前骨髄性白血病，重篤な細菌感染，早期胎盤剝離（はくり），重篤な外傷などに合併しておこる。未治療の場合，ショックを伴って死にいたることも多い。

病態▶　いろいろな原因により血液中に血液凝固を促進する因子が放出され，微小血管内にフィブリン血栓が形成される（▶図5-12）。この際，血液中のフィブリノゲンや血小板が多量に消費され，同時に血栓をとかそうとする**フィブリン溶解（線維素溶解，線溶）**も促進されるため，止血機構が障害されて出血傾向となる。
　小血栓が多くみられる部位は，腎臓・皮膚・肺などがある（▶図5-13）。

診断・治療▶　血中の血小板やフィブリノゲンの減少のほか，**フィブリン分解産物 fibrin/fibrinogen degradation product（FDP）**が増加することが，検査所見として重要である。治療としては，血液凝固を抑えるため，ヘパリンの投与が行われる。

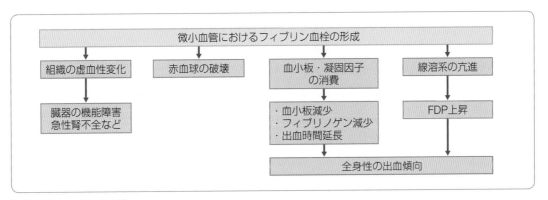

▶図5-12　DIC の病態

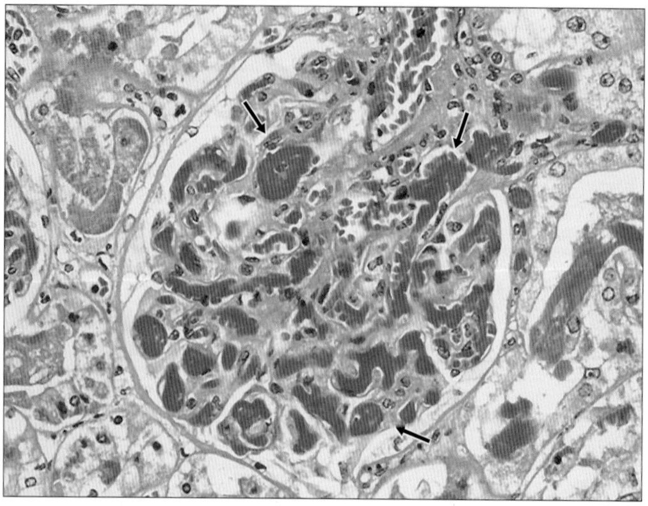

腎臓の糸球体は毛細血管が毛玉状にかたまったような構造をしている。DICでは糸球体の毛細血管内にフィブリン血栓(矢印)が見られる。治療としてヘパリンを投与するとこのような微小な血栓は消えてしまうことが多い。

▶図5-13　DICをおこした糸球体

K｜ショックと臓器不全

　広範に臓器・組織への血流が著しく減少し，低酸素・低血圧となって全身の臓器・組織が障害された状態を，ショック shock という。組織の代謝に必要な血液や酸素を供給することができない血行不良な状態であり，血圧は高度に低下し，しばしば死にいたる。

① ショックの分類

　その原因から，ショックは以下のように分類される(▶図5-14)。

[1] **循環血液量減少性(低容量性)ショック**　急激な大出血の場合におきる出血性ショックである。動脈瘤の破裂や，交通事故に伴う内臓破裂などが原因となる。激しい下痢などによる脱水や，熱傷などによる体液の喪失によってもおきる。

[2] **心原性ショック**　心筋梗塞などにより，心臓の収縮力が低下し，ポンプとしての機能がそこなわれ，心拍出量が急激に減少した場合におこる。

[3] **血液分布異常性ショック**　細菌感染による敗血症のとき，細菌からのエンドトキシン(内毒素)が血液中に放出されると，ヒスタミンなどの炎症メディ

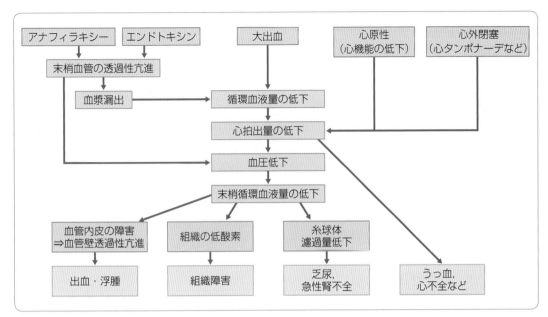

▶図5-14　ショックの病態

エーターやサイトカインが分泌され，毛細血管が拡張して血管抵抗が減少し，血圧が低下する(エンドトキシンショック)。

　薬物や血管造影剤などによるⅠ型アレルギー反応(▶42ページ)によってもおきる。全身の血管拡張・透過性亢進に伴い，血圧の低下をきたすのが**アナフィラキシーショック**である。脊髄損傷による自律神経の失調によって，末梢血管が拡張してショックに陥る場合もある。

　[4] **心外閉塞・拘束性ショック**　心臓自体に器質的な問題はないが，心臓の外側の問題によって，心臓に戻ってくる血液量が急激に低下した状態である。心タンポナーデや収縮性心膜炎，重症肺塞栓症，緊張性気胸が原因となる。

② ショックの症状と病態

症状▶　冷汗，皮膚蒼白，乏尿，意識混濁などの症状がみられる。

病態▶　ショック時には心拍は増加し，末梢の血管は収縮して血圧を維持するようにはたらく。レニン-アンギオテンシン-アルドステロン系により，血管内の水分量を保つように作用する。副腎髄質からはカテコールアミン(▶290ページ)の分泌増加がおこり，末梢血管の収縮によって血圧を維持するようにはたらくが，その結果，組織への血液循環量はさらに低下して組織障害が進行する場合もある。

　血管では内皮が障害されて血管壁透過性が亢進し，それによってもさらに循環血液量が減少する。さまざまな組織にうっ血・出血・浮腫などが生じ，細胞の壊死がおこる。

③ 臓器不全

　　心臓・肺・肝臓・腎臓など，生命維持に重要なはたらきを担う臓器に重篤な障害が生じた場合，それぞれの臓器の機能は低下し，**臓器不全**となる。臓器不全には急性と慢性がある

多臓器不全 ▶　　生命維持に必要な複数の臓器が障害される場合は**多臓器不全** multiple organ failure（MOF）とよばれ，生命の危機に陥る。重症感染症や外傷，広範囲の熱傷，大手術，ショック，重症膵炎，播種性血管内凝固症候群（DIC），悪性腫瘍などが原因となる。

　　機序としては，ショックに伴う末梢循環不全と，感染症に伴うサイトカインの過剰産生が関与しているとされる。

‖ゼミナール
復習と課題

❶ 浮腫とはどのような状態か，またその原因をまとめなさい。
❷ 充血とうっ血の違いはなにか，またそれぞれの原因についてまとめなさい。
❸ 血栓症と塞栓症の違いをまとめなさい。
❹ 梗塞とはなにか，その原因としてなにがあるかまとめなさい。
❺ 肝硬変症のときにみられる側副循環路の種類をあげ，その結果生じる病変をあげなさい。
❻ 高血圧症の定義と治療法の要点をまとめなさい。
❼ 高血圧症の種類としてなにがあるか，血圧調節のしくみについてまとめなさい。
❽ DIC とはどのような状態かまとめなさい。
❾ ショックとはなにか，またその原因としてなにがあるかまとめなさい。

第6章

代謝障害

肥満や動脈硬化症，脂質異常症，糖尿病，痛風など，代謝障害によって生じるおもな疾患について学習する。これらの疾患は，生活習慣病として相互に密接にかかわっている。

A 脂質代謝障害

脂質には，トリグリセリド(中性脂肪)やコレステロール，リン脂質などが含まれる。脂質はそのままでは水となじまないので，血液中ではタンパク質と結合した状態の**リポタンパク質**として存在する。遠心分離した際などの密度(比重)の違いにより，超低密度リポタンパク質[1](VLDL)，低密度リポタンパク質[2](LDL)，高密度リポタンパク質[3](HDL)などに分類される。

脂質の代謝異常によって生じる病態や疾患には，肥満，動脈硬化症，脂肪肝，脂質異常症などが含まれる。これらの脂質代謝異常は，おもに過食や運動不足などによって引きおこされ，しばしば複数の病態を同時に合併する。

メタボリック▶
シンドローム
腸間膜に多量の脂肪が蓄積した内臓脂肪型の肥満に加えて，脂質異常症・高血圧・糖尿病(高血糖)のうち2つ以上を合併した状態を**メタボリックシンドローム**とよぶ。

① 肥満

必要量をこえて摂取されたエネルギー成分は，その一部はグリコーゲンとして貯蔵されるが，残りの大部分は脂肪としてたくわえられる。この蓄積された脂肪の量(**体内脂肪蓄積量**)が，一定の基準以上の増加を示した場合を**肥満** obesity と定義している。

一般には，肥満の判定基準として，体重(kg)を身長の2乗(m^2)で割った値である**体格指数** body mass index (**BMI**)が用いられ，BMIの値が25以上を肥満としている。肥満になると，糖尿病や高血圧・脂質異常症・動脈硬化症に基づく冠状動脈疾患，荷重負荷による変形性膝関節症などを発症しやすくなる。

肥満の発生には食事習慣などの環境因子が強く関与している(▶168ページ)。

② 動脈硬化症(粥状硬化症)

動脈壁がかたく肥厚し，弾力が低下した状態を**動脈硬化** arteriosclerosis とい

---

1) very low-density lipoprotein の略。超低比重リポタンパク質ともいう。
2) low-density lipoprotein の略。低比重リポタンパク質ともいう。
3) high-density lipoprotein の略。高比重リポタンパク質ともいう。

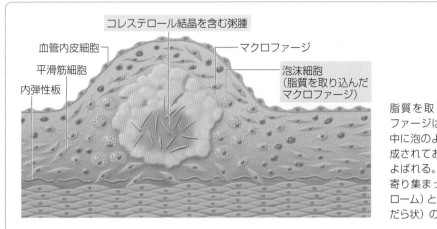

コレステロール結晶を含む粥腫

血管内皮細胞 ― マクロファージ
平滑筋細胞
内弾性板 泡沫細胞
（脂質を取り込んだ
マクロファージ）

脂質を取り込んだマクロファージは，その細胞質の中に泡のような構造物が形成されており，泡沫細胞とよばれる。この泡沫細胞が寄り集まって，粥腫（アテローム）とよばれる斑状（まだら状）の病変を形成する。

▶図 6-1　動脈硬化

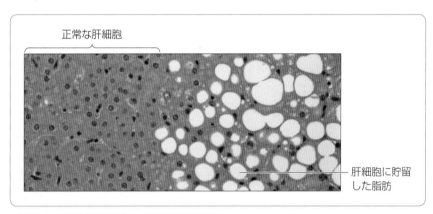

正常な肝細胞

肝細胞に貯留した脂肪

▶図 6-2　脂肪を取り込んだ肝細胞（脂肪肝）

う。多くの場合，血液中に含まれるコレステロールなどの脂質濃度の上昇が関与して，動脈の内膜直下に脂質が沈着すると，動脈硬化を引きおこす。**粥状硬化（アテローム硬化）**atherosclerosis ともいう（▶図 6-1）。

続発症 ▶　動脈硬化が進行すると最終的に動脈内腔を著しく狭窄する。冠状動脈が狭窄すると狭心症や心筋梗塞などの虚血性心疾患を引きおこす（▶181 ページ，図 11-1）。脳動脈に動脈硬化がおこると脳梗塞の原因となる。

危険因子 ▶　脂質異常症や高血圧症，糖尿病，喫煙などの危険因子を取り除くことが，動脈硬化症の最も効果的な予防法である。

③ 脂肪肝

　　肝臓に大量の脂肪が沈着した状態を**脂肪肝** fatty liver という（▶図 6-2，253 ページ，図 14-11）。肥満や糖尿病，低栄養状態や酸素不足，アルコール・毒物・薬物による肝細胞の障害など，全身の脂肪合成の増大や，肝臓からの脂

▶表6-1　脂質異常症の分類

LDL コレステロール	140 mg/dL 以上	高 LDL コレステロール血症
	120〜139 mg/dL	境界域高 LDL コレステロール血症
HDL コレステロール	40 mg/dL 未満	低 HDL コレステロール血症
トリグリセリド	150 mg/dL 以上	高トリグリセリド血症
非 HDL コレステロール	170 mg/dL 以上	高非 HDL コレステロール血症
	150〜169 mg/dL	境界域高非 HDL コレステロール血症

搬出の減少などが脂肪肝の原因となる。

④ 脂質異常症

　従来，血液中のコレステロールとトリグリセリドの一方，あるいは両者が増加した状態を，高脂血症とよんでいた。しかし，動脈硬化に関与するのはもっぱら LDL コレステロールの値で，同じコレステロールでも高密度リポタンパク質になった HDL コレステロールについては，その値が低ければ低いほど心筋梗塞などの発症リスクが増大することが明らかになった。そのため現在では，これらをまとめて**脂質異常症 dyslipidemia** とよぶ(▶表6-1)。

　脂質異常症には，家族性のものと他疾患に続発するものとがあり，続発性のものは原発性胆汁性胆管炎(▶254 ページ)，肥満，ネフローゼ症候群などにみられる。

● 家族性高コレステロール血症

　家族性の高コレステロール血症は常染色体優性遺伝を示し，低密度リポタンパク質(LDL)の受容体を調節する遺伝子の異常によっておこる。LDL はコレステロールの約70％を運搬している。家族性高コレステロール血症の患者では，LDL 受容体の異常によって LDL の細胞内輸送と異化(分解)が障害され，血漿中に LDL が蓄積する。すると，全身のさまざまな部位にコレステロールの沈着をおこし，**黄色腫**とよばれる病変を形成する。また，動脈硬化症の原因にもなり，心筋梗塞などの虚血性心疾患を高頻度に合併する。

B｜タンパク質代謝障害

① 高アンモニア血症

　タンパク質の異化に伴って発生したアンモニアは，毒性が強いため肝臓で尿

▶表 6-2　全身性アミロイドーシスの分類

病型	アミロイドを構成するタンパク質
原発性アミロイドーシス 多発性骨髄腫に伴うアミロイドーシス	免疫グロブリンの L 鎖
続発性アミロイドーシス （慢性消耗性疾患に続発）	アミロイド関連タンパク質
家族性（遺伝性）アミロイドーシス	トランスサイレチン変異タンパク質*
透析アミロイドーシス	β_2-ミクログロブリン

＊トランスサイレチンは，サイロキシン結合プレアルブミンともよばれる。

素に変換され，腎臓から排泄される。しかし，肝細胞が障害されたり，消化管から肝臓に向かう門脈血が肝臓を経由しないで直接体循環に流入したりすると，血液中のアンモニア値が上昇し，**高アンモニア血症** hyperammonemia となる。

肝性脳症▶　高アンモニア血症では，毒性の強いアンモニアが脳を障害して**肝性脳症** hepatic encephalopathy という意識障害を引きおこす。肝硬変症の末期などの重症の肝不全状態でみられ，**肝性昏睡** hepatic coma ともよばれる（▶256 ページ）。

② アミロイドーシス

アミロイド（類デンプン質）とよばれる異常なタンパク質が，全身のさまざまな部位に沈着した状態を**アミロイドーシス** amyloidosis という。アミロイドは，肝臓・脾臓・腎臓などの全身の諸臓器の小血管の内皮下に好んで沈着し，多彩な症状を示す。アミロイドが腎臓へ沈着すると腎不全の原因となり，心臓に沈着すると心筋症や不整脈を引きおこし，突然死をきたすことがある。

分類▶　全身性のアミロイドーシスは，基礎疾患の有無やアミロイドを構成するタンパク質の違いによって，いくつかの病型に分類されている（▶表 6-2）。このほか，アルツハイマー病などで脳組織にみられる老人斑（▶305 ページ，図 17-7）のように，局所的にアミロイドが沈着する病態も知られている。

C｜糖質代謝異常

糖質は生体にとって主要なエネルギー源である。腸管から吸収された糖は，グルコース（ブドウ糖）として血液中を運ばれる。血液中のグルコース濃度を**血糖値**といい，健常人では一定の値に保たれている。膵臓から分泌されるインスリンの作用により，からだの細胞は血中から細胞内にグルコースを取り込み，エネルギー（ATP）を産生する。また，これによって血糖値が低下する。過剰な

糖は，一定量をグリコーゲンとして肝臓などにたくわえておき，必要に応じて糖に転換する。これをこえる場合は，糖を脂肪に変換して貯蔵する。

① 糖尿病

インスリンの絶対的あるいは相対的な不足によって，グルコースの利用障害と高血糖状態が一定期間以上持続することを特徴とする疾患を，**糖尿病** diabetes mellitus という。口渇・多飲・多尿などの症状で発症する。高血糖状態が数年以上持続すると，全身の血管が傷害され，動脈硬化が進行し，さまざまな合併症を引きおこす。予防のためには，できるだけ早期に診断し，血糖値を適正にコントロールすることが重要となる。

1 原因と分類

糖尿病の発症には，遺伝的要因のほか，肥満や過食，ストレス，薬物やウイルスなど，多数の環境因子がかかわっている。原因と発生機序の違いにより以下のように分類される。

[1] **1型糖尿病**　膵臓のランゲルハンス島にあるインスリン産生細胞(B細胞)が破壊されて減少し，十分なインスリンを産生できず，高血糖を生じているものを，1型糖尿病という。その多くが自己免疫的な機序によるとされている。ほとんどの場合，注射などによるインスリンの補充を必要とし，インスリン依存性糖尿病ともよばれる。小児や若年者に発症することが多い。

[2] **2型糖尿病**　インスリンの分泌が不十分であったり，インスリンに対する反応性が低下するなどして高血糖をきたしている病態を2型糖尿病という。ランゲルハンス島のB細胞は保たれている。遺伝的な要因と，肥満や運動不足などの後天的な要因の両者が関与している。中高年で発症することが多い。

[3] **そのほかの糖尿病**　膵臓疾患や肝疾患，内分泌疾患など，ほかの疾患に伴って生じるものや，副腎皮質ステロイド薬などの薬物投与に伴うものなどがある。なお，妊娠中に明らかになった場合は，胎児への影響を考慮し，とくに妊娠糖尿病として別に扱う。

2 診断

血糖値のほか，ヘモグロビン(Hb)にグルコースが結合した HbA1c の値を用いて診断される。通常のヘモグロビンに対する HbA1c の比率(%)を測定することで，過去1〜2か月の血糖値のコントロール状態がわかる。

血糖値と尿糖▶　血中のグルコースは腎臓の尿細管で再吸収されるため，ほとんど尿中に排出されることはないが，血糖値が限度以上に高くなって再吸収がまに合わなくなると尿中に排出される。このため，健常人でも，糖質を大量に摂取したり，運動したりした直後には尿糖が検出されることがある。

3 糖尿病の合併症

　小血管に細動脈硬化症をおこしたものを，**糖尿病性細小血管症**という。網膜や腎臓の糸球体，末梢の神経など，微小な血管を豊富に含む組織がとくに強くおかされ，それぞれ**糖尿病網膜症・糖尿病性腎症・糖尿病性神経障害**とよばれる。

　網膜症は失明の原因となることがあり，また腎症により腎不全となり透析療法が必要となる場合もある。神経障害や血行障害などが原因で，下肢に皮膚・軟部組織の感染を伴った壊疽（えそ）（**糖尿病性壊疽**，▶83ページ，図5-9-d）を生じることがある。

　このほか，全身の動脈に粥状（じゅくじょう）硬化をおこし，心筋梗塞や脳梗塞を発症する危険度を増大させる。

4 糖尿病の治療

　糖尿病の治療は，血糖値をコントロールし，同時に血圧や脂質の管理をすることによって，糖尿病の進展や合併症の発症を予防することを目標とする。2型糖尿病においては，食事療法と運動療法を基本とし，肥満がある場合にはその是正に努める。血糖コントロールの改善がみられない場合，経口血糖降下薬やインスリン注射などを用いて薬物療法を追加する。1型糖尿病はしばしば急性発症し，診断当初より入院によるインスリン療法を必要とすることが多い。

② 糖原病

　先天性の酵素欠損によって生じるグリコーゲン（糖原）の代謝異常を**糖原病**という。心臓や肝臓，骨格筋などにグリコーゲンの沈着を引きおこす。欠損する酵素の種類とグリコーゲンの沈着する臓器の違いから，いくつかの病型に分類されている（▶表6-3）。

▶表6-3　糖原病の分類

病型	グリコーゲンの蓄積する臓器
Ⅰ型（フォン-ギールケ von Gierke 病）	肝臓・腎臓
Ⅱ型（ポンペ Pompe 病）	全身性（心筋・骨格筋・肝臓）
Ⅲ型（コリ Cori 病）	肝臓，骨格筋，心筋
Ⅳ型	肝臓，心筋，骨格筋
Ⅴ型	骨格筋
Ⅵ型	肝臓
Ⅶ型（垂井 Tarui 病）	骨格筋
Ⅷ型	肝臓，（骨格筋）

D そのほかの代謝障害

① 痛風

血液中の尿酸値が高い状態を**高尿酸血症**という。高尿酸血症が持続すると関節や皮下組織などに尿酸塩が沈着し，関節炎を引きおこす。これを**痛風 gout**という。ふつう，関節の急激な痛みとして発症し，痛風発作とよばれる。母趾（足の親指）の関節がおかされやすい。尿酸塩が局所に沈着し，**痛風結節**といわれる炎症巣を形成することがある。また，尿中に排泄される尿酸値が高くなるため，尿路結石や腎障害の原因となることがある。

原因▶　尿酸は，DNAや RNA などの核酸を構成するプリン体の代謝産物で，最終的に尿酸塩として腎臓から排泄される。尿酸の産生過剰や，尿酸塩の尿中排泄低下が痛風の原因となる。高尿酸血症の患者では，肥満や脂質異常症，高血圧症などのメタボリックシンドロームを合併しやすいことが知られている。多量の飲酒や習慣性の飲酒，とくにプリン体を多く含むビールは，尿酸値を上昇させ，通風発作の誘因となる。

治療▶　痛風発作の治療としては，コルヒチンや非ステロイド系抗炎症薬を使用する。また，高尿酸血症に対して，尿酸排泄薬や尿酸生成阻害薬を使用する。飲酒制限や肥満の解消のための食事指導と運動療法を同時に行う。

② 先天性代謝異常症

アミノ酸などを代謝する酵素が先天的に欠損することによって生じる一群の遺伝性疾患を，**先天性代謝異常症**という。これらの疾患では，乳児期において食事療法などの適切な処置を施すことが重要であり，それによって，障害を残すことなく成長することが可能である。そのため一部の疾患では，新生児のマススクリーニング検査が義務づけられている（▶132 ページ，表8-2）。

③ 黄疸

血液（血清）中のビリルビン値が基準値（0.2〜1.2 mg/dL）をこえて上昇し，皮膚や粘膜あるいは全身の臓器組織が**黄染**した状態を**黄疸 jaundice（icterus）**という。総ビリルビン値が約2〜3 mg/dL をこえると，皮膚や眼球結膜が黄染しているのが肉眼的に識別できるようになる。

1 ビリルビンの代謝

ビリルビン bilirubin（胆汁色素）は黄色の色素で，老廃赤血球から生じるヘモ

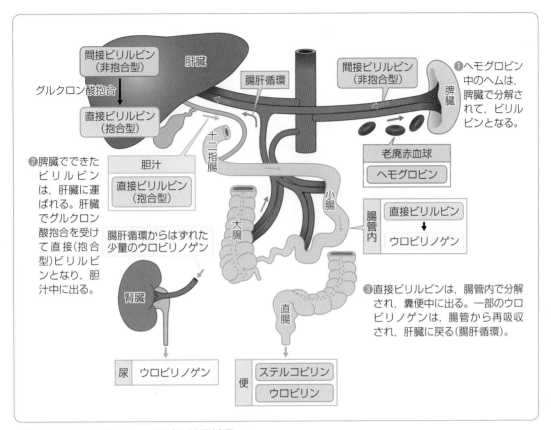

▶図 6-3　ビリルビンの代謝経路と腸肝循環

グロビンの分解産物である。脾臓において，食細胞はヘモグロビンが分解されてできたヘムを貪食し，細胞内でビリルビンに変換して放出する（▶図 6-3）。

　ビリルビンはそのままでは水にとけにくいため，血液中でアルブミンと結合して肝臓に運ばれる。ビリルビンは毒性をもっており，通常，血中には微量しか含まれないが，その量が増えても尿中に排泄されない。このため肝臓では，**グルクロン酸抱合**という処理によって，ビリルビンを無毒化し，排泄しやすい水溶性のビリルビンに変換している。グルクロン酸抱合を受けたビリルビンを**抱合型ビリルビン**といい，肝臓から胆汁中に排出される。

直接ビリルビンと▶　グルクロン酸抱合を受ける前の**非抱合型ビリルビン**は，その量を直接測定す
　間接ビリルビン　るのがむずかしいため，通常，ビリルビンの総量（**総ビリルビン値**）から抱合型ビリルビンの値を差し引いてその量を求めている。このため，非抱合型ビリルビンを**間接ビリルビン**，また，抱合型ビリルビンを**直接ビリルビン**という。

　腸肝循環▶　胆汁のおもな成分である胆汁酸は，大部分が腸管から再吸収され，門脈を経て肝臓に戻り，再び胆汁として再利用されている。これを**腸肝循環**という（▶図 6-3）。胆汁中に排出されたビリルビンのほとんどは，腸管内で細菌のはたらきによって無色の**ウロビリノゲン**に分解され，さらに糞便中で褐色の**ウロビリ**

ンなどになって排泄される。この際，ウロビリノゲンの約20％は腸管から再吸収され，肝臓に戻りビリルビンとなって再び胆汁中に排泄される。腸肝循環からはずれた少量のウロビリノゲンは，血液を介して尿中に排泄される。

2　黄疸の分類

　　黄疸はおもに，以下の3つに分類される。

　　[1] 溶血性黄疸(肝前性黄疸)　溶血によりヘモグロビンの分解が亢進することによる。間接ビリルビンが増加する。

　　[2] 肝性黄疸(肝細胞性黄疸)　肝細胞の傷害により，ビリルビン代謝が障害されることによる。病態によって異なるが，一般に直接型優位のビリルビン値上昇がみられる。

　　[3] 閉塞性黄疸(肝後性黄疸)　胆道の閉塞によるビリルビン排泄の障害による。便は灰白色になり，皮膚の瘙痒感がみられる。この瘙痒感は，胆汁中の胆汁酸の作用による。

核黄疸▶　新生児の溶血性黄疸の場合には，高度になると脳神経に異常をきたすことがある。毒性のある間接ビリルビンが脳の神経細胞の神経核の部分にとくに強く沈着して黄染するため，**核黄疸**とよばれる。

　　核黄疸を防止するために，光をあてることによってビリルビンの分解を促進する光線療法や，血漿交換療法などが行われる。

④結石

　　結石 stone (calculus)は，胆囊のような中腔臓器の内腔や，唾液腺などの外分泌臓器の排泄管内に，分泌物や無機物などが析出してできた石のようにかたい固形物のことである。**胆石**(▶258ページ，図14-15)，**尿路結石**(▶269ページ，図15-7)，**唾石**などが比較的よくみられる。異物やはがれ落ちた上皮の断片，細菌のかたまりなどが核となり，分泌液中にとけきれなくなった物質が，その周囲に析出することで結石を生じる。

ゼミナール
復習と課題

❶ 動脈硬化症の危険因子を列挙しなさい。
❷ 糖尿病とその合併症についてまとめなさい。
❸ ビリルビンの代謝と黄疸の分類についてまとめなさい。
❹ 生体内で多くみられる結石症を列挙しなさい。

第7章

7

老化と死

　　　わが国では，急速な高齢社会への移行に伴い，認知症の増加や介護負担の増大など，さまざまな問題が生じている。単なる長生きではなく，何歳まで健康を保ったまま生きられるかという**健康寿命**(健康余命)の考え方や，延命ではなく，**生活の質** quality of life(QOL)を充実させるための医療が求められている。

A｜個体の老化と老年症候群

① 個体の老化

　　　生まれてから死ぬまでの時間経過のことを**加齢** aging という。その時間経過にそった生体機能の変化を**老化** senescence とよび，とくに成熟期のあとから衰退期を経て死にいたる過程をさすことが多い。

老化と▶
ホメオスタシス
　　　生命を維持するためには，個体の内部の環境をつねに一定に保っていく必要がある。生体内の恒常性の維持は**ホメオスタシス** homeostasis とよばれる。神経系・内分泌系・免疫系の 3 つがとくに重要なはたらきをしている。老化はホメオスタシスがゆるやかに衰退していく過程である。よって，加齢によりさまざまな疾患にかかりやすくなるだけでなく，疾病からの回復が遅くなり，治癒しにくくなって重篤化しやすくなる。

生理的老化と▶
病的老化
　　　老化は，疾病に関係なく誰にでもみられるゆるやかな機能低下である**生理的老化**と，疾病や環境因子が加わり機能低下が加速した**病的老化**の 2 種類に分けられる。実際にはこれらの区別がつきにくく，混在していることも多い。

老化の 4 原則▶
　　　老化の進展には個人差があるが，誰にでもおこり(普遍性)，あらかじめ遺伝的にプログラムされているものであり(内在性)，あと戻りできない不可逆的なもので(進行性)，生命維持に不利益をもたらす(有害性)。生物学者であるストレーラー Strehler, B.L. は，この**普遍性・内在性・進行性・有害性**といったすべてのヒトにみられるいくつかの共通点を，**老化の 4 原則**として提唱した。

② 老年症候群

1 老年症候群の概要

　　　加齢とともにあらわれてくる身体的・精神的諸症状や疾患をひとまとめにして，**老年症候群** geriatric syndrome という。老年症候群の症候は大きく以下の 3 つに分類される。
　(1) おもに急性疾患に付随する症候：意識障害，熱中症，脱水など
　(2) おもに慢性疾患に付随する症候：腰背痛，やせ，抑うつなど

（3）日常生活動作(ADL)の低下と密接な関連をもつ症候：転倒・骨折，排尿障害，嚥下障害など

2 認知機能の低下

一度獲得した知的機能(認知機能)の一部は加齢により徐々に衰退していく。その症状として，①記憶障害(もの忘れをする)，②失語(名前が出てこない)，③失行(服が着られない)，④失認(物がなにかわからない)，⑤遂行機能障害(計画をたててものごとを行うことができない)があげられる。

認知症▶ 認知機能が日常生活に支障をきたすまでに低下した状態を**認知症**という。認知症の原因として多いのは，アルツハイマー病に代表される神経変性疾患と脳血管障害である(▶304ページ)。

3 フレイルとサルコペニア，ロコモティブシンドローム

フレイル▶ 老化に伴うさまざまな機能の低下により，疾病や身体機能障害がおこりやすくなった状態を，**フレイル** frail という。身体的フレイル・精神的フレイル・社会的フレイルといった多面性をもつ概念である。

フレイルには5項目の基準(体重減少，易疲労，筋力低下，歩行スピード低下，身体活動性低下)があり，3項目以上該当するとフレイル，1〜2項目該当する場合にはプレフレイル(フレイルの前段階)と判断する。

サルコペニア▶ 加齢に伴う筋力の低下と筋肉量の減少を**サルコペニア** sarcopenia[1]という。

フレイルとサルコペニアのいずれも，加齢のほか，低栄養やさまざまな疾患の合併などが原因となる。また，サルコペニアがフレイルにつながるなど，この2つの状態は互いに関連している。

ロコモティブ▶ 運動器の障害によって移動機能が低下した状態を**ロコモティブシンドローム**
シンドローム locomotive syndrome (運動器症候群)とよぶ。これは，筋肉だけではなく骨や関節の障害も含む概念である。

4 廃用症候群

安静状態が長期にわたって続くと，さまざまな心身の機能低下が引きおこされる。これを**廃用症候群** disuse syndrome (**生活不活発病**)という。高齢者は廃用症候群を発生しやすく，また進行が速い。筋萎縮や関節拘縮，骨萎縮，心肺機能低下，褥瘡などの身体的な問題に加えて，うつ状態や認知機能低下などの精神面の問題もおこりうる。なんらかの疾患により，入院や自宅療養となり安静状態が続くと，疾患は治癒しても，廃用症候群のために通常の生活に戻ることが困難になることがある。

---

1) サルコペニアは，ギリシア語の sarx(筋肉)と penia(喪失)を合わせた言葉である。

B 老化のメカニズムと細胞・組織・臓器の変化

① 老化のメカニズム

　　老化は加齢に伴って誰にでもおこるものであり，回避のしようはない。しかし，基本的な老化(生理的老化)のメカニズムを知ることは，加齢とともに増加する疾患(病的老化)の解明のために不可欠である。

　　老化のメカニズムの本格的な研究が始まってから半世紀のあいだに，さまざまな老化の学説が提唱されている。それらは大きく，遺伝的要因(内因)による**プログラム説**と，後天的・環境的要因(外因)による**エラー蓄積説**の 2 つに分けることができる。しかし，老化はどちらか一方の学説で説明できるものではなく，両者によって進行していくものである。

1 プログラム説

　　プログラム説は，老化が遺伝子レベルで制御されているという考え方である。個体の誕生から死亡までの過程は，遺伝子に組み込まれている一連のプログラムに従って順次進行していくとされる。生物種ごとの固有の最大寿命や，遺伝的早老症，培養細胞の分裂寿命はプログラム説により説明される。

最大寿命▶　　すべての生物種には，それぞれ遺伝的に規定された固有の生きる限界があり，**最大寿命**とよばれる。たとえば実験に使われるマウスは 2〜3 年しか生きない。ヒトの最大寿命は 120 歳前後といわれており，世界の長寿記録は 122 歳 164 日である(2020 年 2 月現在)。

遺伝的早老症▶　　早期に老化をきたす疾患(**早老症**)のいくつかでは，遺伝子の異常が解明されている。その代表が**ウェルナー症候群** Werner syndrome である。DNA ヘリカーゼ[1]の遺伝子である *WRN* 遺伝子の変異によっておこる。30 歳前後で白内障や糖尿病，骨粗鬆症，動脈硬化，がんといった老化現象が急速に進む。常染色体劣性遺伝の形式をとり，諸外国と比較して日本に発症例が多い。

培養細胞の寿命▶　　ヒトから採取した線維芽細胞をシャーレで培養すると，ある一定回数以上は分裂・増殖しなくなる。これは細胞の分裂回数に限界があるためで，**ヘイフリック限界**とよばれている(▶図 7-1-a)。ヒトの場合は 50 回ぐらいが限界とされているが，細胞を採取した際の年齢にも関係しており，若い時期に採取した

---

1) DNA ヘリカーゼは，細胞分裂の際の DNA 複製や，損傷した DNA の修復に重要な役割を担う酵素である。

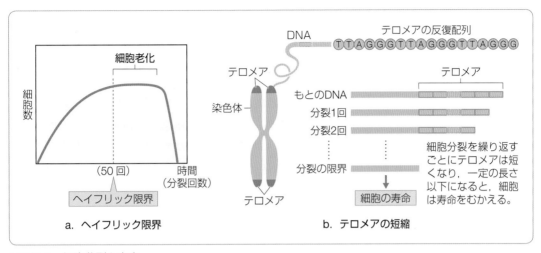

▶図 7-1　細胞分裂と寿命

細胞ほど多く分裂できる。さらに哺乳動物の最大寿命と各生物の線維芽細胞の
ヘイフリック限界には正相関があり，寿命の長い動物ほど分裂可能な回数が多
い。

　細胞の分裂寿命には，染色体の両端(テロメア)が関係することが明らかにさ
れている。テロメアの DNA は，6 塩基の反復配列(TTAGGG)からなり，染色
体の安定化に役だっている(▶図 7-1-b)。テロメアの DNA は，細胞分裂の際の
DNA 複製時に完全には複製されず，細胞分裂のたびに短縮していく。そして
テロメア DNA がある一定の長さまで短縮すると，細胞はそれ以上分裂できな
くなり，最終的にはアポトーシスによる細胞死が誘導される。ヒトでも加齢に
したがってテロメア DNA が短くなることが確認されている。

2　エラー蓄積説

　エラー蓄積説は，生体を構成する細胞に DNA 損傷(▶121 ページ)や異常タン
パク質が蓄積して機能を低下させるという考え方で，ものが朽ちていくのと同
様に，老化を自然崩壊の過程ととらえたものである。生物の体内には，さまざ
まな物理的・化学的ストレスに対する防御機構や，損傷した分子の修復機構が
存在するが，それらは完全ではなく，加齢とともに生体内に傷ついた分子が増
加し，それらが蓄積して細胞の機能低下をもたらし，老化へとつながっていく。

② 老化に伴う細胞内および細胞外の変化

細胞の萎縮▶　生理的老化現象として，全身の諸臓器において細胞は萎縮し，容積が減少す
る。萎縮の程度は細胞の種類によっても異なり，神経細胞・心筋細胞・肝細胞,
横紋筋の細胞などで目だつ。

DNA の加齢変化▶　DNA は，放射線や紫外線，化学物質などにより損傷されるが，なかでも注

目されているのが活性酸素種の一種であるフリーラジカルによる**酸化ストレス**である（▶14ページ）。活性酸素種は，感染防御において重要な役割を果たす一方で，生体内のDNAやタンパク質，脂質を酸化することから，生体にとってきわめて有害な物質でもある。

DNAが活性酸素種により損傷されると，DNAの配列が変化（▶121ページ「NOTE」）する原因となる。生体内にはDNAの損傷を修復するしくみがあるが，修復されなかった誤りは徐々に蓄積して細胞の機能を低下させ，細胞の変性やがん化が引きおこされる（**DNA摩耗**）。またDNAの塩基配列だけではなく，DNAやヒストンのメチル化やアセチル化といったエピジェネティックな変化（▶120ページ）も，老化に関与していることがわかってきている。

DNAは，核以外にもミトコンドリア内に存在する（ミトコンドリアDNA，▶117ページ）。ミトコンドリアで産生される活性酸素種がミトコンドリアDNAを損傷し，より酸化ストレスを生みやすくするという悪循環が，老化の原因であるとも考えられている（**ミトコンドリア老化仮説**）。

タンパク質・▶ 脂質の加齢変化　加齢とともに正常な代謝を維持するための酵素が減少するため，細胞内や細胞間組織に異常タンパク質が蓄積し，細胞・組織の機能を低下させる。異常タンパク質の蓄積は脳の老化においてとくに重要である。

リポフスチンは細胞質内の不飽和脂肪酸の過酸化によりリソソーム内に形成される黄褐色の顆粒状の色素で（▶23ページ，図2-6-a），消耗色素・老化色素などとよばれる。老齢個体の肝細胞・心筋細胞・神経細胞などに出現する。

アミロイドは不溶性の線維状タンパク質の総称で，主として血管壁など細胞間に沈着する（▶22ページ）。いくつかのアミロイドは老化に伴って出現し，その病態は**老化アミロイドーシス**とよばれる。代表的なものは，アルツハイマー病にみられるアミロイド β タンパク（▶305ページ，図17-7）や，老人性心アミロイドーシスにみられるトランスサイレチンである（▶97ページ）。

③ 加齢に伴う諸臓器の変化

加齢に伴い個々の細胞の容積は小さくなり，また細胞死によって細胞の数が減少するため，各臓器はしだいに萎縮する。これによって各臓器の機能や外界からの刺激・損傷に対する個体の応答能力が低下し，さまざまな病態が出現する（▶表7-1）。加齢に伴う臓器の変化には外因が大きく関与しているため，個人差が大きい。

1 循環器の加齢変化

古くから「ヒトは血管とともに老いる」と言われる通り，全身の動脈は長い年月にわたって**粥状硬化**が徐々に進行し，動脈の**狭窄**をおこしたり，動脈瘤による拡張をきたしたりする。動脈の狭窄・閉塞によって心筋梗塞や脳

▶表7-1　加齢に伴う諸臓器の変化

臓器・機能	病態
血管系	粥状硬化症（動脈瘤，心筋梗塞，脳梗塞），脳出血
心臓	高血圧性心肥大，褐色萎縮，不整脈
呼吸器系	老人肺（気腫性変化）
消化器系	萎縮性胃炎，肝臓の褐色萎縮，胆石症
腎臓	動脈硬化性腎硬化症
造血器系・免疫系	貧血，免疫能の低下，自己免疫疾患
内分泌系	甲状腺や副腎の萎縮，脂質異常症
骨・関節	骨粗鬆症，変形性関節疾患
脳・神経系，感覚器系	脳の萎縮，認知症，老眼，白内障，老人性難聴

梗塞などをおこす頻度は加齢とともに増大する。

　また，加齢に伴い動脈の弾力性は低下し，末梢の血管抵抗が増大することによって高血圧となる。高血圧が進行すると心臓は肥大するが，そのぶん酸素消費が増大し，相対的に虚血状態となる。高血圧を伴わない場合には，心筋細胞はリポフスチンの沈着を伴って褐色萎縮をきたす。

　さらに，心臓の刺激伝導系の細胞の脱落により不整脈が発生しやすくなる。

　心臓や血管には老人性アミロイドが沈着することもある。

2　呼吸器の加齢変化

　加齢とともに肺の弾力性が低下して過膨張をおこし，肺気腫に類似した状態となることがある。これを**老人肺（老人性肺気腫）**とよぶ。

　また，いわゆる**老人性肺炎**は，摂食や嚥下の障害による誤嚥性肺炎によるものが多く，口腔内の細菌の感染によっておきる。

3　消化器の加齢変化

　胃粘膜は萎縮し，腸上皮化生がみられるようになる。**萎縮性胃炎**といわれる状態であり，とくに長期にわたってヘリコバクター-ピロリ（▶238ページ，図14-3)に感染することによりおこりやすい。

　肝臓は加齢とともにリポフスチンの沈着を伴った褐色萎縮をきたし，タンパク質の合成能力や薬物の代謝能力が低下する。また，胆石症（▶258ページ，図14-15)をおこす頻度が加齢とともに増加する。

4　腎臓の加齢変化

　腎臓は，血管の硬化によりネフロンの数が減少して，機能低下をきたす。とくに高血圧に伴って細動脈の硬化が進行すると，腎臓の重量はしだいに減少し，

腎硬化症 nephrosclerosis となる。

5 造血器と免疫系の加齢変化

　骨髄では，加齢とともに脂肪細胞に対する造血細胞の占める比率が低下する。そのため，高齢者は貧血をおこしやすくなる。リンパ組織も加齢とともに萎縮して小さくなる。B細胞とともに免疫の中核を担うT細胞の機能が低下するため，免疫能は徐々に低下し，高齢者では感染症をおこしやすくなったり，重症化しやすくなったりする。

　一方，自己抗体の出現頻度は増大し，自己免疫疾患の発生頻度が増す。

6 内分泌系と生殖器の加齢変化

　甲状腺や副腎は，加齢とともにホルモンを産生する細胞が減少して萎縮する。このため，基礎代謝が低下し，ストレスなどに対する抵抗性が弱まる。

　卵巣は閉経とともに萎縮し，エストロゲンの急激な低下をまねく。このため老人性腟炎や外陰炎をおこしやすくなり，脂質異常症や骨粗鬆症（▶313ページ，図18-1），虚血性心疾患の発生リスクが増大する。

　精巣も加齢とともに徐々に萎縮するが，個人差が大きい。ホルモンバランスのくずれにより，前立腺肥大がおこる（▶271ページ，図15-8-a）。

7 骨・関節の加齢変化

　高齢者や閉経直後の女性では，骨粗鬆症が増加し，大腿骨頸部骨折をおこしやすくなる。これは骨吸収と骨形成のバランスがくずれることによる。

　また関節では，加齢とともに機械的ストレスによる関節軟骨の損傷が蓄積されるため，変形性関節症（▶314ページ，図18-2）が徐々に進行する。

8 脳・神経系の加齢変化

　脳の神経細胞は加齢とともに減少し，脳は萎縮してその重量は軽くなる。これに伴って身体の運動にかかわる能力や短期記憶を必要とする能力が低下するが，言語や知識などの理解を必要とする能力は，かなり高齢まで保たれる。

　一方，加齢とともに認知症の発生が増すことがよく知られている。これはさまざまな原因によっておこり，その発症機序はいまだ十分には解明されていない。認知症の1つであるアルツハイマー病では，大脳に老人斑とよばれる構造物が多数みられるが（▶305ページ，図17-7），高齢者では認知症のない場合でも老人斑がみられることがある。また，脳梗塞巣が多発性に生じているために認知症をおこしている場合があり，血管性認知症とよばれる。

9 感覚器の加齢変化

　加齢によっておこるいわゆる**老眼**は，水晶体の弾力性の低下による調節機能

の低下である。また，高齢者に多い白内障は，水晶体に存在するタンパク質の変性が原因である（▶319ページ）。

老人性難聴は，内耳から中枢の障害で発生する感音難聴であり，とくに高音部が聞きとりにくくなる。

C 個体の死と終末期医療

古くから心臓の停止をもって人の死とする考え方が主流であった。しかし，蘇生法（そせい）が進歩し，また，人工呼吸器などの生命維持装置が発達したことと関連して，脳死を個体の死とする考え方がしだいに受け入れられつつある。

① 臨死期の徴候と死の判定，死因の究明

1 臨死期の徴候

死がまさに差し迫っているとき，すなわち臨死期には，採血や特別な検査ではなく，意識・循環・呼吸といったバイタルサインの変化によって状態を判断することが一般的である。人は亡くなる前にさまざまな症状を呈する。頻度の高いものとして，①死前喘鳴（ぜんめい），②下顎呼吸（かがく），③四肢のチアノーゼ，④橈骨動脈（とうこつ）の拍動触知不可，の4徴候があげられる。

2 死の三徴候

古くから，①心拍動の停止，②自発呼吸の停止，③瞳孔散大（どうこう）と対光反射の消失を，死の三徴候 triad of death とよんでいる。一般的に，この3つの徴候が一定時間持続した場合，つまり，心臓・肺・脳の機能のすべてが停止した状態を，死と定義している。この三徴候をもとに死亡診断書が作成され，呼吸停止と心拍停止をもって死亡時刻とする。

3 死体現象

死後は，しだいに体温が低下する（死体冷却）。血液は背部に沈降し，6〜12時間後には脱酸素化ヘモグロビンのために暗紫色の死斑となる。

また，死後は筋肉がしだいに硬直し，関節も可動性が失われ，姿勢が固定される。これを死後硬直とよぶ。死後硬直は，死後2〜3時間後に顎関節からはじまり，6〜8時間後に全身におよぶ。硬直がとけるのは，外気温や状況により異なるが，30時間以降である。このような死体現象のいくつかは，死後の経過時間を推定する際に役だつ。

　　表皮が剥離してしまった部分の皮膚は，乾燥すると暗褐色を呈する(革皮様化)。死後ケア(エンゼルケア)の際の髭そりなどでは注意が必要である。

4　死亡の届け出

死亡診断書▶　人が死亡した際，遺族などは「戸籍法」に基づき，死亡後7日以内に**死亡届**を市・区役所，町村役場に提出しなければならない。死亡原因が診療していた疾病と関連のある場合，診察した医師が**死亡診断書**を作成する。

死体検案書▶　死因が疾患と関連のない場合は，死亡原因についての医学的な判断を下す必要がある。これを**検案**といい，死亡診断書と同一書式の用紙に**死体検案書**として作成される。

死産証明書▶　妊娠4月以降の死児の出産では，死産証明書(死胎検案書)が作成される。

5　死体の解剖

　　人体の解剖には，大まかに系統解剖・病理解剖・法医解剖の3種類がある。

[1] **系統解剖**　人体の正常構造を学ぶために行われる。

[2] **病理解剖**　剖検ともよばれ，病気により亡くなった患者の状態を調べる。

[3] **法医解剖**　病死であると明確に診断された内因死以外の死(異状死)に対して，大学の法医学教室や監察医務院において行われる。法医解剖はさらに，犯罪の可能性の有無などにより，①司法解剖，②行政解剖，③承諾解剖，④「警察等が取り扱う死体の死因又は身元の調査等に関する法律」による解剖(死因・身元調査法解剖，新法解剖)の4種類に分けられる[1]。

6　オートプシーイメージング(Ai)

　　オートプシーイメージング autopsy imaging (Ai)とは，CTやMRIなどを用いて行われる**死亡時画像診断**のことである。現在は，救急搬送されて亡くなった症例や，解剖の同意が得られない症例において，Ai単独で施行されることが多い。今後はAiと解剖の両者を取り入れることによって，死亡時の病態をより正確に把握することができるようになると期待されている。

---

1) 司法解剖は，事件性が疑われる異状死に対して大学の法医学教室で行われる解剖である。事件性がないと判断された場合は，監察医制度のある東京23区，横浜市，名古屋市，大阪市，神戸市では，知事に任命された監察医によって行政解剖が行われる。そのほかの地域では，遺族の承諾(承諾解剖)あるいは警察署長の指示(死因・身元調査法解剖)に基づき，大学の法医学教室において解剖が行われる。

② 脳死と植物状態

1 脳死とその判定基準

脳全体が不可逆的に機能を喪失した状態を**脳死 brain death** という（▶図7-2）。脳死となっても，人工呼吸や薬物投与，輸液，電解質の補給などを行うことにより，脳以外の臓器の機能を維持することができる。

臓器移植法▶ 1997（平成9）年に「臓器の移植に関する法律」（臓器移植法）が施行された。これにより，いくつかの条件のもと，脳死者から移植のための臓器を摘出することが認められるようになった。

脳死の判定基準▶ 脳死の判定は，次の5つの項目について，6時間以上あけて2回行う。

　　①深い昏睡
　　②瞳孔の固定・散大
　　③脳幹反射の消失
　　④平坦脳波が30分以上続く
　　⑤自発呼吸の消失

生後12週から6歳未満の小児では，24時間以上あけて2回判定を行う。

2 遷延性意識障害（植物状態）

呼吸をし，心臓は拍動しているが，運動や知覚，知能の活動がほとんど欠如した状態が長期にわたって続いている場合を**遷延性意識障害**，俗に植物状態という（▶図7-2）。一見して脳死状態に類似しているが，自発呼吸が保たれており，人工呼吸器を装着する必要がない点が，脳死とは大きく異なる。

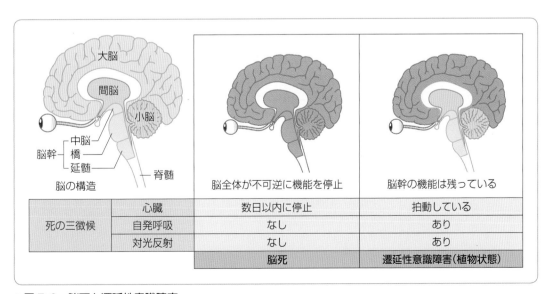

		脳全体が不可逆に機能を停止	脳幹の機能は残っている
死の三徴候	心臓	数日以内に停止	拍動している
	自発呼吸	なし	あり
	対光反射	なし	あり
		脳死	遷延性意識障害（植物状態）

▶図7-2　脳死と遷延性意識障害

③ 尊厳死と緩和医療

1 尊厳死と安楽死

尊厳死 ▶ 　**尊厳死**とは，不治で末期にいたった患者が，死のときまでその人らしさを保って生きることであり，死期を単に引きのばすためだけの延命措置を断わり，自然経過のまま受け入れる死のことである。また，救命の可能性がない場合において心肺蘇生措置を行わないことを**蘇生措置拒否** do not (attempt) resuscitation (DNR，DNAR) という。あらかじめ，医療者と患者およびその家族との間で十分に意志を確認し，話し合って決めた内容を文書に記載しておくことが重要である。

安楽死 ▶ 　薬物などを使って末期患者の死期を積極的に早めることを**安楽死**といい，自然に死を迎える尊厳死とは異なる。日本を含めて多くの国では安楽死は認められていないが，オランダやベルギーなどの一部の国や，米国やカナダの一部の州では，安楽死が法的にも容認されている。

2 緩和医療・緩和ケア

　疾患の治癒のみを目ざすのではなく，患者の苦痛を緩和し，QOL の向上を目ざした医療を**緩和医療**とよび，緩和医療に基づくケアを**緩和ケア**という。緩和医療・緩和ケアでは，治癒を目ざした治療と並行して，同時に苦痛の緩和を目的とした処置を施しはじめ，終末期になるにしたがって，苦痛の緩和へと治療の重点を移していく。

▐▐▐ ゼミナール
▐ 復習と課題

❶ 加齢に伴う各臓器の変化についてまとめなさい。
❷ 死の三徴候とはなにか，まとめなさい。
❸ 脳死と植物状態の違いについてまとめなさい。
❹ 終末期医療のあり方について自分の考えをまとめなさい。

第8章

先天異常と遺伝性疾患

　この章ではまず，遺伝や遺伝子に関する基本的知識を確認したうえで，先天異常や遺伝性疾患とはどのようなものか，どのような原因で生じるかを学習する。また先天異常や遺伝性疾患の診断と治療についても学ぶ。

A 遺伝の生物学

① 遺伝と遺伝子

　親と子が似るのは，親から子へ形や性質(**形質**)が伝わることからであり，これを**遺伝** heredity(inheritance)とよぶ。

1 遺伝子とゲノム

　遺伝により受け継がれる個体の形質を決める情報(**遺伝情報**)は，細胞の核のなかにある**デオキシリボ核酸** deoxyribonucleic acid(**DNA**)に保存されている(▶図8-1)。DNAは4種類の塩基の連なりでできており，その一部がタンパク質

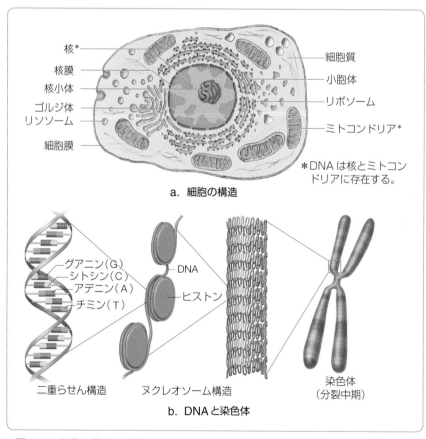

a. 細胞の構造

核*／核膜／核小体／ゴルジ体／リソソーム／細胞膜

細胞質／小胞体／リボソーム／ミトコンドリア*

*DNAは核とミトコンドリアに存在する。

グアニン(G)／シトシン(C)／アデニン(A)／チミン(T)

DNA／ヒストン

二重らせん構造／ヌクレオソーム構造／染色体(分裂中期)

b. DNAと染色体

▶図8-1　細胞の構造と染色体・DNA

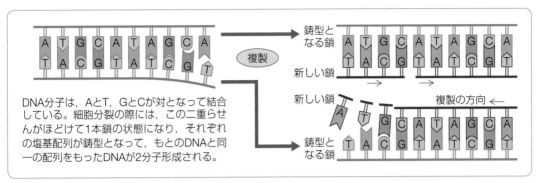

DNA分子は，AとT，GとCが対となって結合している。細胞分裂の際には，この二重らせんがほどけて1本鎖の状態になり，それぞれの塩基配列が鋳型となって，もとのDNAと同一の配列をもったDNAが2分子形成される。

▶図8-2　DNAの複製

の設計図となっている。

　タンパク質の合成を調整する領域を含めた一連の塩基配列を**遺伝子**[1] gene という。**ゲノム** genome とはある生物種のもつ全遺伝情報であり，ヒトでは DNA の全塩基配列がこれに相当する。

2 DNA

DNAの構造▶　DNA分子は，アデニン(A)・グアニン(G)・シトシン(C)・チミン(T)の4種類の塩基が鎖状に連なってできており，AとT，GとCが対となって，相補的な配列をもった2本の鎖からなる**二重らせん構造**をとる(▶図8-1-b)。

DNAの複製▶　細胞が分裂して2個の娘細胞[2]になる際には，細胞分裂に先だって，塩基配列がもとのDNAと完全に一致したDNA分子が新たに合成される。これを **DNA の複製**という(▶図8-2)。

ミトコンドリア▶　DNA は，細胞小器官の1つであるミトコンドリアにも存在する。**ミトコン**
　　DNA 　**ドリア DNA** は核内 DNA と異なり，環状2本鎖構造をとる。転移 RNA (tRNA)やリボソーム RNA (rRNA)とよばれる RNA や，細胞の呼吸にかかわる電子伝達系に関連する遺伝子などの情報をもつ。通常，精子由来のミトコンドリアは受精卵から排除されるため，ミトコンドリア DNA は母親から受け継ぐことになる。

3 染色体

　細胞周期の間期(▶120ページ)において，DNAは**ヒストン**とよばれるタンパク質に巻きついており，**ヌクレオソーム**という構造をとる(▶図8-1-b)。ヌクレオソームは核内で折りたたまれ，**染色質(クロマチン)**として存在する。分裂期には，染色質がさらに凝集し，**染色体**となる。広い意味では，形態や細胞分裂

1) 遺伝子は，「遺伝する形質を規定する因子」という意味で用いられることもある。
2) 細胞分裂において，分裂する前の細胞を母細胞というのに対して，分裂によって母細胞より生じた2個の細胞のことを娘細胞という。「じょうさいぼう」あるいは「むすめさいぼう」と読む。

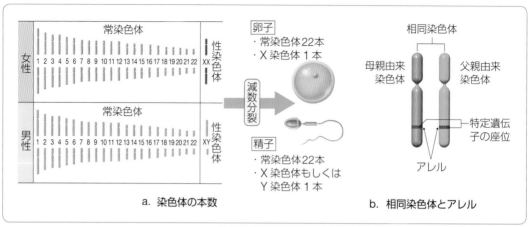

▶図 8-3　ヒトの染色体

の時期によらず，DNA とタンパク質の巨大複合体を染色体とよぶ。

常染色体と ▶　精子や卵子などの**生殖細胞**以外の，からだを構成するすべての細胞を**体細胞**
性染色体　という。ヒトの体細胞の染色体数は 23 対・46 本で，**二倍体**と表現される。男
女差のない 22 対・44 本の**常染色体**と，1 組・2 本(男性は XY，女性は XX)の
性染色体からなる(▶図 8-3-a)。

相同染色体 ▶　対をなす染色体は**相同染色体**とよばれ，一方は父親，他方は母親から受け継
いだものである。

アレル ▶　相同染色体上の同じ位置(**座位**という)に，父親由来の遺伝子と母親由来の遺
伝子が配置されている。その塩基配列は同じ場合もあれば，異なっている場合
もある。1 つの座位に存在する遺伝子，あるいは DNA 配列を**アレル**[1] allele と
いう(▶図 8-3-b)。

② 遺伝情報の変化，多様性

1 変異

　遺伝子や染色体に生じる永続的な変化を**変異** mutation という。変異により
遺伝子の塩基配列の違い，あるいは染色体の数や構造の違いが生まれる。生殖
細胞におこった変異(**生殖細胞系列変異**)は，すべての体細胞に伝わり，子孫に
も引き継がれる(遺伝する[2])。一方，体細胞に生じた変異(**体細胞変異**)は次世

---

1) 以前は対立遺伝子とよばれていた。
2) 日本語で「遺伝性」や「遺伝的」といった場合，次世代に継承 heredity される(遺伝す
る)ものか，遺伝子 gene を含めより広い内容を対象とした遺伝学 genetics に関わるも
のかが，必ずしも明確ではないため，ときに混乱をまねいている。

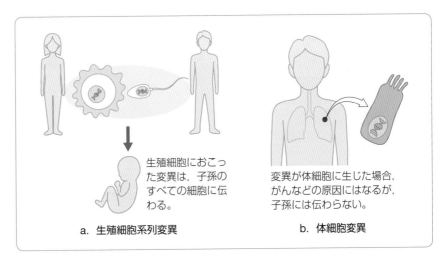

生殖細胞におこった変異は，子孫のすべての細胞に伝わる。

変異が体細胞に生じた場合，がんなどの原因にはなるが，子孫には伝わらない。

a. 生殖細胞系列変異

b. 体細胞変異

▶図 8-4　遺伝子の異常と疾患

代に受け継がれることはないが，がんなど疾患の原因となることがある(▶図8-4)。

変異の原因▶　遺伝子の変異は，DNA の複製時のエラーや，化学物質・放射線・紫外線などの曝露(ばくろ)による DNA の損傷が原因となる。通常，エラーや損傷は，細胞に備わっている複数の修復機構によって適切に修復される。この修復機構に異常が生じた場合，遺伝子変異は蓄積されることになる(▶121 ページ，「NOTE」)。

染色体の変異▶　染色体の変異は，細胞分裂や減数分裂によって染色体が 2 個の細胞に分かれる際に均等に分離しないことや，染色体の組みかえや転座などが原因となる。

2　遺伝情報の多様性，多型

野生型と▶
バリアント　すべてのヒトにおいて，DNA の塩基配列の 99％以上は共通しているが，個体ごとに配列がわずかに異なっている部分がある。多くのヒトに共通するアレルを**野生型** wild-type とよぶ。野生型とは異なる配列は**バリアント** variant と称され，変異の結果生じたものである。ほとんどのバリアントは無害であり，病気の原因となる**病的バリアント**はまれである。

多型▶　頻度の高いバリアント(1％以上の頻度とするのが慣例)は**多型** polymorphism とよばれる。野生型と塩基 1 つだけが異なる**一塩基多型** single nucleotide polymorphism (**SNP**)は高頻度にみとめられるもので，おおよそ 1,000 塩基に 1 つの頻度で存在する。

　ヒトの眼の色や髪の色，血液型など，個体の形質に差異があるのは多型があるためである。

3　遺伝子の発現と調節

セントラルドグマ▶　遺伝子(DNA)の情報に基づいてタンパク質が合成されることを**遺伝子発現**(もしくは発現)という。まず，DNA を鋳型(いがた)としてメッセンジャー RNA

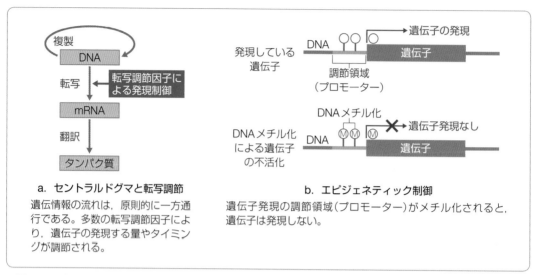

a. セントラルドグマと転写調節
遺伝情報の流れは，原則的に一方通行である。多数の転写調節因子により，遺伝子の発現する量やタイミングが調節される。

b. エピジェネティック制御
遺伝子発現の調節領域（プロモーター）がメチル化されると，遺伝子は発現しない。

▶図8-5　遺伝子の発現制御

（mRNA）へ情報が写され（**転写**），ついで mRNA の配列情報をもとにタンパク質が合成される（**翻訳**）。塩基3個（コドンとよぶ）で，タンパク質を構成するアミノ酸1種を決定（コード）している。DNA → mRNA → タンパク質という遺伝情報の流れを**セントラルドグマ**とよぶ（▶図8-5-a）。

転写の調節▶　個体を構成するすべての細胞が同じ配列の DNA をもちながら，体内にさまざまな細胞や組織，臓器が存在するのは，細胞ごとに発現しているタンパク質の種類や量が異なるからである。細胞内の遺伝子の発現を促進あるいは抑制する調節因子（転写調節因子）が多数知られている（▶図8-5-a）。調節因子は遺伝子の近傍あるいは遺伝子内部の塩基配列に結合して，発現を制御する。

エピジェネ▶
ティック制御　転写調節因子のほかにも，さまざまな発現調整のしくみがある。塩基配列の変化を伴わず，一部の塩基（シトシン）やヒストンの後天的な化学修飾による遺伝子の発現制御を**エピジェネティック制御**という（▶図8-5-b）。

4　遺伝情報の伝達

体細胞は**体細胞分裂**により増殖し，生殖細胞は**減数分裂**を通して形成される。その際，新たに生じる細胞に DNA が分配され，遺伝情報が伝達されることになる。

体細胞分裂▶　体細胞分裂では1個の細胞から2個の娘細胞が生じる。ヒトの体細胞は46本の染色体をもち，二倍体である（▶118ページ，図8-3-a）。体細胞分裂に先だって DNA が複製されるため，新たな細胞も二倍体となる。

細胞周期▶　細胞が増殖する際には DNA の複製と細胞分裂が繰り返される。この一連の過程を**細胞周期 cell cycle** という。細胞周期は G_1 期（DNA 合成準備期）→ S 期（DNA 合成期）→ G_2 期（分裂準備期）→ M 期（分裂期）の順で進む（▶図8-6）。G_1

期，S 期，G₂ 期をまとめて**間期**とよぶ。また，増殖停止中の期間は G₀ 期(休止期)という。細胞周期は，サイクリンとサイクリン依存性キナーゼとよばれるタンパク質の複合体により精密に制御されている。

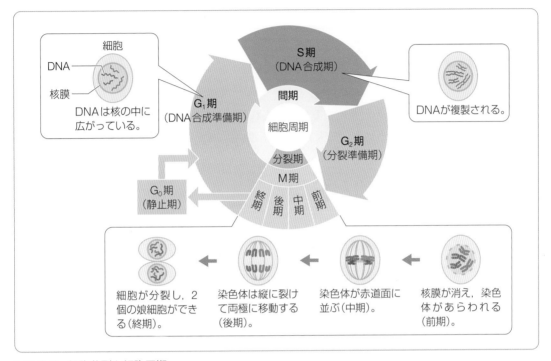

▶図 8-6　細胞分裂と細胞周期

📖 NOTE

遺伝子の損傷とその修復

　紫外線や化学物質などの外界からの刺激によって DNA はつねに損傷の危険にさらされている。また，DNA の複製時にもエラーが生じており，さらに細胞内で発生した活性酸素種などによっても DNA の損傷が生じる。DNA の損傷は，1 日に 1 個の細胞につき，最大で 50 万個程度発生するといわれている。

　細胞が生存するためには，こうして生じた DNA の傷をつねに修復しつづけなければならない。細胞には，DNA の損傷(変異)を除去する機能が備わっている。DNA の損傷の程度により，いくつかの異なる修復機構が用意されており，さまざまな酵素や分子が協調してはたらいていることが知られている。

　加齢によって細胞の機能が低下したり，あるいは環境要因によって DNA 損傷の頻度が増大したりすることによって，修復が損傷の速度に追いつかなくなると，DNA の傷が蓄積し，細胞の機能に異常が生じる。このような細胞のうち，あるものはアポトーシスにより消失していくが，さらなる異常を積み重ねてがん細胞へと変化していくものもある(▶152 ページ，図 9-8)。

　生まれつき DNA の修復にかかわる遺伝子に異常があり，DNA に生じた異常を修復することができず，さまざまな臓器にがんが発生したり，早期に老化の症状をおこしたりする遺伝病がいくつか知られている。色素性乾皮症では，紫外線による DNA 損傷を修復することができないため光線過敏症となり，皮膚がんが多発する。早老症を示しがんを多発するウェルナー症候群では，2 本鎖 DNA を部分的に 1 本鎖にする DNA ヘリカーゼという酵素の遺伝子に異常があることが知られている(▶106 ページ)。

減数分裂と受精▶　生殖細胞は減数分裂を通して形成される。その際，23 対の染色体はそれぞ
れ別の細胞に入り，1 組(23 本)の染色体をもつ**一倍体**の細胞となる(▶118ペー
ジ，図 8-3-a)。精子と卵子の受精により，ふたたび 46 本の染色体をもつ二倍体
の細胞ができる。

B｜先天異常

生まれたとき，あるいは生まれる前からみられる異常を**先天異常** congenital
anomaly という。先天異常には，機能に関する異常と形態に関する異常がある。

① 先天異常の原因と分類

精子と卵子が受精して受精卵となり，胎児となるまでの過程を，**個体発生**と
いう。先天異常は，個体発生から出生にいたる過程あるいはそれ以前のいずれ
かの時点で障害を受けることにより生じる。

先天異常には遺伝学的要因によるものと，外的要因によるものがある。

遺伝学的要因に▶　遺伝学的要因がすべての原因あるいは原因の一部となって発症する疾患を，
よる先天異常　　**遺伝性疾患** genetic disorder とよぶ。先天異常には遺伝性疾患が多く含まれ，
染色体の異常によるものと，遺伝子の異常によるものがある(▶図 8-7)。遺伝

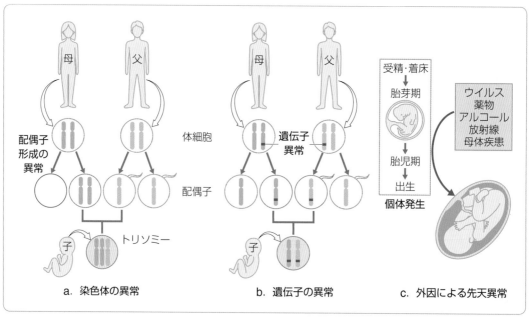

a．染色体の異常　　　　　b．遺伝子の異常　　　　c．外因による先天異常

▶図 8-7　先天異常

性疾患の多くは，単一遺伝子疾患（▶128ページ）である。

外的要因による▶　遺伝子や染色体に異常がなくても，妊娠中の外的要因が原因となって先天異
先天異常　　常を生じることがある（▶図8-7-c）。妊婦の風疹初感染に伴っておこる先天性風
疹症候群や，妊娠初期の妊婦がサリドマイドを服用することにより生じるあざ
らし肢症がその例である（▶126ページ）。

先天異常と流産▶　新生児の先天異常の頻度は約4%である。しかしながら，出産以前の胎児に
みられる先天異常は，これよりもかなり高い頻度でおこっている。高度な異常
は，流産や死産となるからである。妊娠初期の自然流産児の約半数に染色体異
常があるといわれ，ほかの流産児の多くにも小規模な遺伝子の異常があると推
測されている。

② 先天性奇形

先天異常のうち，形態の異常を生じたものを**奇形** malformation（anomaly）と
いう（▶表8-1）。奇形は，乳児死亡の原因のなかで最も多く，小児期全体を通
して主要な死因となっている。胎児の形態形成が行われる時期（受精後2〜8
週）を胚子期（胎芽期）とよび，この時期は奇形をもたらす要因に対する感受性
が高い。

羊水過少症などによる変形や，胎児付属物で圧迫されたりすることによる組
織破壊なども，広い意味での奇形に含まれる。変形の例として，頸部の筋の障
害による先天性筋性斜頸や，先天性内反足などがある。

奇形の原因▶　奇形の約半数は原因が明らかでない。原因の知られているものでは，遺伝学

▶表8-1　発生機序によるおもな先天性奇形の分類

発生機序		奇形
発育抑制	本来形成される器官の形成が抑制される。	心室中隔欠損症，心房中隔欠損症，動脈管開存症，先天性胆道閉鎖症，メッケル憩室
遺残	発生過程において退化すべき組織・器官が退化せずに残る。	
過剰形成	本来は発生しない組織が過剰に形成される。	多指症，多乳頭症
癒合不全	発生過程において本来癒合して形成される組織が癒合しない。	口唇裂，口蓋裂，二分脊椎，無脳児，双角子宮，尿道下裂
分割不全	発生過程において本来分割されて形成されるものが分割されない。	結合体（一卵性双生児の不分離）
臓器の位置異常	本来と異なるところに臓器が配置される。	内臓逆位症（右胸心など），大血管転位症，馬蹄腎
性徴の混在	性腺の性と外性器の性が一致しない。	性分化疾患

的異常（おもに染色体異常）や妊娠初期の感染症，母体の内分泌異常などが多い。また，母体の葉酸の摂取不足が，二分脊椎や無脳児などの神経管閉鎖障害の発生リスクを上昇させることが知られている。

奇形の発生様式▶　奇形はその発生機序から分類することもできる（▶表 8-1）。

③ 染色体異常による疾患（染色体異常症）

染色体は，細胞分裂時の不分離や転座により，数や構造に異常を生じることがある（▶図 8-7-a）。150 人の新生児に 1 人ぐらいの割合でなんらかの染色体異常があると考えられている。染色体の数や構造の異常に起因する疾患を**染色体異常症**といい，**常染色体異常症**と**性染色体異常症**とに分けられる。大きな染色体異常で生存可能なものは限られている。

1 常染色体の異常による疾患（常染色体異常症）

トリソミー▶　常染色体の異常としてよく知られているものは，ある特定の染色体の数が 1 つ多いトリソミーである。トリソミーでは，染色体の総数は 47 本になる。**ダウン症候群** Down syndrome は代表的な常染色体異常症で，21 番目の染色体が 1 本多い 21 トリソミーである。このほか，13 トリソミー，18 トリソミーなどがある。いずれの場合にも多発性の奇形と精神発達遅滞がみられる。

● ダウン症候群

21 トリソミーであるダウン症候群は，ほとんどの場合，卵子を形成する減数分裂の際に染色体がうまく分離されないことが原因となり，母親が高齢になるほど発生頻度が高くなる。母親の年齢が 30 歳未満では 1,000～2,000 回の出産に 1 例ほどであるが，母親の年齢とともに発生頻度は高くなり，45 歳以上では 30～50 回の出産に 1 例ほどの割合で患児がみられる。独特の扁平な顔貌と巨舌症，精神発達遅滞などが特徴である。患児の約 40％に先天性心奇形を合併し，また，白血病の罹患率が高い。

多くの染色体異常は児に新たに生じたもので，両親に異常はみられない。まれに例外があり，とくにダウン症候群患児の 4％ほどは，両親のうちの一方が染色体異常の原因をもつ保因者であることが知られている。

2 性染色体の異常による疾患（性染色体異常症）

XY（男性）あるいは XX（女性）とは異なる性染色体の構成をもつ場合，性染色体異常症という。性染色体異常症では，さまざまな性分化の異常を示す。ターナー症候群とクラインフェルター症候群がよく知られている。

ターナー症候群▶　**ターナー症候群** Turner syndorome の患者の性染色体は，X 染色体の 1 本が完全欠損あるいは部分欠損し，X 染色体モノソミー（45, X）[1]となる。異常な細

胞と正常な細胞とが混在するモザイク型のターナー症候群も存在する。

　　外見は女性であるが，卵巣の形成不全がみられる。低身長や，耳のうしろから肩甲骨の外側に向かって皮膚がはりだした翼状頸，のばした肘の角度が正常範囲をこえて外側に向く外反肘などの特徴がある。精神発達遅滞はみられない。

性染色体の過剰▶　　X染色体やY染色体が過剰になる場合もある。Y染色体が1つ以上あると外見は男性型を示し，X染色体のみの場合には女性型を示す。

　　正常な女性の染色体(46, XX)と比較してX染色体が増えているXXX症候群(47, XXX)がごくまれにみられる。精神発達遅滞があり，X染色体の数が増すほど重篤になる。Y染色体が多いYY症候群(47, XYY)の患者では，性器の異常は通常みられず，ふつうの社会生活を営んでいる人も少なくない。

クラインフェ▶
ルター症候群　　男性の性染色体はXYであるが，これに対してX染色体が増えているものをクラインフェルター症候群 Kleinfelter syndrome という。染色体の総数が47本である(47, XXY)のほかに，48本となる(48, XXXY)や(48, XXYY)などもクラインフェルター症候群に含む。クラインフェルター症候群の患者は，精巣は小さく，第2次性徴の発現が不十分である。生殖は不可能で，不妊を主訴として医師を訪れることが多い。体型は女性的で，四肢は異常に長い。精神発達遅滞は軽いものが多い。

3 そのほかの染色体異常

5p−症候群▶　　染色体の本数は正常だが，特定の染色体の構造に異常がみられる疾患もある。5番染色体の一部が欠失している5p−症候群[2]がその一例である。5p−症候群はかん高い泣き声が特徴で，かつてはネコ鳴き症候群とよばれていた。

④ 外因による先天異常

　　妊娠中の感染症や薬物・アルコールの服用，放射線照射，母体の疾患(糖尿病・フェニルケトン尿症・内分泌疾患)などが胎児障害をおこす原因となる(▶122ページ，図8-7-c)。同じ原因であっても，曝露した時期によって，障害のあらわれ方が異なる。

1 出生前感染症(母子感染症)

風疹ウイルス▶　　妊娠初期に風疹ウイルスに感染した母親からは，しばしば，動脈管開存症などの先天性心奇形や，難聴，白内障，精神発達遅滞などの特徴をもった児が生

---

1) 染色体の構成は，染色体の総数と実際にみられる性染色体の種類を併記してあらわす。健常な男性は(46, XY)，健常な女性は(46, XX)と表記される。
2) 「5p−」は「ご・ピー・マイナス」と読む。

まれる。これを**先天性風疹症候群** congenital rubella syndrome (CRS) という。ウイルスが母体から胎盤を経由して発育中の胎児に感染することによって障害をおこす。風疹の流行した年は自然流産や人工流産の報告数が増加することから，感染に起因した流産は実際に生まれる障害児の約60倍にのぼると推定されている。

そのほかの感染症 ▶　サイトメガロウイルスや単純ヘルペスウイルス，梅毒トレポネーマ，トキソプラズマ-ゴンディイなどが，胎盤を通じて感染をおこすことが知られている。またヒトパルボウイルス B19 による伝染性紅斑(りんご病)が胎児水腫や流産の原因となることがあるが，生存児の異常は知られていない。

2 薬物やアルコールによる障害

薬物の催奇形性 ▶　1960年代のヨーロッパにおいて，妊娠初期にサリドマイド[1]を服用した母親から四肢の短い**あざらし肢症(サリドマイド奇形)**の児が多く生まれることが報告された。そのため，現在ではサリドマイドは妊婦への使用が禁忌となっている。

　このように，特定の薬物を妊婦が服用した際に，発生過程の胎児に作用して外表や内臓の奇形を発生する危険性がある場合，その薬物には**催奇形性**があるという。催奇形性のある薬物には，サリドマイドのほかに，抗痙攣薬であるフェニトイン，抗凝固薬であるワルファリンカリウム，男性ホルモン薬などが知られている。

　妊娠中，とくに妊娠初期の薬物使用はできるだけ避け，どうしても投与が必要な場合は，胎児への影響がないことを確認したうえで，慎重に投与しなければならない。

胎児アルコール ▶　アルコール摂取は，妊娠中の全期間を通して障害の原因となりうる(▶170症候群　ページ)。成長障害や精神発達遅滞などがみられ，**胎児アルコール症候群**とよばれる。

3 放射線による障害

　放射線照射(▶171ページ)によって女性の流産率や不妊率が上昇したり，胎内で照射を受けた児に白血病や甲状腺がんなどの悪性腫瘍の発生が増したりすることが知られている。医療用の低い線量の放射線による影響も無視できないため，とくに妊娠初期の女性に対しては，X線などの放射線の照射は避けるべきである。

---

1) サリドマイドは，かつて睡眠薬として用いられていた。現在では，多発性骨髄腫とらい性結節性紅斑にのみ適応となっており，妊婦には禁忌である。

C 遺伝子の異常と疾患

① 遺伝子の変異と疾患

遺伝学的要因
と環境要因 ▶ 疾患の原因は**遺伝学的要因**と**環境要因**とに大きく分けられ，疾患ごとにそれぞれの関与の度合いが異なる（▶図8-8）。1つの遺伝子の異常により生じる疾患を**単一遺伝子疾患**といい，ほぼ純粋に遺伝的要因のみによって発症する。

　一方，複数の遺伝子や環境要因が関与する疾患を**多因子疾患**といい，関係する遺伝子の数が多い疾患ほど，環境要因がより大きく関与するといわれている。

疾患の原因と
なる遺伝子変異 ▶ 遺伝学的に多様性をもたらす遺伝子変異の多くは，個体の形質に影響を与えないが，おもに2つの変異の場合は，疾患の原因となりうる。

　1つは，変異によりタンパク質の機能がかわってしまう場合である。塩基1個が置換する**点変異** point mutation や，塩基の挿入あるいは欠失により，アミノ酸の配列が変化して，タンパク質の本来の機能がそこなわれたり，あらたな機能が獲得されたりすることがある。

　もう1つは，合成されるタンパク質の量が変化する場合である。たとえば，遺伝子の欠失によりタンパク質が合成されない場合や，遺伝子の重複や増幅により，タンパク質が過剰に合成される場合があげられる。

② 遺伝性疾患

1 遺伝性疾患とは

　遺伝学的要因がすべての原因あるいは原因の一部となって発症する疾患を**遺伝性疾患** genetic disorder とよび，染色体異常症のほか，単一遺伝子疾患と多因子疾患が含まれる。

　原因となる遺伝子の異常は，必ずしも親から引き継いだもの（遺伝したもの）とは限らない。生殖細胞の形成時などに新たに生じる場合があり，この場合，

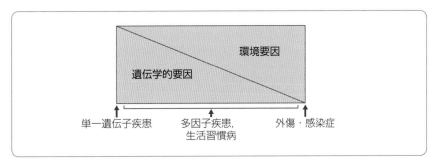

▶図 8-8　環境要因と遺伝学的要因

親から病気が遺伝する（継承される）わけではない[1]。

また，遺伝性疾患には，フェニルケトン尿症や血友病などのように，小児期の比較的早い時期に症状が出現するものもあれば，ハンチントン病などのように，成人になってはじめて症状をあらわすものもある。

2　単一遺伝子疾患

単一遺伝子疾患は，1つの遺伝子の変化が大きな効果をもち，これが原因となって生じる疾患をさす。多くの種類が知られているが，1つひとつの疾患の頻度は低い。病気が遺伝する際には，古典的なメンデルの遺伝の法則[2]に従う。

単一遺伝子疾患は，常染色体優性遺伝病・常染色体劣性遺伝病・X染色体連鎖遺伝病（伴性遺伝病）の3つに大きく分けられる[3]（▶図8-9）。

● 常染色体優性遺伝病

常染色体の相同染色体上の2つのアレルの一方に，病的変異を受け継ぐことで発症する疾患を，常染色体優性遺伝病という（▶図8-9-a）。ふつう両親のどちらかがその疾患をもっており，家族性大腸腺腫症（家族性大腸ポリポーシス，▶247ページ）のように，同一家系に多発する。「家族性」とよばれるゆえんである。

ハンチントン病▶　ハンチントン Huntington 病は常染色体優性遺伝病で，舞踏運動と進行性の知能障害，性格変化，精神障害を主症状とする。大半が30〜40代の成人期に発症するが，20歳以前に発症してパーキンソン症状を呈する場合もある。

● 常染色体劣性遺伝病

常染色体の相同染色体上の2つのアレルの両方に，病的変異を受け継いだ際に発症するものを，常染色体劣性遺伝病という（▶図8-9-b）。一方のアレルのみに病的変異をもつ場合は，症状があらわれない保因者となる。血族婚や，あるいは偶然に保因者どうしがカップルになった際に，1/4の確率で両親の双方から変異遺伝子を受け継ぎ，患者となる。代表的なものにフェニルケトン尿症がある。

---

1) 遺伝性疾患 genetic disorder には，後天的な遺伝子異常による疾患も含まれる。よって，次世代に継承される疾患 hereditary disease と遺伝性疾患 genetic disorder は同じ意味ではない。
2) メンデルの法則は，優性の法則・分離の法則・独立の法則という3つの遺伝法則からなる。対立する形質（対立形質）をあらわす遺伝子には優劣があり，それぞれ優性遺伝子と劣性遺伝子が存在するという法則を，優性の法則という。対立形質をあらわすそれぞれの遺伝子は減数分裂により分離されて配偶子に分配されることを，分離の法則という。さらに，それぞれの遺伝子の分配は独立して行われることを，独立の法則という。
3) 優性遺伝・劣性遺伝は，日本遺伝学会より「顕性遺伝・潜性遺伝」とよぶことが提案されている（2017年）。

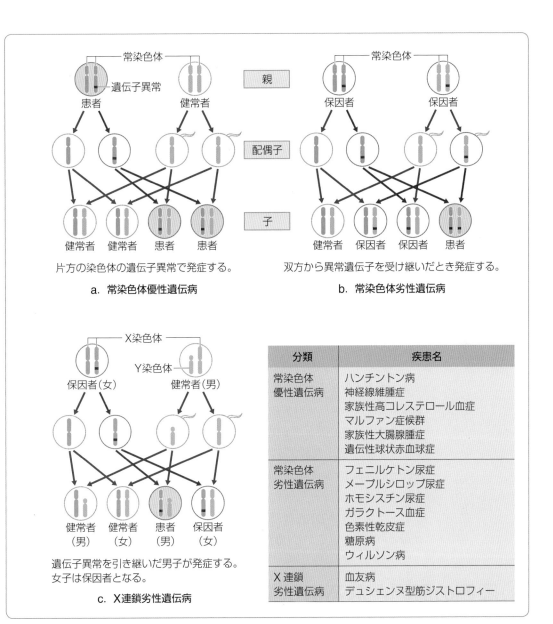

a. 常染色体優性遺伝病

片方の染色体の遺伝子異常で発症する。

b. 常染色体劣性遺伝病

双方から異常遺伝子を受け継いだとき発症する。

c. X連鎖劣性遺伝病

遺伝子異常を引き継いだ男子が発症する。女子は保因者となる。

分類	疾患名
常染色体優性遺伝病	ハンチントン病 神経線維腫症 家族性高コレステロール血症 マルファン症候群 家族性大腸腺腫症 遺伝性球状赤血球症
常染色体劣性遺伝病	フェニルケトン尿症 メープルシロップ尿症 ホモシスチン尿症 ガラクトース血症 色素性乾皮症 糖原病 ウィルソン病
X連鎖劣性遺伝病	血友病 デュシェンヌ型筋ジストロフィー

▶図 8-9 単一遺伝子疾患の遺伝様式

フェニルケトン尿症▶ フェニルケトン尿症は先天性のアミノ酸代謝異常症の1つで、タンパク質を構成するアミノ酸の一種であるフェニルアラニンをチロシンにかえる酵素が欠損することによっておこる。このため、フェニルアラニンが体内に蓄積し、放置すれば重篤な精神発達遅滞をまねく。しかし早期に発見し、遅くとも生後6か月までに低フェニルアラニン食による食事療法を始めることで、精神発達遅滞の発症を防ぐことができる。早期発見のために、わが国においてフェニルケトン尿症は、新生児の血液によるスクリーニング検査の対象疾患となっている（▶132ページ、表 8-2）。

● X 連鎖遺伝病（伴性遺伝病）

性染色体（X 染色体）上に病的変異があり，その発現様式が性別に連動して決まっているものを X 連鎖遺伝病（伴性遺伝病）という。多くは，劣性遺伝を示す X 連鎖劣性遺伝病である（▶図 8-9-c）。

血友病▶　血友病は，X 染色体に存在する血液凝固因子の遺伝子の異常でおこる（▶204 ページ）。女性は保因者となるだけで発現せず，ほとんど男性だけにあらわれる。

3 多因子疾患（多因子遺伝疾患）

複数の遺伝子が発症に関与する疾患で，遺伝学的要因だけでなく，環境要因などの外因も関与する。高血圧症や糖尿病，心筋梗塞，がんなどのありふれた疾患が数多く含まれる。多因子疾患は家系内に集積する傾向があり，これは，血縁者の間で疾患の罹患に関連した共通のアレルをもつ傾向が強いからである。家系内に集積はするが，単純なメンデル遺伝の形式はとらない。

4 ミトコンドリア遺伝病

ミトコンドリア DNA の変異による遺伝性疾患は，**ミトコンドリア遺伝病**とよばれる。ミトコンドリアの機能異常によりエネルギー産生異常となり，とくにエネルギーを必要とする中枢神経の症状があらわれる。一例として，ミトコンドリア脳筋症・乳酸アシドーシス・脳卒中様発作症候群 mitochondrial encephalomyopathy with lactic acidosis and strokelike episodes（MELAS，メラス）が知られる。

ミトコンドリア DNA は母親から受け継がれるため，ミトコンドリア遺伝病は母親の疾患が遺伝する（**母系遺伝**）。

③ 腫瘍の原因となる遺伝情報の変化

多くの腫瘍，とくにがんの発生には，染色体や遺伝子の変異が関与している。複数の変異が関与していることが多く，いくつかの異なる遺伝子の変異が積み重なることによってがんが発生する（▶152 ページ，図 9-8）。

変異の種類▶　がんでは，遺伝子の点変異や重複，欠失，あるいは染色体転座などがみられ，その結果，がん遺伝子の活性化やがん抑制遺伝子の不活性化などを生じる。また，がんではエピジェネティックな異常もしばしばおこっており，たとえば DNA の過剰なメチル化によるがん抑制遺伝子の転写抑制も知られている。

ドライバー遺伝子▶　がんにはさまざまな遺伝子変異が存在するが，そのすべてが重要な意味をもつわけではない。変異が生じることによってがんの発生や進展に直接影響する遺伝子を**ドライバー遺伝子**という（▶154 ページ）。

ウイルス感染▶　ウイルス感染が原因で生じたがんについては，その発生にはさまざまな機序

が存在するが(▶156ページ)，一部のウイルスはヒトの遺伝子に直接的に作用するものも知られている。たとえば，B型肝炎ウイルスのウイルスゲノムはヒトゲノムに挿入され，ドライバー遺伝子の活性化を引きおこす。

家族性腫瘍▶ 通常，がんは体細胞に変異が積み重なって発生するため，変異が次世代に遺伝することはない。一方で，家族内に高頻度に発症する家族性腫瘍が知られている(▶158ページ)。家族性腫瘍では多くの場合，発がんにかかわる遺伝子について，一方のアレルの異常を親から受け継いでおり，もう一方のアレルに新たな変異を生じることでがんが発症する。また，からだの細胞に新たな変異をおこしやすくするような遺伝子異常を受け継いでいることもある。

D 先天異常・遺伝性疾患の診断と治療

診断技術の向上により，一部の先天異常・遺伝性疾患については，出生前や出生後の早い時期に診断することが可能となった。

① 出生前診断

先天異常・遺伝性疾患を出生前に診断するいくつかの方法がある。診断結果をもとに，出生前に子宮内の胎児に対して治療が行われることもある(胎児治療)。しかし，治療の対象にならない多くの先天異常に対しては，しばしば人工妊娠中絶が選択されているのが現状である。出生前診断には，倫理的・法的・社会的に留意すべき多くの課題があり，検査の意義や診断の限界，母体や胎児へのリスク，合併症，検査結果が判明したあとの対応などを十分に説明したうえで，検査を実施する必要がある。

[1] **超音波検査** 全妊婦を対象とした通常の超音波検査と，胎児の形態異常の診断を目的とした胎児超音波検査がある。胎児超音波検査では，妊娠初期の比較的特徴的な所見の有無から，ダウン症候群を含めた一部の染色体異常症の可能性を知ることができる。ただし，診断の確定のためには，染色体や遺伝子の検査が必要である。

[2] **母体血清マーカー検査** 母体血清中に出現する胎児・胎盤由来のタンパク質やホルモンなどの物質を測定することにより，胎児異常の確率を推定する。

[3] **絨毛検査・羊水検査** 子宮内の絨毛組織や羊水中に浮遊する胎児・胎盤由来の細胞を採取して，染色体や遺伝子，酵素活性などについて検査を行う。絨毛検査と羊水検査は，ともに母体への侵襲があるため，流産のリスクが高まる。

母親が高齢である場合や，前の子に染色体異常がみられた場合，母親がX連鎖遺伝病の保因者である場合などに適用されている。

[4] 母体血を用いた出生前遺伝学的検査（NIPT）　近年，母体血中に存在する胎児由来DNAを用いて，ダウン症候群を含む3種の染色体の数的異常症の確率を診断することが可能となった。新型出生前診断ともよばれる。従来の羊水検査よりもはやい10週前後から検査が可能で，流産や感染症の危険がない。わが国では，日本医学会が認定する施設での実施が求められており，確定診断のためには，羊水検査・絨毛検査が必要とされている。

[5] 着床前診断　体外受精により得られた受精卵をある程度分裂させたのち，一部の細胞を取り出して遺伝子と染色体を調べ，目的とする特定の疾患が発症する可能性がないことを確認して子宮へ移植するという一連の過程を，着床前診断（着床前遺伝子診断）という。**受精卵診断**ともよばれる。染色体の転座による習慣流産や重篤な遺伝性疾患を適応として施行される。

② 新生児マススクリーニング

わが国では，早期に発見することで治療可能な疾患に対して，新生児マススクリーニング（ふるい分け検査）が行われている。母子保健施策として，代謝異常や内分泌異常を示す各種疾患を中心に，新生児全員に行われる（▶表8-2）。これらの検査は，新生児から採取した血液を特定の濾紙にしみ込ませる方法で行われる。早期発見により，食事療法やホルモン補充などの適切な治療を早期に施し，重篤な障害を未然に防止することを目的とする。

近年では，**タンデムマススクリーニング**という手法の普及により，20疾患のスクリーニングが可能となっている。

③ 遺伝学的検査

医療の現場で実施される**遺伝子検査（遺伝子関連検査）**のうち，生殖細胞系列変異を対象とした検査を**遺伝学的検査**という。がんや白血病の遺伝子変異といった体細胞の遺伝子変異を対象とした検査（**体細胞遺伝子変異検査**）と異なり，体内のどの細胞を用いても実施が可能である。変異は生涯変化せず，また血縁者とも共有するため，変異の情報は慎重に取り扱う必要がある。

▶表8-2　新生児に対するマススクリーニングが行われている疾患（2020年4月現在）

分類	疾患
代謝異常	フェニルケトン尿症，メープルシロップ尿症，ホモシスチン尿症，ガラクトース血症，ほか14疾患
内分泌異常	先天性甲状腺機能低下症（クレチン症），先天性副腎皮質過形成症

　遺伝性疾患は遺伝学的検査の対象である。X連鎖遺伝病ではその保因者の診断に有効であり，保因者に対して女児を選択的に出産させる試みもなされている。常染色体優性遺伝病の場合には子どもの約半数に異常が発現するので，家系内での再発の防止策を考えるうえで，診断結果は重要な示唆を与える。

　ヒトの全ゲノム情報が得られたいま，単一遺伝子疾患の原因となる遺伝子異常ばかりでなく，多因子疾患の発症リスクを上昇させる遺伝的多型の検査もなされるようになってきている。

発症前診断 ▶　家族性腫瘍やハンチントン病のように，成人になってから発症する遅発性の遺伝性疾患に対しては，**発症前診断**も実施されている。家族性腫瘍のように予防法や治療法のある疾患と，ハンチントン病のように治療法のない疾患とでは事情が異なる。現状では，遺伝子異常が明らかになっても対処法のない疾患がほとんどであり，「知る権利」とともに「知らないでいる権利」を尊重することも必要である。

プレシジョン医療 ▶　遺伝子情報や生活習慣，生活環境などに基づいて，患者ごとに最適な医療を行うことを**プレシジョン医療**（精密医療）という。ほぼ同義で個別化医療，オーダーメイド医療，テーラーメイド医療の用語も用いられる。プレシジョン医療が最も進んでいるのはがん治療の領域である。これは，次世代シークエンサーとよばれる解析機器の導入により，がん細胞の遺伝子異常を詳細に調べることが可能となったためである（▶162ページ）。

④ 遺伝子治療

　遺伝性疾患に対しては，さまざまな治療が試みられている。たとえば，単一遺伝子変異により本来の機能がそこなわれたタンパク質がつくられている場合，正常なタンパク質を直接補充したり，正常なタンパク質を作成できる細胞・臓器を移植したり，遺伝子そのものに手を加えたりするなどの治療がなされている。

　遺伝子を標的とした治療を**遺伝子治療** gene therapy といい，遺伝性疾患やがん，感染症などの疾患が対象となる。遺伝性疾患では，正常な遺伝子を発現させたり，異常な遺伝子の発現を抑制したりすることで，正常な細胞の機能を保つことを目的とする。一方で，がんを対象とした遺伝子治療では，がん細胞を死滅させることが目的となる。

　遺伝性疾患に対する治療の手法の1つは，目的とする遺伝子をもたせたウイルスを細胞に感染させることで，細胞に遺伝子を導入し，細胞内に正常なタンパク質を発現させる方法である。一例として，血友病Bの患者に対して，血液凝固第IX因子の遺伝子を導入する治療があげられる。

ゲノム編集 ▶　**ゲノム編集** genome editing とは，ゲノムの特定の部位に対して，塩基の置換や挿入・欠失を誘導する技術である。ゲノム編集により，疾患の原因となる遺

伝子を直接書きかえるといった遺伝子治療が可能になるものと期待されているが，倫理的に解決すべき課題も多い。

⑤ 遺伝カウンセリング

　遺伝性疾患の診療にあたっては，患者やその家族に遺伝学的情報やその疾患に関する情報を提供するとともに心理的な支援を行い，遺伝子検査やさまざまな治療の選択に対する意思決定を援助する必要がある。遺伝性疾患の患者とその家族に対する情報提供や心理的支援といった医療行為を，**遺伝カウンセリング** genetic counseling（遺伝相談）という。

　現在，遺伝カウンセリングに関する取り組みとして，日本遺伝カウンセリング学会と日本人類遺伝学会による臨床遺伝専門医制度，および認定遺伝カウンセラー制度がある。また看護においても日本遺伝看護学会が設立され，遺伝専門看護師の養成も行われている。

ゼミナール
復習と課題

❶ 先天異常はどのような原因で生じるか，まとめなさい。
❷ 奇形の発生様式にはどのようなものがあるか，まとめなさい。
❸ 遺伝性疾患とはなにか，またどのような疾患があるか，まとめなさい。
❹ 染色体異常による疾患にはどのようなものがあるか，まとめなさい。
❺ 先天異常・遺伝性疾患の診断法にはどのようなものがあるか，まとめなさい。

9

腫瘍

現在わが国では死因の第1位が悪性腫瘍(がん，悪性新生物)で，およそ3人に1人ががんによって死亡している。将来，がん患者を看護する機会は多くなるであろう。よって，腫瘍とはなにか，がん腫と肉腫の違い，悪性腫瘍と良性腫瘍の違い，がん転移の過程とその経路，早期がんと進行がんの違いなどについて，正確に理解しておく必要がある。本章では，がんの発生原因やがんの診断・治療についても最新の情報をまじえながら解説する。

A 腫瘍の定義と分類

① 腫瘍とはなにか

腫瘍▶　腫瘍 tumor とは「身体を構成する細胞が生物学的性状の異なった異常細胞に変化し，自律性をもって，無目的かつ過剰に増殖したもの」であり，その腫瘍を構成する細胞を腫瘍細胞という。とくに，細胞増殖の自律性と無目的性に大きな特徴がある。自律性とは，細胞が臓器・組織からの制御をいっさい受けずに増殖することであり，できあがった腫瘍組織は一般的に無秩序なものになる。腫瘍がいったんできてしまうと，発がん物質などの腫瘍の原因となる因子(▶155ページ)が取り除かれても，腫瘍細胞の増殖は衰えることなく継続する。腫瘍はみずからの細胞に由来するが，自分とは異なった生き物として「新生物 neoplasia」とも表現される。

宿主▶　ある個体に発生した腫瘍細胞は，もはやその個体からの制約を受けることなく自律的に増殖し，腫瘍は増大していくので，その個体にとってあたかも寄生体のような存在と考えられる。そのため，腫瘍をもつ個体は宿主ともよばれる。

② 腫瘍の肉眼形態

固形腫瘍と▶
造血器腫瘍　腫瘍には，かたまりをつくって増殖する固形腫瘍と，白血病のようにかたまりをつくらない造血器腫瘍がある。固形腫瘍は種類や臓器の違いにより，結節状・隆起状・ポリープ状・乳頭状・囊胞状・潰瘍型などの形態を示す。腫瘍は一般的には灰白色調を示すが，出血や壊死が加わると，赤色調や黄色調変化が加わり，多彩になる。

実質と間質▶　腫瘍組織は腫瘍細胞からなる実質と，その間を埋める線維や血管などの間質から構成されている。間質成分の中に膠原線維(コラーゲン線維)が多くなると腫瘍はかたくなる。一方，腫瘍細胞が充実性に(細胞の間にすきまがないように)増殖し，間質成分が少ない場合はやわらかくなる。

③ 腫瘍の細胞異型と構造異型

　　腫瘍の細胞・組織の形は，正常細胞や正常組織の形と比べるとさまざまな点で違いがある。この形態の違いを**異型性** atypia といい，その程度を**異型度**という。腫瘍の異型度は，弱いもの（違いが小さいもの）から強いもの（違いが大きいもの）まであり，良性腫瘍では悪性腫瘍に比べ異型度は弱くなる。悪性腫瘍の異型度を理解することは，良性腫瘍との区別（後述）を明確にするためにも非常に重要である。両者を分ける異型度の基準は臓器によって微妙に異なる。

細胞異型▶　　細胞の異型性を**細胞異型**とよぶ。最も重要な点は核の所見である（▶図9-1-a）。一般に悪性腫瘍では核は大型で輪郭が不明瞭(めいりょう)になりやすい。また，核の中身は濃く染まるようになり，クロマチンは凝集して大きさがふぞろいの顆粒状（粗大顆粒状）となる。核が大きくなることにより，相対的に細胞質は狭くなり，細胞質に対する核の比率（N/C 比，**核細胞質比** nuclear–cytoplasmic ratio）は高くなる。また，核分裂が増加し，三極分裂など異常な核分裂像がみられやすくなる。一般的に核小体は大きくなり，数も増加する。

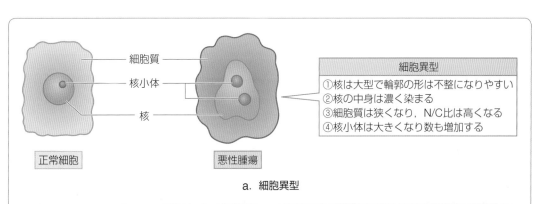

細胞異型
①核は大型で輪郭の形は不整になりやすい
②核の中身は濃く染まる
③細胞質は狭くなり，N/C比は高くなる
④核小体は大きくなり数も増加する

正常細胞　　悪性腫瘍

a. 細胞異型

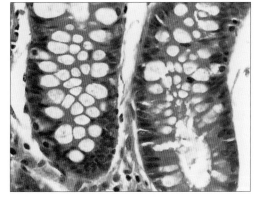

b. 正常な大腸粘膜

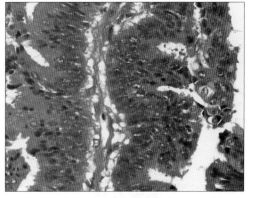

c. 大腸がん（腺がん）

正常粘膜では，核は小型で腺管の基底側（外側）にそろって並んでいる。

腫瘍細胞の核は大型で核小体は明瞭になり，細胞の並び方も重なり合うように不規則になっている。

▶図 9-1　細胞異型

構造異型▶　細胞の配列の乱れや組織の構築の異型性を**構造異型**とよぶ。炎症などによる組織の変化とは異なり，悪性腫瘍ではその程度が強い。腫瘍細胞の形態は，発生したもとの細胞や組織に似てくることが多く，この現象を**形質の保持**とよんでいる。

分化度▶　腫瘍細胞と，もとの細胞・組織との構造上の類似の程度を，**分化度**という。構造異型が弱くもとの組織に非常によく似ている場合を**高分化**，似ていない場合を**低分化**，中位の場合を**中分化**とよぶ。また，どの正常組織にも似てない場合は，**未分化**とよばれる。

　たとえば，皮膚に発生する扁平上皮がんの高分化型では角質(ケラチン)の産生がよくみられ，また，細胞どうしの接着にかかわる装置(細胞接着装置)もみられる。胃や大腸などで発生する腺がんの高分化型では，腺管の形成が明瞭である(▶図9-1-b, c)。

脱分化▶　一方，腫瘍が発育・成長していく過程において，腫瘍細胞のもとの細胞・組織に似る性質(形質の保持)が失われることがある。この現象を**脱分化**(退形成，幼若化)とよぶ。

④腫瘍の悪性度

　悪性度は，その腫瘍をもつ宿主の予後に対する影響の程度をあらわすものである。つまり，宿主の予後がよければ悪性度は低く(**良性**)，予後がわるければ悪性度は高い(**悪性**)と表現される。悪性腫瘍の目安になる悪性度は段階的である。良性・悪性の区別がむずかしい腫瘍は**境界悪性腫瘍**とよばれる。

　一般的に悪性度は腫瘍細胞の異型度と相関することが多く，異型度が強いほど悪性度が高い傾向がみられる。そのほかにも，腫瘍細胞のもつ発育速度や浸潤・転移のしやすさ，再発傾向などの生物学的な性質が，悪性度に影響を与える。

⑤腫瘍の分類

　腫瘍は全身の臓器・組織から発生し，多様な特徴を示し，宿主に対してさまざまな影響を与える。これら多様な腫瘍を網羅的・体系的に分類することは重要である。一般的に，増殖の仕方などの生物学的側面と，発生のもととなる組織の違いに基づき，形態学的に分類される。

ⓐ悪性度による分類

　腫瘍はまず，生物学的あるいは臨床的な見地から，良性腫瘍と悪性腫瘍に分けられている。両者の病理学的比較を**表9-1**にまとめた。

良性腫瘍▶　腫瘍による宿主の被害が局所的で，生命の危険がないものを**良性腫瘍**とよぶ。

▶表9-1 良性腫瘍と悪性腫瘍

相違点	良性腫瘍	悪性腫瘍
細胞異型	軽度	高度
構造異型	軽度, 成熟型	高度, 未熟型
分化度	高い	低い
発育速度	遅い	速い
細胞分裂	少ない	多い
浸潤形式	膨張性 (圧排性)	浸潤性
被膜の有無	あり (境界明瞭)	なし (境界不明瞭)
脈管への侵入	少ない	多い
転移	少ない	多い
再発頻度	低い	高い
全身への影響	小さい	大きい

▶表9-2 おもな腫瘍の分類

発生母地	良性	悪性
上皮性	良性上皮性腫瘍	がん腫
腺上皮	腺腫, 嚢胞腺腫	腺がん
扁平上皮	扁平上皮乳頭腫	扁平上皮がん
尿路上皮	尿路上皮乳頭腫	尿路上皮がん
(移行上皮)		
肝細胞	肝細胞腺腫	肝細胞がん
腎尿細管細胞	腎管状腺腫	腎細胞がん
非上皮性	良性非上皮性腫瘍	肉腫
線維細胞	線維腫	線維肉腫
脂肪細胞	脂肪腫	脂肪肉腫
血管内皮細胞	血管腫	血管肉腫
平滑筋細胞	平滑筋腫	平滑筋肉腫
骨細胞	骨腫	骨肉腫
軟骨細胞	軟骨腫	軟骨肉腫

　　良性腫瘍は，周囲の正常組織を圧迫して押しのけながら（**圧排性**），ふくらむように（**膨張性**）発育する（▶図9-2-a）。そのため正常部分との境界が明瞭で，しばしば境界部に線維性の被膜を形成する。手術による摘出も比較的容易である。

悪性腫瘍▶　一方，腫瘍による宿主の被害が著しく，宿主が死にいたるものを**悪性腫瘍**とよぶ。悪性腫瘍は周囲の正常組織内に手足をのばしてしみ込むように（**浸潤性**）発育することが多く（▶図9-2-b），境界不明瞭となる。摘出もしばしば困難になり，転移をおこすこともあり，生命に対する危険も大きくなる。

ⓑ 組織発生による分類

1 上皮性腫瘍と非上皮性腫瘍

　　腫瘍はまた，**上皮性腫瘍**と**非上皮性腫瘍**に大別される（▶表9-2）。これは，腫瘍が発生した組織の種類（**発生母地**という）に基づいた分類であり，腫瘍細胞と組織の形態学的な類似性から推測される。

上皮性腫瘍▶　上皮性腫瘍はからだの表面をおおう皮膚や，消化管・肝臓・腎臓・膀胱の粘膜上皮・腺などから発生する。腫瘍細胞は相互に接着して，細胞のかたまりをつくる特徴がある。上皮性腫瘍の良性腫瘍には乳頭腫・腺腫・嚢胞腺腫などがある。

非上皮性腫瘍▶　非上皮性腫瘍は，脂肪・線維・筋肉などの軟部組織や，造血組織・骨・神経組織などから発生する。腫瘍の細胞と細胞の間には，膠原線維などの間質成分が介在することが多い。非上皮性腫瘍の良性腫瘍には，線維腫・軟骨腫・脂肪

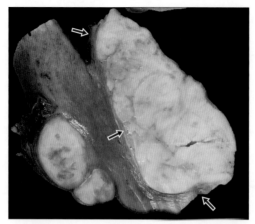

写真は子宮筋腫の例。大小の腫瘍がみられるが，良性腫瘍である。圧排性に増殖し，腫瘍の範囲(矢印)は明瞭である。

a. 膨張性(圧排性)発育

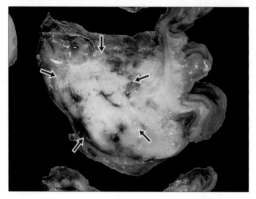
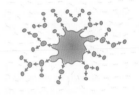

写真は膵がんの例。悪性腫瘍である。周囲に浸潤性の発育を示し，腫瘍の範囲(矢印)は不明瞭である。

b. 浸潤性発育

▶図9-2 腫瘍の発育型式

腫・血管腫・平滑筋腫などがある。

2 がん腫と肉腫

　一般に**がん** cancer（癌）という言葉は悪性腫瘍全体をさすが，病理学的には，悪性上皮性腫瘍を**がん腫** carcinoma，悪性非上皮性腫瘍を**肉腫** sarcoma と使い分ける。

がん腫の組織型▶　悪性腫瘍を発生組織との類似性によって分類したものを**組織型**とよぶ（▶表9-3）。扁平上皮の特徴をもつがん腫は**扁平上皮がん**（▶図9-3-a），腺管構造をもち粘液を産生するがん腫は**腺がん**（▶図9-3-b），尿路上皮（移行上皮）の構造を示すがん腫は**尿路上皮がん**（移行上皮がん，▶図9-3-c）などと分類される。どの正常組織にも似ていないものは**未分化がん**とよばれる。

　なかには，ヘパトーマ（肝細胞がん）やコランジオーマ（胆管細胞がん）など，臓器名に関連して特別に命名された腫瘍もある。

肉腫の組織型▶　肉腫も発生組織との類似性によって分類されるが，産生している間質成分に

▶表 9-3　おもながん腫の発生母地と発生臓器

がん腫の組織型	発生母地	発生臓器
扁平上皮がん	扁平上皮や腺上皮が扁平上皮化生をおこしたもの	皮膚，口腔，食道，肺，子宮頸部など
腺がん	腺上皮	胃，大腸，膵臓，乳腺，子宮体部，前立腺など
尿路上皮がん（移行上皮がん）	尿路上皮（移行上皮）	膀胱，尿管など

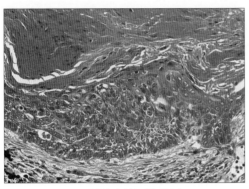

a.　扁平上皮がん（肺がん）

がん細胞の構造は扁平上皮に類似する。写真上部のピンク色に染まった無構造物は角化物（ケラチン）で，扁平上皮がんの大きな特徴である。

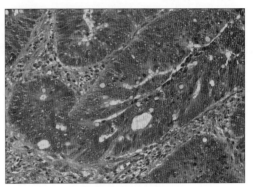

b.　腺がん（大腸がん）

がん細胞は不規則に癒合し，分岐する腺管を形成して配列する。

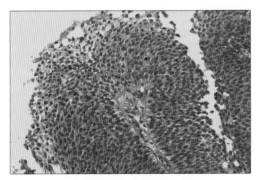

c.　尿路上皮がん（膀胱がん）

がんの増殖巣は膀胱や尿管に見られる尿路上皮（移行上皮）に類似するが，正常上皮に比べて多層化しており，しばしば乳頭状に増殖する。

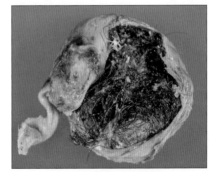

d.　卵巣の奇形腫

ホルマリンで固定したあとに切開を加えた状態。囊胞内に毛髪が充満している。卵巣壁には，骨や軟骨，歯の形成がみとめられる。

▶図 9-3　がん腫と奇形腫

も注目する必要がある。線維肉腫，脂肪肉腫，血管肉腫，平滑筋肉腫，骨肉腫などがある。

混合腫瘍▶　上皮性組織と非上皮性組織の両方の成分の増殖からなる腫瘍があり，**混合腫瘍**とよばれる。乳腺の線維腺腫が代表である（▶280 ページ）。

奇形腫 ▶ 　三胚葉[1]成分をもつ腫瘍を**奇形腫(テラトーマ)**とよぶ(▶図 9-3-d)。卵巣・精巣・縦隔などに発生する。皮膚・脳・消化管・骨・軟骨などの組織が腫瘍の中に含まれる。未熟な組織を含むものを**未熟奇形腫**とよび，多くもつほど予後はわるくなる。

⑥ 前がん病変と境界病変

1 前がん病変

　がんは遺伝子異常の蓄積によっておこる病変である(▶151 ページ)。遺伝子の最初の異常からがんが完成するまでの間には，多数の段階が必要となる。健常な細胞・組織からがんが直接発生するようにみえるものを**デノボがん** *de novo cancer* とよぶ。一方で，がんが発生する前段階に異型度の弱い病変が先行してみられることがあり，これを**前がん病変**とよぶ。

　前がん病変には，がんに比べて異型度が弱く，すぐには進行しないような腫瘍性病変(**異形成 dysplasia**)である場合と，良性腫瘍あるいは過形成である場合がある。前者の例としては子宮頸部に発生する子宮頸部上皮内腫瘍(▶276 ページ)があげられ，後者の例としては家族性大腸腺腫症(▶247 ページ)があげられる。

2 境界病変

　境界病変は，細胞・組織の形を見ても，病変の良性・悪性の区別がむずかしい異型病変をさす。現在，腫瘍の良性・悪性を判断できる普遍的な基準はなく，病変ごと，臓器ごとに異なる基準が用いられる。その結果，境界病変の内容も非常に複雑なものになる。

　境界悪性腫瘍は，良性と悪性の中間の悪性度を示す腫瘍と理解されるが，同義の言葉としては**低悪性度腫瘍**とよぶこともある。この病変は卵巣腫瘍によくみられ(▶277 ページ)，良性としての経過を示すこともあるが，悪性腫瘍よりは低い頻度で再発や転移をおこすことが知られている。

⑦ 腫瘍細胞の機能

　腫瘍細胞の機能については，分化度が高いほど，もとの正常な組織・細胞のもつ形態学的特性や機能を保っている。たとえば，肝細胞から発生する肝細胞

---

1) 三胚葉は，受精卵がいろいろな臓器に分化していく過程の初期段階でみられる 3 つの成分(胚葉)のことで，外胚葉・中胚葉・内胚葉をさす。外胚葉は神経や表皮となる。中胚葉は骨格や筋肉・血管・結合組織などになる。内胚葉は消化器・呼吸器の粘膜上皮や腺上皮となる。

がんは胆汁をつくる（▶256 ページ）。液性免疫を担当する形質細胞が腫瘍化した多発性骨髄腫の細胞は，免疫グロブリンを産生する（▶203 ページ）。一般的に腫瘍細胞の悪性度が高まると，もとの細胞のもっていた機能は失われていく。

血管新生 ▶ がんの種類にかかわらず，増殖の過程でがん細胞の周囲には毛細血管と線維芽細胞の増殖がみられることが多い。がん細胞自体がなんらかの増殖因子を産生してみずからの増殖に都合のよい微小環境をつくっていると考えられる。毛細血管の増加は血管新生とよばれ，この血管により，がん細胞の増殖に必要な酸素や栄養が供給される。近年では，がん治療薬として，この血管新生を抑える薬も開発されている。

機能性腫瘍 ▶ ある種の腫瘍はホルモンをつくることができる。ホルモン産生が過剰になると，宿主はそれぞれのホルモンのはたらきに応じたいろいろな症状を示すようになる。このような腫瘍を機能性腫瘍，ホルモン産生腫瘍などとよぶ。ホルモン以外にも末梢血中の白血球数を増やす増殖因子（顆粒球コロニー刺激因子〔G-CSF〕）をつくるものもある。

ホルモンを産生する機能性腫瘍には，本来ホルモンを産生する内分泌器官から発生するものと，本来ホルモンを産生しない臓器に発生して，本来と違った部位で各種のホルモンを産生する場合がある。

前者のような内分泌器官に発生する腫瘍としては，膵臓のランゲルハンス島にインスリンを産生する腫瘍が発生して低血糖発作をおこすインスリノーマ（▶293 ページ）や，副腎髄質の細胞から発生してアドレナリンを産生し，高血圧症を生じたりする褐色細胞腫（▶292 ページ）がある。

後者のように，本来のホルモン産生部位以外に発生した腫瘍を異所性ホルモン産生腫瘍とよび，肺原発の小細胞がん（▶228 ページ）などが例としてあげられる。異所性に副腎皮質刺激ホルモン（ACTH）を産生し，クッシング症候群を引きおこすことがある。

腫瘍随伴症候群 ▶ 腫瘍細胞が産生する物質が直接的に症状を引きおこすのではなく，間接的にいろいろな症状が引きおこされる場合もある。これは腫瘍随伴症候群とよばれ，機序は不明なものも多い。たとえば胸腺腫では重症筋無力症がおきやすい。また，腫瘍を有する患者に末梢神経障害が生じることがある。

B｜悪性腫瘍の広がりと影響

① 腫瘍の増殖

腫瘍は，遺伝子に異常が生じた1つの細胞が増殖を始めることによって発生する。理論的にはすべての腫瘍細胞は同一の性質をもつはずであり，このような増殖をモノクローナルな増殖という。しかし実際は，腫瘍が成長するにし

たがって遺伝子変異が蓄積し，性質の異なるさまざまな腫瘍細胞の集団が発生し，異質性を示すようになる。一般的に，増殖に一層有利に変異した細胞が多く増殖するようになり，さらなる攻撃性や高い悪性度を示すようになる。

がん幹細胞▶　がん細胞の一部には，自己複製能や，さまざまな細胞に分化する能力（多分化能）をもつ幹細胞に類似した性質を有する集団が存在することが知られている。これらの細胞は**がん幹細胞**とよばれ，腫瘍の形成と維持にはたらく。化学療法や放射線照射に抵抗性を示すことが知られている。

② 腫瘍の浸潤

悪性腫瘍の多くは，腫瘍細胞が手足をのばすように周囲組織の中に浸潤し，境界不明瞭なかたまりを形成する（▶140ページ，図9-2-b）。浸潤がおきるためには，腫瘍細胞間の結合がゆるくなり，基底膜など周囲の細胞外基質が分解され，腫瘍細胞の移動と運動性が亢進する必要がある。上皮性腫瘍細胞では，浸潤性と運動性を獲得するために，上皮としての性質を一時的になくし，間葉細胞[1]の性格を有するようになることが知られている。この現象は**上皮間葉転換** epithelilal mensenchymal transition（EMT）とよばれている。

③ 腫瘍の広がり

悪性腫瘍は，浸潤・増殖により周囲の組織に浸潤すると，一定の経路で原発巣から離れた部位に運ばれ，そこで新たな増殖をするようになる。この現象を**転移** metastasis（メタスタシス）とよび，新たな増殖巣を**転移巣**という。腫瘍が転移する性質は，悪性腫瘍の大きな特徴の1つであり，患者の予後をわるくする最も重要な因子である。

転移は全身のいたるところにおこりうるが，経路の種類によってリンパ行性・血行性・播種性に分類される。

1 リンパ行性転移

がん細胞がリンパ管の中に侵入し，リンパ液の流れによって運ばれ，リンパ節などで新たに増殖巣を形成することを，**リンパ行性転移**とよぶ。がん腫・肉腫ともにリンパ行性の転移を示すが，がん腫のほうが頻度は高い。

局所リンパ節▶　リンパ行性の転移は，原則的に解剖学的なリンパ液の流れに沿って進んでいく（▶図9-4）。つまり，はじめに悪性腫瘍が発生した臓器のすぐ近くのリンパ節（**局所リンパ節**，**所属リンパ節**とよばれる）に転移巣を形成する。たとえば肺

---

1) 間葉細胞とは，発生過程において各胚葉にみられる未分化な細胞のことで，結合組織・骨・運動器などを構成する細胞になることができる。

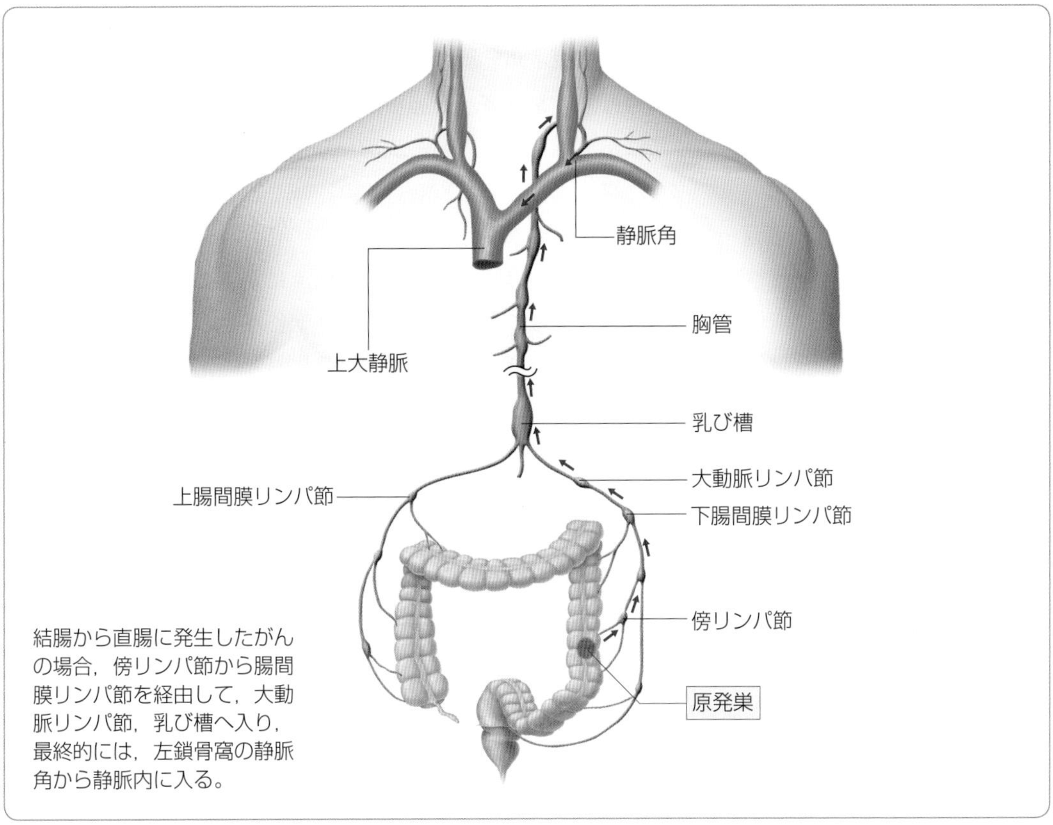

静脈角

胸管

上大静脈

乳び槽

上腸間膜リンパ節

大動脈リンパ節

下腸間膜リンパ節

傍リンパ節

原発巣

結腸から直腸に発生したがんの場合，傍リンパ節から腸間膜リンパ節を経由して，大動脈リンパ節，乳び槽へ入り，最終的には，左鎖骨窩の静脈角から静脈内に入る。

▶図9-4　リンパ行性転移の進行（大腸がんの場合）

がんでは肺門のリンパ節，胃がんでは胃壁のすぐ近くのリンパ節に転移する。そのため，固形がんの外科手術では通常，原発巣の切除とともに局所リンパ節の郭清を同時に行う。

リンパ行性転移はがんが進行するにしたがい，局所リンパ節から，リンパの流れに沿って次々に離れたリンパ節に転移するようになる。一般的に宿主の予後は，転移したリンパ節の数が多くなるほど，わるくなっていく（▶図9-4）。

センチネル▶
リンパ節
　がんが最初に転移するリンパ節がどれかわかり，そこへの転移の有無を確実に調べることができれば，がんの進行の度合いがわかり，そこに転移がなければ余分なリンパ節の切除を行わなくてすむ。このように，最初に転移するリンパ節は，**センチネルリンパ節**[1]とよばれる。このリンパ節への転移の有無を病理学的に見分ける方法（**センチネルリンパ節生検**）が開発され，乳がんの手術中などに活用されている（▶281ページ，図15-12）。

がん性リンパ管症▶
　リンパ行性転移では，ただリンパ節に転移するだけでなく，程度が強い場合，臓器内のリンパ管の中に詰まったように増殖する場合がある。これを**がん性リンパ管症**とよぶ。肺にみられることが多く，重度の呼吸困難を生じる。

---

1) センチネル sentinel とは，「番人」「見はり」という意味である。

ウィルヒョウ転移▶　消化器がんなどが左鎖骨の上のくぼみにあるリンパ節(左鎖骨上窩リンパ節)に転移する場合があり，**ウィルヒョウ転移**とよばれる。胃がんが代表である。左鎖骨上窩リンパ節は，リンパ液が大静脈に合流する静脈角の近くのリンパ節であり，そこに転移があることは，がんがかなり進行していることを示す。

2 血行性転移

血行性転移は，がん細胞が静脈内に侵入し，血流に乗って離れた部位へ移動して増殖し，転移巣をつくることをいう。血行性転移が生じると腫瘍の広がりは全身的と考えられ，しばしば手術的治療が困難になり，化学療法が必要になる。肉腫では，一般的にリンパ行性転移より血行性転移の頻度のほうが高い。

血行性転移の過程▶　血行性転移が形成されるには次のような過程が考えられる。

(1) がん細胞が基底膜・間質の細胞外基質を分解し，血管壁を破壊して血管中に侵入する(▶図9-5-a-❶)。

(2) がん細胞が血液中に遊離し，遠くの臓器まで流れる(▶図9-5-a-❷)。

(3) がん細胞が遠くの臓器の血管壁に付着(**着床，定着**とよぶ)して，**腫瘍塞栓**を形成する(▶図9-5-a-❸)。

(4) 再び血管壁を破壊して周囲の組織内に浸潤する(▶図9-5-a-❹)。

(5) 転移先臓器の組織で増殖する(▶図9-5-a-❺)。

このような多段階にわたる血行性転移という現象を完成させるために，がん細胞は血管壁や組織を破壊するためのタンパク質分解酵素(コラゲナーゼ，マトリックスメタロプロテアーゼなど)をつくり，運動性を亢進させ，遠くの血管壁に付着するための物質をつくり，免疫反応を免れ，過酷な環境においても育っていく旺盛な増殖能力を有している。

転移先の臓器▶　血行性転移する先の臓器として，解剖学的な位置関係により頻度が高いものに肺と肝臓がある。胃がん・結腸がん・膵がんなどでは，静脈血が門脈に流れ，

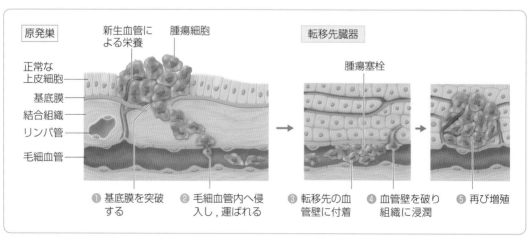

▶図9-5　がんの浸潤と血行性転移

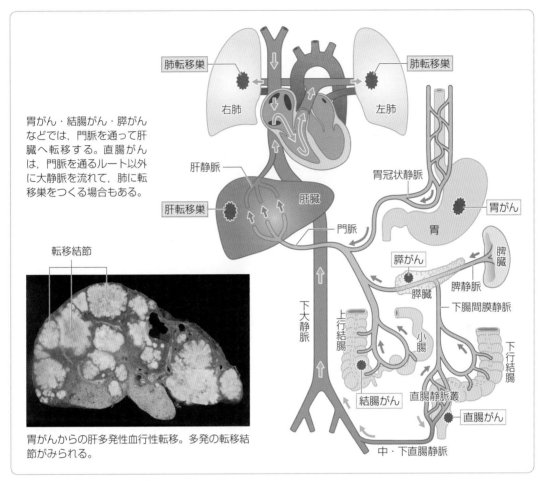

胃がん・結腸がん・膵がんなどでは，門脈を通って肝臓へ転移する。直腸がんは，門脈を通るルート以外に大静脈を流れて，肺に転移巣をつくる場合もある。

転移結節

胃がんからの肝多発性血行性転移。多発の転移結節がみられる。

▶図9-6　血行性転移の経路

肝臓に運ばれ，そこで転移巣を形成しやすい（▶図9-6）。

　一方，直腸がんなどのように静脈血が門脈を介さず大静脈に直接流れるものもある。大腸がんのがん細胞は肝臓をすり抜けて下大静脈に運ばれるため，肺に転移巣をつくりやすい。

　そのほか，がんによっては好んで転移する場所がある。前立腺がんは椎骨などの骨に転移をおこしやすい。機序はまだ不明な点が多いが，がん細胞と転移先臓器の血管内皮細胞がもつ，それぞれの接着物質と受容体の組み合わせが関与している可能性がある。

3 播種

　がんの浸潤が腹膜・胸膜など体腔の表面に達すると，がん細胞が体腔内にまるで“種を播いたように”こぼれ落ちて広がり，漿膜表面に多数の転移巣を形成する。これを播種（播種性転移）とよぶ。播種の程度がひどくなると胸水や腹水がたまるようになり，これらはがん性胸膜炎，がん性腹膜炎などとよばれる。

胸水・腹水には通常血液が含まれることが多く，タンパク質の濃度が高い滲出液になる。

シュニッツラー▶
転移　腹腔の中で最も底に位置するくぼみは，男性ではちょうど直腸と膀胱の間，女性では直腸と子宮の間（ダグラス窩）である。これらにがんが播種した場合，**シュニッツラー転移**とよぶ。肛門から直腸に指を入れて診察すると転移巣がかたい筋状物として触れる場合がある。

クルーケンベルグ▶
腫瘍　胃や腸管などに発生したがんが，両側の卵巣に転移して腫瘍を形成する場合がある。これを**クルーケンベルグ腫瘍** Krukenberg tumor（**転移性卵巣がん**）とよぶ。転移の経路としては，播種性や血行性などが考えられるが，リンパ行性と考える研究者もいて明らかでない。頻度としては，胃原発の印環細胞がんの転移の場合が多く，若い女性に発生することがある。

④ がんの進行度

1 全身的にみた進行度，TNM 分類

TNM 分類▶　各臓器の悪性腫瘍の進行の程度（**病期，ステージ** stage）の決め方を国際的に統一する目的で，国際対がん連合（UICC）が中心になって作成した分類法が**TNM 分類**である。これにより治療の効果などを国際的に比較することが可能となった。わが国では，各臓器に発生したがんについて，それぞれ取り扱い規約が定められているが，病期については基本的に TNM 分類に従っている。

　T（腫瘍 tumor の頭文字）は，原発部位における腫瘍の大きさ，浸潤の深さの程度を，T1 から T4 までの段階で表現している。

　N（リンパ節 node の頭文字）は，リンパ節転移の程度を示す。転移がある部位の局所からの離れぐあいによって N0 から N3 で表現しており，N0 はリンパ節転移がないことをあらわす。

　M（転移 metastasis の頭文字）は遠隔臓器への転移の有無を示し，M0（転移なし）と M1（転移あり）で表現している。

病期（ステージ）▶　病期（ステージ）は臓器ごとに決められており，TNM の各程度の組み合わせによって，病期Ⅰから病期Ⅳまで4段階に分類されている。通常，病期Ⅰでは腫瘍の浸潤が限局しており，転移がなく，予後はよい。一方，病期Ⅳになると遠隔臓器への転移をみとめ，予後はわるくなる。

　病期は，手術や病理学的検査をする前に，画像所見などを参考にして臨床的に決める場合（**臨床病期分類**）と，手術ののち病理学的所見が確定したあとに決める場合（**病理学的病期分類**）がある。一般的に病理学的病期のほうが患者の予後とより密接に関連する。

2 局所的にみた進行度

症状や検査所見から臨床的にがんと診断されたものを**臨床がん**という。それに対し，症状などがなく病理学的検査によりはじめてがんの診断がついたものは**非臨床がん**とよばれる。微小がんであることが多い。

また，各種の臓器に発生したがんはその進行状態によって，ラテントがん，オカルトがん，早期がん，進行がんなどとよばれる。また，顕微鏡検査でわかる所見からがんの広がりの状態をあらわす表現として，上皮内がん，粘膜内がん，浸潤がんなどという言葉もある。

ラテントがん・ ▶
オカルトがん

別の疾患の治療・検査のために摘出された材料や剖検材料を調べた結果，非臨床がんが偶然見つかる場合がある。このようながんを**ラテントがん**，あるいは**偶発がん**とよぶ。

一方，臨床的に転移巣による症状はあるが，どこが原発巣なのか明らかにできないことがあり，のちに手術材料や剖検材料を調べた結果，原発巣が明らかになることがある。このようなものを**オカルトがん**とよぶ。甲状腺がんや前立腺がんなどではラテントがんやオカルトがんの頻度が高くなる。

早期がん ▶

早期がんは進行がんに対応する言葉であって，一般的に治療によって長期の生存が期待される。各臓器によってその定義は異なり，注意が必要である。胃がんでは，がんの大きさやリンパ節転移の有無にかかわらず，浸潤の深さが粘膜下層までにとどまるものを早期がんとする。さらに，がんが粘膜内にとどまるものについては**粘膜内がん**とよぶこともある。

上皮内がん ▶

子宮頸がんをはじめ，口腔・食道・喉頭などの扁平上皮領域から発生する扁平上皮がんにおいて，がん細胞が上皮内においてのみ増殖する場合を，**上皮内がん**という（▶図 9-7-a, b）。上皮内がんでは異型性の点ではがんに相当するが，がんとしての重要な特徴である浸潤性発育や転移はみとめない。

非浸潤がんと ▶
浸潤がん

乳がんは乳管上皮から発生するものが多いが，がんが乳管内においてのみ増殖し，乳管の外への浸潤がみられない場合，**非浸潤がん**とよばれる。粘膜内がん・上皮内がん・非浸潤がんは，転移をする可能性がきわめて低く，病変を手術で完全に取り除くことができれば，理論的に治癒が期待できる。

一方，上皮の基底膜を破って周囲の結合組織（間質）の中に侵入して増殖するがんを**浸潤がん**とよぶ（▶図 9-7-c）。リンパ管や静脈への浸潤により，転移の危険が生じる。

進行がん ▶

進行がんという言葉は早期がんに対して用いられるものである。局所における浸潤・破壊が著しく，リンパ節などへの転移の頻度も高まり，各種の治療を行っても長期生存の確率は低くなる。がんの進行がさらに進み，宿主の余命がわずかになった状態を**末期がん**とよぶ。

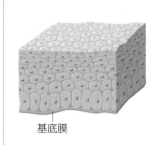 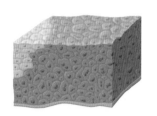 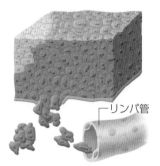

基底膜

a. 正常扁平上皮　　　　　　b. 上皮内がん　　　　　　c. 浸潤がん

リンパ管

上皮内がんでは，細胞の核は上皮の全層にわたって腫大し，細胞異型を示すが，基底膜は保たれている（a，b）。やがて，がん細胞は基底膜を破壊して間質に増殖し，浸潤がんとなる（c）。

▶図9-7　上皮内がんと浸潤がん

⑤ 多発がんと重複がん

同時に，あるいは異時性に（時期をずらして），同一の宿主内に2つ以上のがんが発生する場合がある。**多発がん**は，1つの臓器，もしくは同系統臓器内に複数の同種のがんが生じたものである。同一臓器に異種のがんが複数発生した場合や，異なった臓器にがんが発生した場合は，**重複がん**とよばれる。多発がんと重複がんをあわせて**多重がん**という。

重複がん▶　重複がんの例としては，舌・口腔・咽頭・食道・喉頭などの頭頸部に発生する扁平上皮がんがあげられる。扁平上皮がんは，同時性・異時性に，これらの臓器に複数個生じる。タバコを多く吸い，アルコールを多く摂取している人に発生しやすい。発がん物質がこれらの臓器に共通してはたらき，各臓器の細胞の遺伝子に傷害をもたらしている可能性がある。

多重がんの発生▶　がんが多発する場合，なんらかの先天的・後天的な遺伝子異常が背景にある場合が考えられる。胃がんはしばしば多発し，乳がん・肺がんなど左右対になった臓器においては，同時に左右両方からがんが生じる場合がある。

⑥ 腫瘍が宿主に及ぼす影響

腫瘍がいったん発生すると，正常なコントロールは受けず，自律的な増殖をするようになる。しかし，腫瘍そのものが生きつづけるためには，栄養を宿主から得なくてはならない。このため，腫瘍の発育に伴い，さまざまな問題が宿主に生じるようになる。

1 原発部位の周囲への影響

腫瘍が大きくなり周囲の臓器・組織を圧迫すると，周囲の臓器や組織に変性

を生じる。動脈や静脈などの血管が圧迫されると血行が悪くなり，うっ血や梗塞が生じるようになる。腫瘍が直接血管や神経に浸潤すると，出血や強い痛みを生じることがある。腫瘍の発育に血管から供給される栄養が追いつかない場合，腫瘍の中心部がしばしば壊死に陥る。壊死に陥った部分からは出血がおこりやすく，細菌や真菌などに感染しやすくなる。

臓器によっては，圧迫によってそれぞれ特有の症状を示す。総胆管の圧迫では，胆汁の流れがわるくなり黄疸を生じる。尿管が圧迫されると尿の流れがわるくなり，水腎症を引きおこす。

2 全身への影響

悪液質▶　腫瘍の増殖には多くの栄養が必要であり，宿主に必要な栄養まで腫瘍に奪われてしまうことがある。また，腫瘍細胞が放出する各種の因子によって，発熱したり，食欲が低下したりすることにより，体力は消耗していく。がんの末期では宿主の体重は減少し，低タンパク質血症や浮腫，皮膚の変色などをおこす。このような，がんにより体力が消耗した状態を，**悪液質 cachexia（カヘキシー，カヘキシア）**とよぶ。

日和見感染症▶　宿主の体力や免疫能が低下すると，いろいろな感染症にもかかりやすくなる。これは**日和見感染症**とよばれ，健常なヒトでは普通感染しないような感染力の弱い病原体にも感染してしまい，しばしば重篤になる。

DIC▶　また，播種性血管内凝固症候群（DIC）などを併発し，血液の凝固系・線溶系の異常が生じる場合もある。

C 腫瘍発生の病理

① 腫瘍の発生機序

がんは遺伝子異常の蓄積による病気ということができる（▶130ページ）。個体にがんが発生することを**発がん**といい，発がんを引きおこす物質を**発がん物質**という。また，正常細胞や前がん病変の細胞がなんらかの機序によりがん細胞に変化することを，**がん化**という。

発がん物質によるもの▶　たとえば，ヒトが発がん物質を摂取すると，発がん物質は体内でなんらかの修飾を受けたあとに標的となる臓器の細胞に取り込まれ，核内のDNAに結合する。発がん物質はDNAに傷害を及ぼし，後述するがん遺伝子，あるいはがん抑制遺伝子のはたらきに変化を引きおこし，がん細胞へと変化していく。

DNA修復機構の異常▶　正常な細胞においても日常的にDNAの損傷はおこっているが，細胞にはもともとそれを修復する機構も存在している（▶121ページ，「NOTE」）。このDNA修復機構の異常が原因となるがんもある。

エピジェネティッ▶
クな機構の異常
このほか，遺伝子自体の変異は伴わずに，メチル化の異常など，エピジェネティックな機序の異常や，ゲノムの不安定性により，がんが発生する場合もある。

1 二段階説

マウスの皮膚に，発がん物質であるDMBA（9,10-ジメチル-1,2ベンザントラセン）を塗ったあとで，クロトン油を頻回に塗っていくと，皮膚がんが発生する。しかし，DMBAとクロトン油のどちらか一方だけではがんは発生しないし，DMBAとクロトン油の順番をかえた場合もがんは発生しない。この実験からわかるように，古くから発がんの過程には2段階が必要と考えられており，**二段階説**とよばれる。

イニシエーション▶
とプロモーション
二段階説では，DMBA塗布に相当する最初の段階を**イニシエーション**，発がんにはたらく物質を**イニシエーター**とよび，クロトン油塗布に相当するあとの段階を**プロモーション**，発がんにはたらく物質を**プロモーター**とよぶ（▶図9-8）。イニシエーターはDNAに結合し，DNAに変異を引きおこし，プロモーターによって変異をおこした細胞の増殖がたすけられ，細胞内の変化が不可逆的になり，自律性増殖が進められる。

プログレッション▶
さらに，がんが成長し，周囲に浸潤・転移していく過程は**プログレッション**とよばれる。イニシエーション→プロモーション→プログレッションと，がんが進展していくそれぞれの段階で，遺伝子の異常が蓄積していくことが，さまざまながんで証明されている。

2 がん遺伝子

がん発生に促進的にはたらく遺伝子を**がん遺伝子** oncogene（**オンコジン**）という（▶表9-4）。がん遺伝子は正常な細胞にも存在し，細胞の増殖にもかかわり，**プロトオンコジン**とよばれる。

プロトオンコジンは，DNAの塩基配列の異常，つまり変異や，遺伝子の増

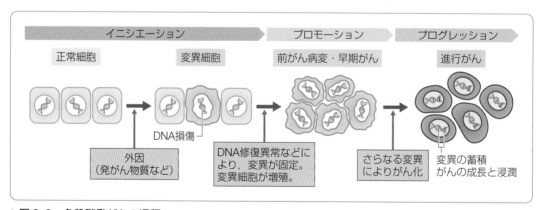

▶図9-8　多段階発がんの過程

▶表9-4　おもながん遺伝子

分類	がん遺伝子
増殖因子に関するもの	*hst-1*
増殖因子受容体型チロシンキナーゼに関するもの	*her2, kit, met, ret*
非受容体型チロシンキナーゼに関するもの	*abl* など
低分子量Gタンパク質	*K-ras, N-ras* など
セリン-スレオニンキナーゼに関するもの	*raf* など
転写因子	*c-myc* など
細胞周期やアポトーシスに関するもの	*cyclinD1, bcl-2* など

▶表9-5　おもながん抑制遺伝子と異常のみられる腫瘍

がん抑制遺伝子	異常のみられるおもな腫瘍
RB	網膜芽細胞腫, 骨肉腫, 乳がん
p53	大腸がん, 胃がん, 肺がん, 乳がん, 子宮のがん, 骨肉腫
WT1	腎芽腫
APC	大腸がん
DCC	大腸がん
NF1	神経線維腫症
BRCA1, 2	乳がん, 卵巣がん

幅, 転座(別の遺伝子と結合して新しい遺伝子が生じる)などにより活性化されると, 細胞は無秩序な増殖を始め, がん化が進むようになる。

3 がん抑制遺伝子

正常細胞にはがん化を抑制するような遺伝子群が存在し, これを**がん抑制遺伝子 tumor suppressor gene** とよぶ(▶表9-5)。本来あるはずのこれらの遺伝子が, がん細胞では欠損・変異していることがある。

RB ▶　*RB* は13番染色体の長腕に存在し, 細胞周期にかかわるタンパク質を決定している。網膜芽細胞腫の原因遺伝子であり, 最初に見つかったがん抑制遺伝子である。

p53 ▶　*p53* は17番染色体の短腕に存在し, 細胞周期とアポトーシスを調節するタンパク質を決定する。大腸がん・胃がん・肺がん・食道がん・膀胱がんなど, 全身の多くのがんから *p53* の変異が高率に見つかっており, 今や最も重要ながん抑制遺伝子となっている。

大腸がん発生過程 ▶　がんは, これら複数のがん遺伝子とがん抑制遺伝子の異常が, 多段階的に積み重ねられて完成していくことがわかっている。発がん過程におけるこれらの遺伝子の経時的異常は, とくに家族性大腸ポリポーシス患者で大腸がんが発生していく過程で最もよく研究されている(▶図9-9)。遺伝子の異常がおこるタ

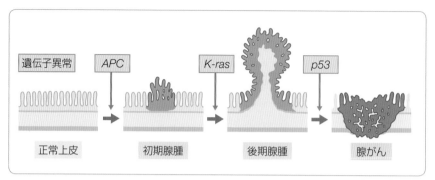

▶図9-9　家族性大腸ポリポーシスにおける大腸がんの発生過程と遺伝子異常

イミングや，発がん過程でおきる異常遺伝子の組み合わせは，がんの種類や組織型によって異なる。

4　ドライバー遺伝子

　　がんの発生過程において，遺伝子の異常がおこりやすい状態になることが知られており，がんの発生に無関係な遺伝子にも異常が多数生じる。このなかで，がんの発生・進展において重要な役割を果たす遺伝子を**ドライバー遺伝子**とよぶ。たとえば，B型肝炎ウイルスは，みずからのウイルスゲノムをヒトゲノムに挿入し，ドライバー遺伝子の活性化を引きおこす。ドライバー遺伝子を標的として，新しい治療薬の開発も進められている。

5　がんの発生とがん免疫

　　がん細胞はみずからの細胞に由来して発生するが，遺伝子異常の蓄積により異常な細胞になっているため，生体はこれを異物と見なし，排除しようとする機構がはたらく。これを**がん免疫**とよぶ。

　　がん免疫には，マクロファージやナチュラルキラー(NK)細胞などによる自然免疫と，T細胞などによる獲得免疫がある。がん免疫がはたらくためには，がん細胞の表面に目印となる**がん抗原**が存在し，免疫細胞がそれを認識する必要がある。しかし，がん細胞には，そのがん抗原を隠すなどして，生体からの免疫を阻止するような機能をもつ場合がある。このようなしくみにより，がん細胞はがん免疫を逃れて，発育・進展していく。

免疫チェックポ▶
イント阻害薬
　　近年，がん細胞が宿主の免疫を抑制するしくみが明らかになってきた。がん細胞の表面にある PD-L1 とよばれるタンパク質が，T細胞表面にある PD-1 というタンパク質と結合(免疫チェックポイントとよばれる)することにより，免疫反応が進まなくなる(▶図9-10)。この免疫チェックポイントを阻害する抗体(**免疫チェックポイント阻害薬**)が，すでにがん治療に使用されている。

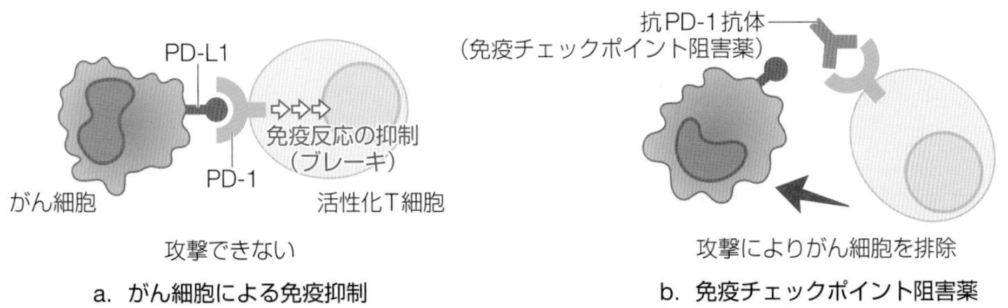

a. がん細胞による免疫抑制　　　b. 免疫チェックポイント阻害薬
抗PD-1抗体がT細胞のPD-1に結合することにより，がん細胞のPD-L1はT細胞にブレーキを
かけることができなくなる。これにより，T細胞ががん細胞を攻撃できるようになる。

▶図9-10　免疫チェックポイント阻害薬

② 腫瘍の発生因子

　腫瘍の発生因子には，化学物質やウイルスなどの環境からもたらされる**外因**と，遺伝子異常などによる**内因**がある。ヒトの発がんの場合，両者の変化が複雑に合わさって引きおこされる場合が多い。発がんに関与する因子を多くもつ人は，一般的に発がんリスクが高いとされる。

1 外因（環境因子）

●化学的発がん因子

　化学的発がん因子（発がん物質）の発見は，イギリス人医師ポットが，煙突掃除夫に陰嚢皮膚がんが多いことに気がついたことに始まる。研究の結果，石炭のタールが陰嚢の皮膚に発がん因子として作用していることを発見し，それによって皮膚がんがおきることを報告した。その後，タール成分中のメチルコラントレンやジベンゾアントラセン，ベンゾピレンなどの芳香族炭化水素[1]の一部は，発がん物質であることがわかった。また，アニリン工場の従業者に膀胱がんが多く発生することも知られており，芳香族アミン[2]の一種も発がん物質であることがわかっている。

　その後，アゾ色素や，ある種のカビが産生するアフラトキシンなどにも発がん作用があることが判明した。日本人に多い胃がんでは，ニトロソ化合物と食塩が発生に関与していることが報告されている。喫煙と肺扁平上皮がんとの関係もよく知られている。

---

1) 芳香族炭化水素は，炭素と水素からなる化合物であり，ベンゼン環（6つの炭素が環状に結合した構造）を共通にもつ。
2) 芳香族アミンは芳香族炭化水素の水素原子がアミノ基（－NH_3）で置換された化合物の総称であり，代表的なものはアニリンである。

▶表9-6　おもな職業がん

がんの種類	発がん因子	職業
皮膚がん	タール ヒ素 電磁波	工業従事者 精錬工(銅，スズ) 放射線技師
肺がん	タール 放射線 ニッケル，クロム鉄鉱	工業従事者 坑夫(コバルト，ラジウム鉱山) 精錬工
肺がん・中皮腫	アスベスト	工業従事者，建築業
膀胱がん	2-ナフチルアミン ベンジジン(4,4′-ジアミノビフェニル) 4-アミノビフェニル	工業従事者 染料関係従事者 ゴム工業
白血病	放射線 ベンゼン	放射線技師，医療従事者 工業用溶媒・ゴム工業従事者
肝血管肉腫	塩化ビニル	塩化ビニル製造従事者

　　無機化合物ではクロムに発がん性があることが知られている。建築材としてかつてよく用いられていたアスベスト(▶221ページ，図13-5)は，肺がんや悪性中皮腫(▶231ページ，図13-12)を引きおこす因子となることがわかり，社会問題になっている。

　　実験動物を用いた発がん実験の成果により，数多くの発がん物質が発見されており，日本人研究者の貢献も大きい。

職業がん▶　化学物質による発がんは，ある特定の場所での職業において，ある特定の化学物質に高濃度に，長時間にわたって接した人に多く発生する。これを**職業がん**とよぶ。職業がんについては多くの報告がなされている(▶表9-6)。

● 物理学的発がん因子

機械的刺激▶　たえずパイプをくわえている人には口唇がんが発生しやすい。また歯が舌にたえずあたることで潰瘍を生じる人は，舌がんが発生しやすい。

放射線刺激▶　放射線技師は，皮膚がんや白血病の発症リスクがある。放射線と白血病には強い因果関係があり，広島・長崎における原子爆弾の被害者には白血病が多発した。また，チョルノービリ(チェルノブイリ)の原子力発電所事故による被曝によって，小児に甲状腺がんが増加した。看護業務においてもX線など医療放射線の取り扱いには十分に気をつけ，防護措置をとらなければならない。

　　紫外線にはX線と同様に細胞傷害作用があり，DNAに変異をおこす。白人は一般的に日光に過敏で，有色人種に比べて皮膚がん(悪性黒色腫)の発生頻度が高い。

● ウイルスによる発がん

　　生物学的因子のなかで最も問題となるのがウイルスである。ウイルスは遺伝

子の種類により，RNA ウイルスと DNA ウイルスに分類される。1910 年にアメリカの病理学者であるラウスが，ニワトリの肉腫にウイルスを発見して以来，数多くのウイルスが実験動物における発がん因子として知られてきた。

[1] **HTLV-1** ヒト T 細胞白血病ウイルス 1 型[1]（HTLV-1）は，成人 T 細胞白血病（ATL）の原因ウイルスである（▶207 ページ）。HTLV-1 はレトロウイルスとよばれるグループに属し，RNA ウイルスである。逆転写酵素によって RNA から合成された DNA は，宿主細胞の遺伝子に組み込まれ，やがてウイルス粒子をつくって増殖する。ATL 患者はわが国では九州地方に多い。感染した T 細胞が移入することにより，母子感染や，輸血による感染をおこす。

[2] **ヒトパピローマウイルス** 子宮頸がん（▶276 ページ）との関連が知られる。

[3] **EB（エプスタイン-バー）ウイルス** アフリカの子どもに発生するバーキットリンパ腫（▶206 ページ），中国南部に発生する鼻咽頭（上咽頭）がん，移植患者におこる悪性リンパ腫や胃がんの一部に関係する。

2 内因

がんの発生には外側から加わる刺激としての外因以外に，宿主の内側の要因である内因も関係している。

● 年齢

加齢とがん▶ がんの発生は一般的に年齢が上がるにしたがい頻度が高くなり，60 代に最も頻度が高くなるものが多い。年齢とともに発がん因子に接する機会が多くなり，がん化の原因となる遺伝子の異常が蓄積されやすくなることや，免疫機能など宿主のがんに対する防御機能が低下することなどが，原因として考えられる。

小児期のがん▶ 小児に発生するがんには，白血病や神経芽細胞腫，腎芽腫（ウィルムス腫瘍），髄芽腫などの脳腫瘍，ユーイング肉腫などの骨・軟部腫瘍などがある（▶表9-7）。白血病は小児期に多いものと，60 歳以上の老年期に多いものがある。

中年期・老年期▶
のがん 代表的なものとして，乳がん・子宮頸がん・子宮体がん・甲状腺がんなどがあり，女性に多く，ホルモンに関連した臓器のものが目だつ。乳がんに関しては，以前は閉経前に発生することが多かったが，最近では欧米諸国のように閉

▶表 9-7 年齢と好発するがん

年齢期	好発するがんの種類
小児期	白血病，神経芽腫，腎芽腫，脳腫瘍，骨・軟部腫瘍
中年期	乳がん，子宮頸がん，子宮体がん，甲状腺がん
老年期	肺がん，食道がん，前立腺がんをはじめ多くのがん腫

1) ヒト T リンパ球向性ウイルス 1 型ともよばれる。

経後の老年期に発生するものが増加しており，全体の発生数を押し上げている。子宮頸がんは中年期に多いが，子宮体がんは閉経後の老年期に発生するものが多い。

● 性，ホルモン

性別によって発生しやすいがんの種類に違いがあることは，発がんに対して性素因が存在することを示唆している。たとえば，食道がんや肺がんは男性に多く，甲状腺がんは女性に多い。内分泌器官に関しては生体内のホルモン環境の違いががんの発生に関連している可能性が考えられる。乳がん・子宮体がんは女性ホルモンの存在下でよく増殖し，前立腺がんは男性ホルモンの存在下でよく増殖する。

一方，食道がんや肺がんなどにおいては，喫煙や飲酒習慣の有無と程度などといった男女間における生活習慣の違いに加えて，職場環境・生活環境などの環境要因の違いが影響している可能性も考えられる。

● 人種

日本人は欧米人に比べて胃がんの発生頻度が高く，乳がんや前立腺がんの頻度は低いことが知られている。これは人種の違いといった遺伝的な違いとともに，食生活の違いなど人種間の生活習慣の違いも影響していると考えられる。

有名な調査としては，アメリカに移住した日系人の胃がんの発生頻度をみると，全体としては日本人とアメリカ人の中間の値を示し，一世では日本人に近く，二世ではアメリカ人に近い値になる。このことは人種の違いというよりも生活習慣の違い，とくに食生活の違いががんの発生に大きく影響していることを示している。

● 遺伝的要因

多くのがんにおける遺伝子異常は後天的に体細胞に変異が生じることによる（▶119ページ，図8-4-b）。

先天的な▶
遺伝子の異常　がんのなかにはまれに，メンデルの法則に従って親から子へ異常が遺伝するものがある。それらの多くで，がん抑制遺伝子の異常が証明されている（▶153ページ，表9-5）。多くの場合，相同染色体の一方の遺伝子に先天的な異常があり，対立するもう一方の染色体の遺伝子に後天的な変異や欠失が生じることにより，がんが発生する。

*APC*遺伝子の異常による家族性大腸ポリポーシス（家族性大腸腺腫症），*NF1*遺伝子の異常による神経線維腫症1型（レックリングハウゼン病），*RB*遺伝子の異常による網膜芽細胞腫，*BRCA1,2*遺伝子の異常による家族性乳がん，*p53*遺伝子の異常によるリ-フラウメニ症候群などがある。

がん家系▶　胃がんなどの一般的ながんにおいても，しばしば家系内に多発することがあ

る(**家族性腫瘍**)。がんが多発する家系はがん家系とよばれるが，共通する遺伝子異常をもつために発がんするのか，がん発生がおきやすい共通した生活習慣をもつためなのか，判断がむずかしいことも多い。

DNA 修復酵素の▶
異常

色素性乾皮症という疾患では，がん発生に直接かかわるがん遺伝子やがん抑制遺伝子に異常をもつのではなく，DNA 損傷の修復にかかわる酵素に欠損が生じ，皮膚がんになりやすくなったものである(▶121 ページ，「NOTE」)。

染色体の転座▶

がん細胞にはしばしば，特徴的な染色体の数や構造の異常がみられることがある。白血病では，転座など特有の異常が存在することが多い。慢性骨髄性白血病では，フィラデルフィア染色体よばれる異常な染色体がみられることが多く，診断に有用である(▶203 ページ)。

D 腫瘍の診断と治療

① 画像診断・内視鏡診断

がんの診断法の進歩は著しく，小さな初期の病変もみつけられるようになってきた。病理診断と関連が強いものとしては，X 線撮影・超音波検査・MRI・PET などの画像診断と内視鏡診断がある。これらによって病変の局在やがんの可能性の有無が高い精度でわかるようになり，病理診断のための検体採取(サンプリング)の目安になる。

X 線検査▶

X 線検査は，使用頻度も高く，精度も高いため，最も重要な検査の１つである。さまざまな撮影装置があり，乳がんの診断では**マンモグラフィー**とよばれる専用の装置が用いられる。肝臓や脳などの実質臓器[1]の内部のがんの診断では**コンピュータ断層撮影(CT スキャン)** が用いられ，これにより周辺臓器との位置関係や浸潤の範囲などついて，多くの情報を得ることができる。

超音波検査▶

水産業において魚群を探知するように，体外から超音波を発することにより，体内のようすを描画することができる。超音波検査は，肝臓・胆嚢・腎臓・膵臓などの深部臓器や実質臓器の診断で活用され，産婦人科では胎児や子宮・卵巣の状態を診断するためにも用いられる。大がかりな設備が不要で，外来やベッドサイドでも容易に検査ができ，患者にとって侵襲や副作用がない。

MRI▶

核磁気共鳴画像 magnetic resonance imaging(MRI)では，磁場を発生させて臓器・組織の状態を観察する。得られた情報をコンピュータで解析し，任意の方向での断層画像をつくることが可能であり，立体像に再構築することもできる。

---

1) 肝臓・脳・腎臓・脾臓・膵臓・甲状腺など，それぞれの組織に特有の細胞で満たされた臓器。これに対して，消化管・胆嚢・胆管・尿管・膀胱・尿道・卵管・腟などは，管腔臓器とよばれる。

解像度も高く，X線ではわからない組織の質的な差を画像としてあらわすことができる。

PET ▶　ポジトロン-エミッション-トモグラフィー positron emission tomography（PET）は，がん細胞が正常細胞に比べて3～8倍のグルコース（ブドウ糖）を取り込むという性質を利用した検査である。^{18}F-FDG[1]というグルコースに類似した成分を体内に注入し，しばらくしてから全身を PET で撮影すると，がんの部位に FDG が多く集まって示される。PET 検査と CT スキャンを組み合わせた PET-CT による検査も行われている。

内視鏡検査 ▶　内視鏡検査では，胃や大腸などの管腔臓器の内面を直接ファイバースコープで観察する。消化管や気道の病変の診断で重要である。狭帯域光観察 narrow band imaging（NBI）を用いると，粘膜表面の微細な構造の変化も観察できる。内視鏡検査の際に，小さな組織をつまんで取り，病理診断に役だてることも行われている。内視鏡的粘膜切除術では，粘膜内がんなどにおいて病変を含めた粘膜を，内視鏡的に大きく切り取ることが可能で，開腹手術にかわるがんの根治的治療法として盛んに用いられている。

② 組織診断と細胞診断

画像診断などの臨床診断技術がいかに進歩しても，病変ががんか否かの最終判断は，生検組織診断か細胞診断による病理学的診断によってなされる。

1 生検組織診断

試験的に病変を小さく切除して検索することを**生検**とよぶ。生検による組織診断はただ単にがんか否かの判断だけではなく，腫瘍の分類（組織型）や異型度，分化度，悪性度，浸潤の有無など，患者の予後に影響を与える重要な情報や，これから行う治療に必要な情報を提供することができる。

生検の材料は，内視鏡的に採取したり，穿刺針を体外から刺すなど，比較的低侵襲な方法で行われる。通常の組織標本をつくるかわりに，組織を凍結させて迅速に組織標本を作製することも可能であり（▶332ページ，図付-4）。手術中に迅速診断が行われ，手術の方針を決めることができる。

手術によって摘出された材料では，病変全体の広がり，手術による取り残しの有無，リンパ節転移，がんの進行度などが評価される。最近では免疫学的・分子生物学的な手法も組み合わせて，診断は行われている。

---

1) FDG は，フルオロデオキシグルコース fluorodeoxyglucose の略。^{18}F-FDG は，グルコースの誘導体を放射性物質である ^{18}F で標識した放射性医薬品である。

2 細胞診断

細胞診断は，がんの早期発見のためのスクリーニング検査として発展してきた。婦人科領域や呼吸器領域のがんでは，多くが細胞診断の対象になっている。細胞診断には，**剝離・擦過細胞診断**と**穿刺吸引細胞診断** fine needle aspiration cytology（FNAC）がある（▶327 ページ，図付-1）。

剝離・擦過▶
細胞診断
剝離・擦過細胞診断は，喀痰中にはがれ落ちた細胞や，尿・腹水・胸水中に浮遊する細胞を集めて観察したり，病変の表面から細胞をこすりとるなどして観察する。

FNAC ▶
FNAC（穿刺吸引細胞診断）は，からだの深部にある臓器に針を刺し，細胞を吸引して観察する方法で，乳腺や甲状腺など，簡単には生検組織診ができない部位の腫瘍の確定診断にしばしば利用されている。ほかの採取法に比べ，FNAC で得られたサンプルは，細胞の変性が少なく，組織の構築も比較的保たれている。

③ 腫瘍マーカー

腫瘍のなかには，特殊なタンパク質やホルモンを産生するものがある。**腫瘍マーカー**とは，健康なヒトではほとんど検出されないが，腫瘍を有するヒトにおいて血中濃度が上昇する物質のことで，免疫グロブリン（多発性骨髄腫におけるベンス=ジョーンズタンパク質），がん胎児性抗原（CEA），ホルモン，酵素，がん関連抗原などがマーカーになりうる（▶表9-8）。腫瘍の良性・悪性が完全に区別でき，早期のがんでも血中濃度が上昇を示すものが望ましいが，いまだがんのみで陽性となる特異的なマーカーは発見されていない。多くの場合，腫瘍が増殖して大きく育つにしたがって，血中に増加する。

がん胎児性抗原▶
胎児性抗原は，胎児期においては臓器に産生がみられるが，健常な成人では産生がなくなる物質である。がんになると先祖返りのように再び産生されるも

▶表 9-8 腫瘍マーカーによる診断

腫瘍の種類	腫瘍マーカー
肝細胞がん	α-フェトプロテイン（AFP），PIVKA-II
大腸がん	がん胎児性抗原（CEA）
膵がん	CA19-9（細胞表面の糖鎖抗原）
前立腺がん	酸性ホスファターゼ，前立腺特異抗原（PSA）
卵巣がん	CA125（細胞表面の糖鎖抗原）
絨毛がん	ヒト絨毛性ゴナドトロピン（hCG）
多発性骨髄腫	γグロブリン，ベンス=ジョーンズタンパク質

のとして，**がん胎児性抗原** carcinoembryonic antigen（CEA）がある。大腸がんや胃がんにおける CEA，肝細胞がんにおける α-フェトプロテイン（AFP）はいずれも胎児性抗原であり，代表的な腫瘍マーカーである。

絨毛がんでは妊娠中にみられるようなヒト絨毛性ゴナドトロピン（hCG）が尿中で上昇する。前立腺がんでは前立腺特異抗原 prostate specific antigen（PSA）が血中で上昇し，前立腺がんの早期発見に大いに役だっている。

がん化に伴ってさまざまな細胞膜表面の糖鎖に変化が生じ，ちぎれて血中に増加する場合がある。膵がんでは CA19-9 とよばれる糖鎖抗原が血中で増加する。

下垂体や副腎など内分泌器官に発生する腫瘍においては，腫瘍が良性でも過剰に分泌されたホルモンにより多様な症状があらわれる場合がある。

④ 遺伝子診断

分子生物学的な研究の進歩によって，がんの種類によって特徴的な遺伝子の過剰発現や変異，染色体の相互転座などがわかってきた。とくに悪性リンパ腫や軟部肉腫，脳腫瘍では，遺伝子の異常を知ることが，腫瘍の分類にとって重要になっている。また，遺伝子異常に合わせた治療薬の開発も進められている。病理診断・細胞診断のために採取された検体から，がんに関する遺伝子異常を調べ，診断の確定や有効な治療法の選択に役だてられている。

1 がん遺伝子パネル検査

近年，**次世代シークエンサー** next generation sequencer（NGS）とよばれる遺伝子配列を調べる機器の進歩により，多数の遺伝子異常を一度に検査することが可能になった。病理診断のために採取されたがん組織を用いて，次世代シークエンサーにより，がんの発生・進展にかかわる数十あるいは百種類以上の遺伝子の変異のほか，染色体転座，RNA の発現亢進などを調べることができる。このような検査を，**がん遺伝子パネル検査**という。

検査に基づいて，がんのもつ遺伝子異常に合わせて治療薬を選択するといった医療が行われており，これを**がんゲノム医療**とよぶ（▶165ページ）。

2 リキッドバイオプシー

がんの診断は，病理診断のために採取されたがん組織を用いて検査されることが多いが，組織採取には患者に侵襲が加わるリスクが生じる。近年，血液・尿・唾液など液状の検体にも，少数のがん細胞やがん細胞由来の微量な遺伝子が含まれていることが明らかになり，それを解析することによってがんの早期診断や再発のモニタリングが可能になってきた。このような検査は**リキッドバイオプシー** liquid biopsy とよばれる。

このように，従来の組織検体だけではなく，液体の検体を使って，がんの早期診断や治療効果の判定，予後予測などが可能になってきている。

⑤ がんの治療

良性腫瘍の場合は，病変を外科手術により取り除くことによって治癒が得られる。しかし，悪性腫瘍の場合は完全に取り除くことがむずかしい場合があり，また転移をおこすこともあるため，いくつかの治療を組み合わせて行うことが多い。

1 外科手術

がんは，転移がおきる前の段階，つまり早期の段階に手術で完全に切除することが望ましい。がん病変周囲の健常部分を含めて切除し，同時に局所のリンパ節も合わせて切除を行う。これは病変を取り残さないようにするためである。早期の段階でも微小なリンパ節転移がおきている可能性があり，安全を考えて局所のリンパ節が切除される。現在でもこのような外科的治療が最も有用であるが，すでに微小な転移をおこしている可能性のある症例や，完全な外科切除が不能な症例では，追加的にほかの手段による治療を行う必要がある。

縮小手術▶ 転移の可能性がほとんどない早期のがんが術前に診断できるようになり，術後の合併症が問題になるような大きな手術や，広範なリンパ節の切除は必ずしも不必要ではないかという意見が大きくなっている。消化管の粘膜内がんにおいては，内視鏡的に病変を切除する技術が向上し，開腹せずに治療が完了し，短期入院ですむことが多くなってきた。今後は，患者への侵襲をなるべく少なくする工夫や，**縮小手術**(患者の予後を保ちながら健常部を多く残す手術)がますます盛んになるであろう。

局所再発▶ がんの場合，病変と正常部の境界がきわめて不明瞭な場合がある。通常，安全策をとって広めに組織を切除するが，ときに切除が不十分な場合，同じ場所に再び腫瘍が育つことがある。これを**局所再発**とよぶ。

2 放射線療法

X線・α線・β線・γ線・中性子線・重粒子線などの放射線をがんに照射し，がん細胞を破壊して死滅させる治療を，**放射線療法**という。がんの周囲の正常組織や細胞も損傷を受けるが，一般的に，増殖が盛んながん細胞のほうが放射線への感受性が高いことが多い。がん組織にのみ最大の効果をもたらし，正常部をなるべく傷つけないよう，照射量と照射方法が工夫される。放射線照射は，舌がん・食道がん・子宮頸がんなどの扁平上皮がんでとくに効果が高い。

術後照射と▶ 手術のあとに，取り残したかもしれない微小な浸潤巣を破壊し，局所再発を
術前照射 防ぐための照射を，**術後照射**とよぶ。一方，すでに進行した状態で手術が困難

な患者に対して，手術の前にまず放射線照射を行い(**術前照射**)，ある程度がん
を破壊し病巣を小さくしてから手術を行う手法も行われている。

3 化学療法

白血病などの造血器腫瘍や，転移などによってがんが全身に広がり外科手術
が不可能な場合には，抗がん薬を用いた薬物療法が行われることが多い。薬物
の種類によって作用の機序は異なるが，がん細胞の核に直接はたらくもの，が
ん細胞の代謝を阻害するものなどがある。進行したがんの手術を行う際には，
手術前に抗がん薬などを用いて腫瘍を小さくしてから切除を行うこともある
(**ネオアジュバント療法，術前化学療法**)。

副作用▶　化学療法の問題の1つとして，副作用があげられる。骨髄に作用して造血
障害をおこし貧血を生じたり，免疫をつかさどるリンパ球に作用して感染をお
こしやすくしたりする。吐きけや消化管障害，脱毛などもおこりうる。理想的
には，がん細胞への効果は高く，副作用のない薬が望ましく，世界中で研究・
開発が進められている。

4 ホルモン療法

がん細胞のなかには，自律性増殖を示しながらも，ある程度ホルモンに影響
を受けるものが存在する。乳がんの多くはエストロゲンやプロゲステロンなど
の女性ホルモンのはたらきに依存しており，抗ホルモン薬の投与によってがん
細胞の増殖を抑えることができる場合がある。

前立腺がんは男性ホルモンのはたらきに依存する場合が多く，精巣切除術や
抗ホルモン薬の投与によって，がん細胞の増殖を抑えられることがある。

5 分子標的治療とコンパニオン診断

近年，がん化のメカニズムが分子レベル・遺伝子レベルで盛んに研究される
ようになり，その成果が徐々に新しい治療法の開発に結びついてきている。発
がんの過程や，がんの発育・進行の過程ではたらく重要な分子が同定され，そ
のメカニズムが明らかになれば，その分子のはたらきを阻害するような薬を開
発することが可能になる。このような，分子に標的をしぼって開発された薬物
(**分子標的薬**)を用いた治療を**分子標的治療**とよぶ。通常の化学療法に比べて正
常細胞への影響や副作用が少ないことが期待されている。

コンパニオン診断▶　分子標的薬による治療の前に，その分子標的薬が患者に高い治療効果を示す
か否かを知り，治療対象を選別するため，治療標的分子の変化や原因遺伝子の
変化などを調べる分子診断を，**コンパニオン診断** companion diagnostics とよぶ。

たとえば，比較的悪性度の高い乳がんのがん細胞は，細胞表面に HER2
(ハーツー)とよばれる受容体に似た分子を発現していることが多い。HER2 を
もつタイプの乳がんであれば，HER2 に対する抗体(トラスツズマブ)を投与す

ることによって，がん細胞の増殖と進行を抑えることできる。免疫学的・分子病理学的な手法を用いて，HER2 タンパク質あるいは遺伝子の発現を検索し，トラスツズマブ投与の適応を調べることが，病理検査室の新たな重要な役割になっている。

　ほかにも，大腸がんに対する抗 EGFR 分子標的薬治療のために，EGFR タンパク質の発現検索と *KRAS* 遺伝子変異の検索が行われる。また，肺がんに対する EGFR 阻害薬治療のためには，*EGFR* 遺伝子変異の検索が行われる。これらの検索は病理組織診断のために採取した組織材料を用いて行われ，免疫組織化学など病理学の技術も利用されている。

6 がん免疫療法

　がん免疫を利用してがん細胞の増殖を抑えることが可能になってきた。がん免疫療法には，がん細胞に対する免疫の攻撃力を高める治療と，がん細胞によってブレーキがかかった免疫の攻撃力を回復させる治療がある。前者にはサイトカイン療法やがんワクチン療法，がん抗原特異的 T 細胞療法などがある。後者には免疫チェックポイント阻害療法がある。とくに，PD-1 と PD-L1 が結合した免疫チェックポイントを阻害する免疫チェックポイント阻害薬(▶155ページ，図9-10)の効果が注目を集めている。

7 がんゲノム医療

　最近では，遺伝子解析技術の進歩により多数の遺伝子異常を同時に調べることが可能になっている。がんゲノム医療では，病理診断に用いたがん組織検体の残りを利用して，多数の遺伝子を同時に調べ，個々の症例におけるがん細胞のゲノム情報をもとに，1 人ひとりの病状や体質に適した治療が行われる。がん細胞のゲノム情報に合わせて薬物が選択され，標準治療が行われる。標準治療がないがんの場合でも，臨床試験に参加することが可能な場合がある。

　さらに，遺伝子には 1 塩基のみが変異した多様性が見られることがあり(SNP，▶119ページ)，SNP を解析することで患者の体質を知り，治療薬の効果や副作用を予測することも可能になってきた。

　1 人ひとりの病状・体質・遺伝子に合わせて治療法を選択するという意味では，がんゲノム医療は個別化医療(オーダーメイド医療，プレシジョン医療)の代表となっている。

ゼミナール
復習と課題

❶ がん腫と肉腫の違いをまとめなさい。

❷ 良性腫瘍と悪性腫瘍の違いをまとめなさい。

❸ がん遺伝子とがん抑制遺伝子にはどのようなものがあるか，調べなさい。

❹ がん発生の外因としてはなにがあるか，まとめなさい。

❺ がんが転移をする経路について 3 つあげ，それぞれ説明しなさい。

❻ 小児に多く発生する腫瘍を 3 つあげなさい。

❼ がんのおもな治療法をあげなさい。

❽ がんゲノム医療についてまとめなさい。

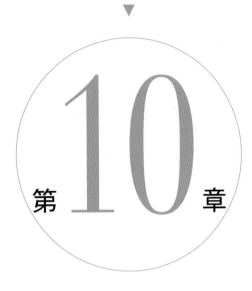

第 **10** 章

生活習慣と環境因子による生体の障害

　　　本章では病気の原因となる外因(▶9ページ)のうち，生活習慣と環境因子(とくに放射線)に焦点をあて，疾患とのかかわりについて学ぶ。また，おもに外因により生じる中毒についても学ぶ。

A｜生活習慣による生体の障害

　　　現代に生きる私たちは，かつてに比べて快適で安全，かつ清潔な環境で暮らしている。生活環境の改善が寿命の延長や体格の向上など，さまざまな健康上の恩恵をもたらした一方で，糖尿病や肥満症を含む生活習慣病の患者の増加や，タバコやアルコールの常用による健康障害など，新たな生活習慣の負の側面も明らかとなってきている。

生活習慣病▶　生活習慣病は，「食生活，運動習慣，休養，喫煙，飲酒などの生活習慣が，その発症・進行に関与する症候群」と定義される疾患である。2 型糖尿病，脂質異常症，高血圧，肥満症，メタボリックシンドローム，動脈硬化性疾患(脳梗塞，虚血性心疾患)などが含まれる。重篤な合併症を生じるこれら疾患への対応においては，生活習慣の改善により発症そのものを予防すること(一次予防)が重要である。

① 食生活と疾患

　　　私たちは栄養素を摂取し，その代謝により，からだの構造を保ち，生命活動を維持している。糖質・タンパク質・脂質が三大栄養素として知られ，これらの代謝で得られるエネルギーは，おもにアデノシン三リン酸 adenosine triphosphate(ATP)としてたくわえられる。

三大栄養素▶　三大栄養素はいずれもエネルギー源になるほか，固有の役割をもっている。体内にはそれぞれの代謝経路を相互に補うしくみも備わっているが，栄養素の極端な不足やかたよりは，身体に悪影響を及ぼす。栄養不良で身体がやせるのは，皮下や内臓に蓄積された脂肪や，筋肉を構成するタンパク質が，エネルギー源として利用されるからである。

栄養過多▶　体内では，年齢や性別，体格，活動量などに応じてエネルギーが消費される。消費量を上まわる過剰なエネルギー摂取は肥満症の原因となる。過剰に摂取されたタンパク質・糖質・脂肪は，いずれも脂肪の蓄積につながる。

ビタミンと▶　ビタミンとミネラルも生きていくうえで必須の成分である。ビタミンとは，
ミネラル　生命維持に不可欠な化合物のうち微量なものであり，体内でほとんど合成されないか，合成されても必要量に満たないため，食物から摂取しなくてはならない栄養素のことである。おもに代謝反応に関係するものが多く，これらの過剰

▶表 10-1　ビタミンの機能と欠乏症

ビタミンの種類		おもな作用，関与する機能	欠乏症
水溶性ビタミン	ビタミン B₁	糖代謝，アミノ酸代謝	脚気，ウェルニッケ-コルサコフ症候群
	ビタミン B₂	エネルギー代謝，酸化還元反応	成長遅滞，口角炎，口唇炎，角膜炎
	ビタミン B₆	アミノ酸代謝	皮膚炎
	ビタミン B₁₂	核酸合成，脂質・アミノ酸代謝	巨赤芽球性貧血
	葉酸	核酸合成，アミノ酸代謝	巨赤芽球性貧血
	ナイアシン	酸化還元反応	ペラグラ
	ビオチン	糖新生，脂肪代謝，アミノ酸代謝	皮膚炎
	パントテン酸	糖代謝，脂質代謝	皮膚炎
	ビタミン C	抗酸化作用，コラーゲン合成	壊血病
脂溶性ビタミン	ビタミン A	成長，視覚，皮膚・粘膜の機能維持	夜盲症，角膜軟化症，角膜乾燥症
	ビタミン D	カルシウム代謝	くる病，テタニー，骨軟化症
	ビタミン E	抗酸化作用	溶血性貧血，運動失調
	ビタミン K	血液凝固，カルシウム代謝	血液凝固障害

あるいは欠乏は，生体にさまざまな悪影響を及ぼす（▶表 10-1）

② 喫煙と疾患

わが国の喫煙率は低下傾向にあるが，「平成 30 年国民健康・栄養調査結果の概要」によると，20 歳以上の 17.8％（男性 29.0％，女性 8.1％）が習慣的に喫煙している状況である。喫煙はわが国の主要な死亡原因となっている。

喫煙により発症の危険が高まる疾患は，**喫煙関連疾患**とよばれる（▶図 10-1-a）。タバコから発生する煙には発がん性物質が約 70 種類含まれるとされ，肺がんを含め，喫煙との関連が明らかにされているがんは多数存在する。

がん以外にも，循環器系や呼吸器系の重篤な疾患の原因となるほか，喫煙を通してニコチン依存症が生じることも知られている。これは，タバコに含まれるニコチンが肺で吸収されたあと，脳のニコチン受容体に結合し，覚醒作用や多幸感を生じることによる。

受動喫煙 ▶ 喫煙者の周囲の人も，タバコの煙を間接的に吸入すること（**受動喫煙**）によって，身体に障害を生じる。世界保健機関（WHO）は，受動喫煙と死亡・疾病との関連は科学的に証明されたものとしている。

胎児への影響 ▶ 妊婦の喫煙により，早産や低出生体重，胎児発育遅延など，胎児にも影響が生じる。

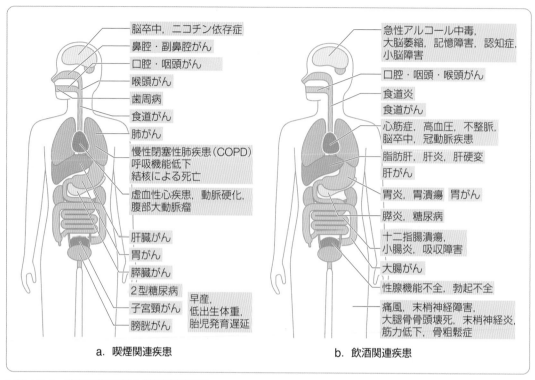

▶図 10-1　喫煙関連疾患と飲酒関連疾患

③ 飲酒と疾患

　　　　　　　飲酒は生活に深く浸透しているが，多量の飲酒はさまざまな疾患の原因となる。節度のある飲酒の 1 日平均の目安は，純アルコール 20 g（ビール中びん 1本，日本酒 1 合などに相当）以下である。

アルコールの代謝▶　飲酒による臓器障害は，おもにアルコールに含まれるエタノールやその代謝物質の有害作用である。エタノールは，おもに肝臓でアセトアルデヒドへと酸化されたあと，アルデヒド脱水素酵素により酢酸となるが，日本人は遺伝的にこの酵素の代謝能力が低いことが多い。

飲酒関連疾患▶　過度の飲酒によりさまざま臓器に悪影響が生じる。飲酒により発症リスクの高まる疾患は，**飲酒関連疾患**と総称される（▶図 10-1-b）。肝臓の障害は最も高頻度で，脂肪肝やアルコール性肝炎，肝硬変などが生じる。

胎児への影響▶　妊婦の飲酒は，胎児の低体重や奇形，脳障害を引きおこすことがある。少量の飲酒でも障害があらわれる可能性があり，妊娠中は飲酒を控える必要がある。

④ 身体活動と疾患

　　　　　　　移動手段の発達，家事や仕事の自動化などにより，現代人の運動量は減って

いる。身体活動量の少ない人や運動習慣がない人は，虚血性心疾患や高血圧，糖尿病，肥満症，骨粗鬆症などの罹患率が高いことが知られている。

　加齢により心身が衰えた状態を**フレイル**といい（▶105ページ），併存する慢性疾患の影響などもあり，生活機能が障害される。フレイルは，健康な状態と要介護状態の中間を意味し，適切な介入・支援により，生活機能の維持向上が期待される。

⑤ ストレスと疾患

　外部からの刺激によってからだの内部に生じる反応を**ストレス**とよぶ。ストレスの原因をストレッサーというが，これも含めてストレスとよぶこともある。現代では心理的・社会的な原因によるストレスがとくに問題となっている。ストレスにより生じたり悪化したりする疾患には，消化性潰瘍や高血圧，不整脈，円形脱毛症，アトピー性皮膚炎，不安や抑うつなどがある。

⑥ 睡眠と疾患

　世界的にみて，日本人の睡眠時間は少ないことが知られている。睡眠の量的不足や質の悪化は，食事や運動などほかの生活習慣の乱れにつながり，また，ホルモンバランスに影響を及ぼすなどして，生活習慣病を発症する危険性を高めることが示されている。

B 放射線による生体の障害

　健康に影響を与える環境因子は，栄養障害・生物学的因子・物理的因子・化学的因子に分類される（▶9ページ）。物理的因子の1つである放射線は，自然界にも存在するが，通常は人体には影響を及ぼさない。一方，医療の目的で使用される放射線や原子力災害などにより，影響を受けることがある。

① 放射線の生体への影響

　放射線が細胞を傷害する際の標的はおもにDNAで，DNA鎖の切断をもたらす（▶図10-2）。生体は損傷したDNAを修復する機能（▶121ページ，「NOTE」）をそなえているが，多量の放射線を浴びてDNAの修復が不可能になると，細胞は死にいたる。放射線量が少ない場合でも，DNAの損傷が正しく修復されない場合は，遺伝情報の変化を生み，細胞の機能障害の原因となる。

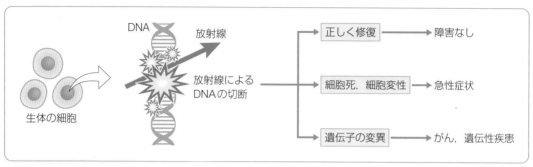

▶図10-2　放射線によるDNAの損傷

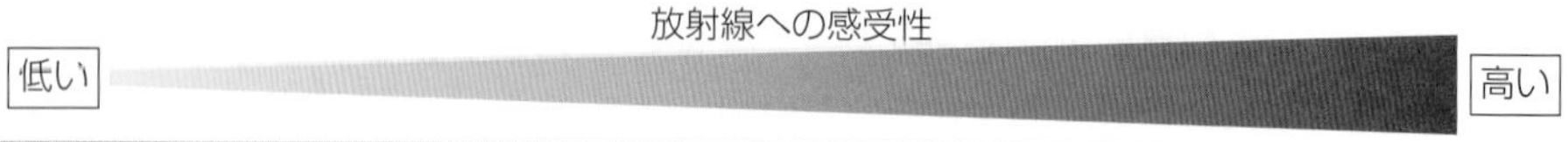

▶図10-3　臓器による放射線感受性の違い

1 身体的影響と遺伝的影響

　　　　　放射線の人体への影響には，放射線を受けた本人にあらわれる**身体的影響**と，子孫にあらわれる**遺伝的影響**がある。

身体的影響▶　放射線が人体に及ぼす身体的影響には，早期影響と晩発影響がある。

　　[1]**早期影響**　被曝後，数週間以内に発生する。嘔吐や下痢，血球減少，皮膚障害，脱毛などがある。臓器によって放射線に対する感受性が異なる（▶図10-3）。表皮や腸上皮，生殖器系，骨髄の細胞など，細胞分裂が盛んな細胞ほど感受性が高い傾向がある。

　　[2]**晩発影響**　被曝後，数か月〜数年以上経過してから症状があらわれる。白内障や発がんなどがある。妊婦が被曝した場合には，胎児に奇形や精神発達遅滞をきたす危険性がある。

遺伝的影響▶　動物実験では親に高線量の放射線を照射すると，子孫に出生時の障害や染色体異常などがおこることが知られている。原子力爆弾の被爆者の子どもを対象とした調査においては，遺伝的影響はいまのところ明らかになっていない。

2 確定的影響と確率的影響

　　　　　放射線の人体への影響は，影響が発生する機序に基づいて確定的影響と確率的影響に分類される（▶図10-4）。

　　[1]**確定的影響**　発がん以外の身体的影響は，一定量（**しきい線量**）以上の被曝

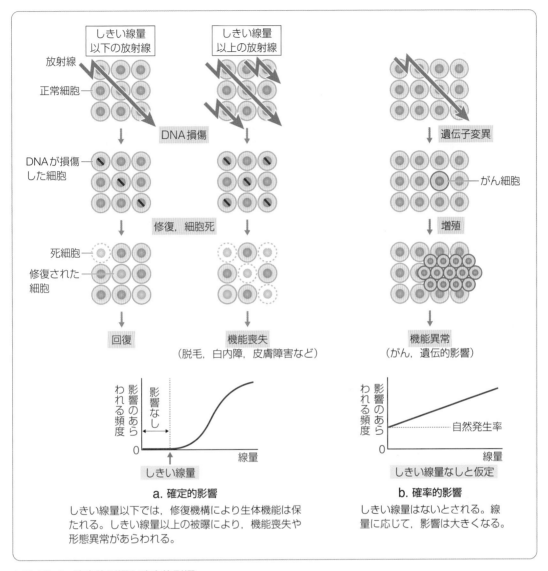

▶図 10-4 確定的影響と確率的影響

がないと発生しない。しきい線量をこえた場合に生じ，線量が大きいほど影響の発生率・重篤度ともに高くなる。

[2] **確率的影響**　確率的影響ではしきい線量がない。被曝量が多くなると影響を生じる確率は高くなるが，症状が重くなるわけではない。遺伝的影響と発がんは確率的影響による。

② 医療と放射線

　一定量以上の放射線は疾病の原因となる一方，放射線はさまざまな画像診断に利用されている（▶図 10-5）。また，放射線の生体への効果を利用した放射線

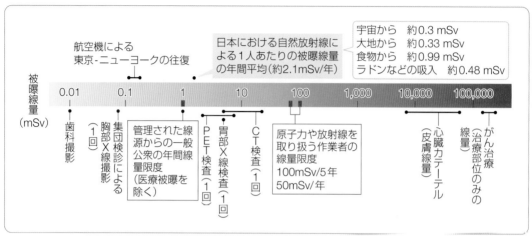

▶図10-5　自然環境ならびに医療機器による被曝線量

治療は，がんの治療法の1つとして確立されている。

放射線の単位▶　放射線の単位として，放射線を出す能力（放射能）をあらわすベクレル（Bq）と，放射線の人体への影響をあらわすシーベルト（Sv）がある。

放射線による▶
画像診断　放射線を人体に照射し，臓器や組織を透過する放射線量の違いを画像化する検査が行われている。胸部X線検査やバリウムを用いた胃部X線検査（胃透視），乳房のマンモグラフィー検査，CT検査などがそれにあたる。

がんの放射線治療▶　がん細胞ではDNAの修復機能が低下していることが多く，正常細胞に比べて放射線により死滅しやすい。放射線治療はこの性質を利用した治療法である。

放射線による▶
発がん　原爆被爆者の疫学調査では，被曝後2〜3年に白血病，20〜50年後に固形がんの発生のリスクが上昇することが報告されている。固形がんについては，成人では結腸がん・乳がん・肺がん・胃がんなどの発生のリスクが高く，小児では甲状腺がんが発生しやすい。

　また，がんの放射線治療を行ったあと，非常にまれながら放射線をあてた部位に新たながんが生じることが報告されている。

原子力災害の影響▶　原子力施設には放射性物質（放射線を出す物質）を外部にもらさないさまざまなしくみがあるが，施設の被災などにより，放射性物質が大気中に放出されることがある。その場合，粒子状の放射性物質（放射性ヨウ素や放射性セシウムなど）は地面などに沈着し，沈着した放射性物質からの被曝（外部被曝）や，汚染した飲料水や食物を摂取することによる被曝（内部被曝）が引きおこされる。

C｜中毒

　有害な物質への曝露により生体の機能が障害されることを中毒という。有害

物質はおもに体外に由来するが，尿毒症や甲状腺中毒症など，体内で生成される場合もある。発症経過から**急性中毒**と**慢性中毒**に分類される。わが国では急性中毒により年間数千人が死亡しているとされ，ガス中毒や医薬品，農薬によるものが多い。

依存症▶　中毒が依存症の意で用いられることもある。**依存症**とは，それを用いないと精神的・身体的苦痛を生じるために，特定の薬物や化学物質などの使用をやめられない状態をいう。

① 化学物質による中毒

さまざまな化学物質が中毒の原因物質となる（▶表 10-2）。

[1] ガス中毒　一酸化炭素は，火災や暖房器具の不完全燃焼などで発生し，自動車の排気ガスにも含まれる。一酸化炭素は赤血球中のヘモグロビンと結合し，酸素の運搬を阻害するため，一酸化炭素中毒では中枢神経系を中心に組織の酸素欠乏を生じる。

[2] 農薬・除草剤中毒　有機リン系化合物は殺虫・殺菌・除草の目的で広く使用されている。有機リン系化合物はアセチルコリンを蓄積させることで神経症状を生じる。除草剤として広く利用されているパラコートも，散布時の吸入により中毒症状を引きおこす場合がある。また，誤飲や自殺目的での使用も報告されている。

[3] 有機溶剤中毒　有機溶剤は揮発性があり，経気道的あるいは経皮的に容易に体内に吸収され，中枢神経症状をきたしやすい。

[4] 金属中毒　一部の重金属は摂取が必要な必須元素であるが，過剰に体内に取り込まれると中毒を示す。メチル水銀が原因の水俣病（神経障害）や，カドミウムが原因のイタイイタイ病[1]など，重工業による公害も知られる。

▶表 10-2　中毒の原因となる化学物質

ガス	一酸化炭素，シアン化水素（青酸ガス），硫化水素，二酸化硫黄，フッ化水素など
農薬・除草剤	パラコート，有機リン系，カーバメイト系，有機塩素など
有機溶剤	トリクロロエチレン，n-ヘキサン，トルエンなど
金属	亜鉛，鉛，水銀，ヒ素，マンガン，カドミウム，クロム，ベリリウムなど

---

1) 尿細管障害により，カルシウムの再吸収が阻害され，骨軟化や病的骨折が引きおこされる。

② アルコール中毒

過度のアルコール摂取は健康を害し，さまざまな疾病につながる（▶170 ページ，図 10-1-b）。さらに，急性中毒と依存症も知られている。

急性アルコール▶
中毒

短時間に多量のアルコールを摂取すると，中枢神経の抑制作用や意識障害，脱水，血圧低下，低血糖などのさまざまな症状があらわれ，重症例では死にいたる。いわゆる「一気飲み」による死亡例が毎年のように報告されている。酩酊状態となり，転倒や転落，交通事故などによる外傷を合併することも多い。

アルコール依存症▶

長期にわたる多量飲酒により，アルコール依存症となることがある。アルコールは中枢神経に対する抑制作用があり，突然の摂取中止により中枢神経系が過活動状態となる。精神的・身体的障害に加え，社会への適応力の低下から，周囲の人々にも影響を与えることがある。

③ 薬物中毒

医薬品の過剰投与は中毒をおこす場合がある。正常用量の使用であっても，副作用やほかの医薬品との相互作用，あるいは過敏症などが原因となって中毒を生じる場合がある。

違法・脱法薬物の濫用（社会規範から逸脱した目的や方法での使用）による中毒や依存症は，しばしば社会問題として取りあげられる。

④ 食中毒

食中毒は，有害物を含む飲食物を摂取したことにより生じる中毒である（▶58，245 ページ）。カンピロバクター属やボツリヌス菌に代表される細菌，ノロウイルスに代表されるウイルス，あるいはアニサキスに代表される寄生虫など，病原体の感染によるもののほか，有毒植物（毒キノコ，トリカブトなど）や有毒魚介類（フグ毒など）といった自然毒の摂取によるものが含まれる。

ゼミナール
復習と課題

❶ 喫煙に関連する疾患を列挙しなさい。
❷ 放射線による確定的影響と確率的影響の違いを説明しなさい。

参考資料　・環境省：放射線による健康影響等に関する統一的な基礎資料 平成 30 年度版．（http://www.env.go.jp/chemi/rhm/h30kisoshiryo/h30kisoshiryohtml.html）（参照 2020-09-16）

第**2**部

病理学各論

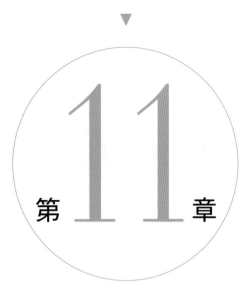

第11章

循環器系の疾患

心疾患は，わが国ではがんについで死亡率の高い重要疾患である。なかでも心筋梗塞などの虚血性心疾患は動脈硬化症と密接にかかわっているため，病変の形成過程を理解することが重要である。ここでは，先天性心疾患(心奇形)のほか，心不全，心肥大，虚血性心疾患，弁膜症などの後天性におきる疾患の病態を理解する。

A｜血管の疾患

①血管の構造

脈管系は，**動脈・静脈・毛細血管・リンパ管**から構成されている。また，動脈はその太さによって大動脈・中動脈・細動脈に分けられる。

動脈▶　動脈壁の構造は内腔側から**内膜・中膜・外膜**の3層からなる。内膜は正常では薄く，おもに1層の内皮細胞で構成されている。中膜は厚く，平滑筋や弾性線維に富む。外膜は線維組織からなる。

細動脈は各臓器内において毛細血管にいたる手前の小さな動脈であり，抵抗血管として血圧調節を担うが，血管が小さくなるにしたがい壁の平滑筋はまばらになり，平滑筋のない毛細血管に移行する。

静脈▶　静脈は血圧が低く，動脈と比べ3層の構造は不明瞭であり，壁は薄い。血液の逆流を防ぐため，ところどころに**弁**がある。

毛細血管は，血球が1列に通れる程度のきわめて細い血管であり，壁は1層の内皮細胞からなる。壁の透過性により周囲組織との間で酸素と二酸化炭素，栄養分と老廃物の交換を行う。

リンパ管▶　小さなリンパ管は構造的には毛細血管に類似しており，形態的には両者の区別はむずかしい。

②動脈硬化症 arteriosclerosis

加齢に伴い動脈壁は変性し，しなやかさや弾性を失う。**動脈硬化症**はその代表的変化であり，動脈壁が肥厚・硬化あるいは変形する(▶図11-1-a)。

種類▶　動脈硬化症はそのなりたちによって，**粥状硬化症**(▶図11-1-b)，**中膜性動脈硬化症，細動脈硬化症**の3つに分けられる。一般的に，粥状硬化は動脈硬化と同じ意味として用いられている。

症状▶　とくに大動脈や脳，心臓，腎臓の血管がおかされやすい。大動脈の硬化では大動脈瘤の原因となり，破綻すれば大出血を引きおこす。冠状動脈や脳動脈の硬化では，内腔の狭窄・閉塞によって，狭心症・心筋梗塞・脳梗塞(脳軟化)の原因となる。

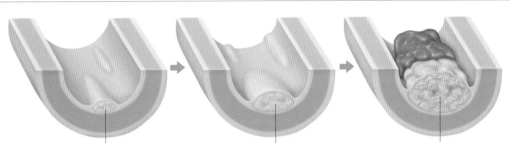

脂肪を含んだ平滑筋細胞や
組織球が増殖し，淡黄色の
軽い隆起を示す。

(初期)

コレステロール結晶の沈着と，線維
組織の増加(▶95 ページ，図 6-1)
により，黄色斑状の隆起とアテロー
ム斑の形成がみられる。

(進行期)

線維性の組織硬化がおこり，
石灰化や潰瘍，血栓を伴っ
たアテローム斑が形成され
る。

(晩期)

a. 粥状硬化の進展

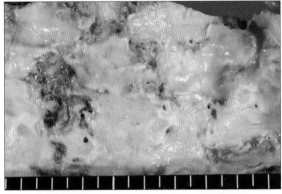

b. 粥状硬化症

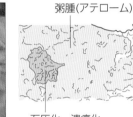

粥腫(アテローム)

石灰化，潰瘍化

大動脈の内面。黄色く扁平に隆起した部分
がアテローム(粥腫)である。石灰化，潰瘍
化をおこしている。このように内面がザラ
ザラしていると血栓ができやすくなる。

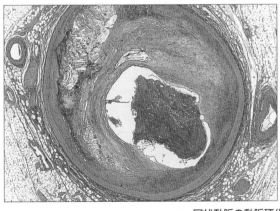

c. 冠状動脈の動脈硬化症

肥厚した内膜

血栓

狭窄した冠状
動脈内腔

石灰化

内膜には脂質が沈着し，線維や平滑筋細胞
などの増殖により著しく肥厚し，内腔は狭
窄している。石灰化も伴う。さらに内腔には
血栓が形成されている。

▶図 11-1　動脈硬化症

　　下肢を栄養する動脈に狭窄・閉塞が生じたものを**閉塞性粥状動脈硬化症**とよ
び，下肢の壊疽や間欠性跛行(ある距離を歩くと歩行困難となり，休息により
回復する病態)を生じる。

発生の背景▶　動脈硬化症の発症の危険因子として，以下のものが知られている。

(1) 脂質異常症

(2) 高血圧症

(3) 喫煙

(4) そのほかの代謝障害：糖尿病，高尿酸血症，肥満

(5) 不適切な生活態度：精神的ストレス，運動不足，かたよった食事

(6) 加齢，性差：閉経前の女性はおきにくい。

(7) 遺伝的因子：家族性高コレステロール血症など

治療▶　食事療法や，抗コレステロール薬・降圧薬の使用などによる危険因子の除去が行われる。血小板の凝集を防ぐ薬物や血栓を溶解する薬物も用いられる。適度な運動と，禁煙も重要である。

1 粥状硬化症 atherosclerosis

内膜におこる脂質の沈着と線維性肥厚が主体をなす病変で，進行するにつれて中膜にも変化が波及していく。比較的太い動脈におこりやすく，とくに分枝部や筋性動脈に生じやすい。

アテローム▶　初期の変化は動脈壁に散在性に生じ，形は円形ないし楕円形で，表面は平滑，色は黄白色である(▶図 11-1-a)。この扁平な隆起性の病変を**アテローム(粥腫)**，あるいは**粥腫性プラーク**という。内容が粥状なのでこの名がある。

粥腫は，酸化脂質・高血圧・感染症などの慢性の刺激によって内皮細胞が傷害されることにより徐々に形成される。マクロファージや平滑筋細胞が脂質を貪食し，泡沫細胞となって蓄積し，周囲への脂質・血漿タンパク質の沈着，膠原線維など細胞外基質の増加，毛細血管の新生，リンパ球の浸潤などを伴い，内膜は肥厚し，表面には線維性の被膜が形成される(▶95 ページ，図 6-1)。

病変が進行すると中膜にも変化はおよび，中膜は薄く，もろくなる。粥腫は大きくなると血管内腔に破れ，潰瘍化し，血栓ができやすくなる。このような状態は**複雑プラーク**とよばれる。正常の動脈内面はなめらかであるのに，粥状硬化をおこした血管では，血管内面がザラザラになり，血栓が付着しやすい状態になる。病変が古くなると石灰沈着もみられ，壁はかたさを増す(▶図 11-1-b)。病変の進行により大動脈などでは壁が圧力に抗しきれず内腔が拡張する。中動脈では内腔の狭窄，閉塞，血栓の形成が生じる(▶図 11-1-c)。

2 中膜性動脈硬化症(メンケベルク動脈硬化症)

中膜が変性・壊死することによって石灰沈着を示す。頸部や四肢の筋性動脈にみられる。臨床的な影響はあまり見られない。

3 細動脈硬化症

高血圧症や糖尿病のときにみられやすい。内膜には硝子様物質の沈着，肥

厚，内腔の狭窄がみられ，**硝子様細動脈硬化**ともよばれる。腎臓や脳に生じやすく，腎臓の萎縮（いしゅく）や脳出血の原因となる。

③ 動脈瘤 aneurysm・大動脈解離 aortic dissection

動脈壁のなかでもとくに中膜が弱くなり，血流の圧力に抗しきれなくなって血管内腔が拡大し，膨隆した状態を**動脈瘤**（りゅう）という。臨床的に重要な動脈瘤は，大動脈および脳動脈にみられる。

分類▶ 大動脈が瘤状にふくれるものを**嚢状大動脈瘤**（のう）といい，動脈壁中膜内に縦に亀裂が生じ，そこに血液が流れ込むものを**大動脈解離**という。

腹部の嚢状大動脈瘤の多くは動脈硬化症が原因である。胸部の嚢状大動脈瘤は，梅毒によるものと動脈硬化によるものとがある。大動脈解離は，胸部大動脈の上行部に好発し，高血圧やマルファン症候群[1]などが原因となる。いずれも破綻すると大出血をおこし，出血性ショックに陥り，しばしば死にいたる。

脳血管の動脈瘤の多くは先天的なもので，突然の破裂により，クモ膜下出血（▶299ページ，図17-3）をおこす。

治療▶ 大動脈瘤に対しては，人工血管置換術が行われる。手術不適応患者には，内科的な血圧コントロールが治療の主体となる。脳動脈瘤に対しては，破裂の予防のためにクリッピング術が行われる。

④ 静脈の疾患

1 静脈瘤 varix

静脈瘤は，限局性に静脈が拡張し，蛇行した状態である。下肢表面の静脈に生じやすく，静脈内圧の上昇，弁の機能不全が原因と考えられる。肝硬変症患者では食道に静脈瘤が生じ，破裂すると大出血をおこす。

2 静脈血栓症 phlebothrombosis，血栓性静脈炎 thrombophlebitis

静脈内の血液がうっ滞し，血栓が生じると**静脈血栓症**となる。下肢深部の静脈に生じやすい。長期臥床（しょう）状態，血液凝固亢進状態，高齢者が発生要因となる。血栓や感染が原因となって炎症がおこり，静脈炎を伴う（**血栓性静脈炎**）。

深部静脈血栓症は，大きな手術後の合併症として知られる**肺血栓塞栓症**（▶81ページ，図5-8）の原因となり，看護のうえでも重要な課題になっている。

---

1) マルファン症候群は常染色体優性遺伝の症候群で，クモ指や細長い四肢による高身長，大動脈の拡張，僧帽弁逸脱などを主症状とする。大動脈解離の合併頻度が高い。

B 心臓の疾患

① 心臓の構造

心臓は左右の**心房・心室**から構成されており，心房・心室の間は**心房中隔・心室中隔**により隔てられている。心房と心室の境には，右心には**三尖弁**，左心には**僧帽弁**がある。また，右心室と肺動脈との境には**肺動脈弁**が，左心室と大動脈との境には**大動脈弁**がある。これらの弁は血液の逆流を防いでいる。

心臓の壁は 3 層からなり，内腔側から**心内膜・心筋・心外膜**という。

栄養血管 ▶ 心臓の栄養は，大動脈弁のすぐ上から分岐する左右の**冠状動脈**を通る血液によって供給されている。左冠状動脈はさらに前下行枝と回旋枝に起始部で分かれる。右の冠状動脈は右心房・右心室・中隔後部および左心室下壁・後壁の一部に，左の冠状動脈は左心房・左心室・中隔前部に血液を供給する（▶191 ページ，図 11-7）。

刺激伝導系 ▶ 心臓のリズミカルな収縮運動は，**刺激伝導系**という特殊な筋組織系によって調節されている。洞房結節で生まれた規則正しいリズムは**房室結節（田原結節）**，**ヒス束**，**プルキンエ線維**に伝えられ，心筋は規則正しく収縮する。

② 先天性心疾患（心奇形）

先天性心疾患（心奇形）は心臓の発生段階における形成異常であり，新生児の約 1%に生じる。遺伝的要因や母子感染などが誘因として考えられる。

代表的な心奇形として，心房中隔欠損症，心室中隔欠損症，ファロー四徴症などがある。心奇形の多くは胎児期の心臓が形成途上でとまり，胎児循環の形態が残ったものである。心臓の発達と胎児循環を知ることが，先天性心疾患の病態理解のたすけになる（▶図 11-2）。

静脈血が体循環系に直接流入する場合，症状としてチアノーゼ，太鼓ばち状の指（ばち指），多血症または赤血球増加症などを生じる。

1 心房中隔欠損症 atrial septal defect（ASD）

心房中隔欠損症（ASD）は心房中隔に孔が開いている状態である。発生学的に一次孔欠損と二次孔（卵円孔）欠損があり，ふつう心房中隔欠損といえば二次孔欠損をさす。

発生 ▶ 心房は発生初期の段階では内腔が 1 つであるが（▶図 11-3-a），やがて一次中隔により左右に分けられる（▶図 11-3-b）。しかし胎生期には，酸素に富む血液が胎盤から下大静脈を経て右心房に戻るので，左右心房の交通は必須条件となる。このため，一次中隔形成の初期には下方に欠損（一次孔）があり，それが閉

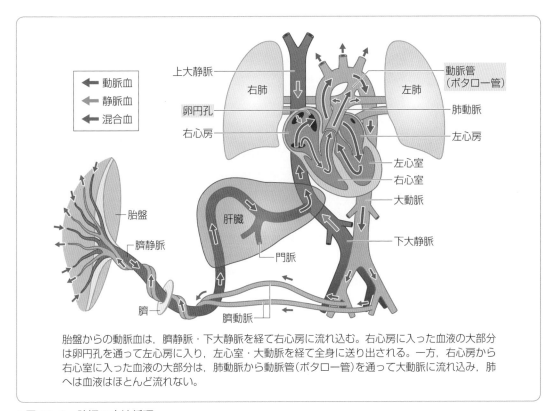

胎盤からの動脈血は，臍静脈・下大静脈を経て右心房に流れ込む。右心房に入った血液の大部分は卵円孔を通って左心房に入り，左心室・大動脈を経て全身に送り出される。一方，右心房から右心室に入った血液の大部分は，肺動脈から動脈管（ボタロー管）を通って大動脈に流れ込み，肺へは血液はほとんど流れない。

▶図 11-2　胎児の血液循環

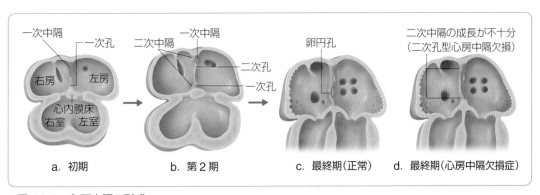

▶図 11-3　心房中隔の形成

鎖するころには上方に欠損（二次孔または卵円孔）が生じ，左右両房の交通が保たれる。二次中隔は，一次中隔の右側に新たにつくられて卵円孔をおおうが，左右の交通は保たれたままである（▶図11-3-c）。生後，2枚の膜が癒合し心房中隔が完成する。

病態▶　心房中隔欠損のため，肺から左心房へ戻ってきた動脈血は，欠損孔を通して右心房へ流れ（左→右シャント），再び肺へ余分に戻ることになり，右心室に負荷がかかる（▶図11-3-d，11-4-a）。

症状▶　青年期までは無症状であることが多く，欠損孔が大きい場合，労作時の息切

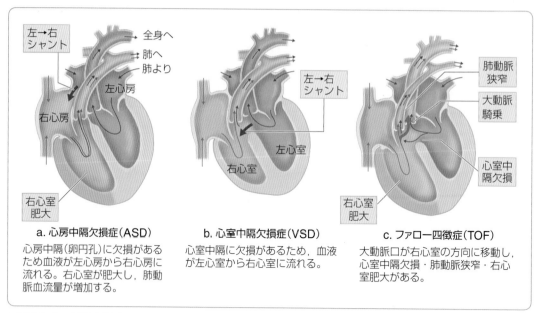

a. 心房中隔欠損症(ASD)
心房中隔(卵円孔)に欠損があるため血液が左心房から右心房に流れる。右心室が肥大し, 肺動脈血流量が増加する。

b. 心室中隔欠損症(VSD)
心室中隔に欠損があるため, 血液が左心室から右心室に流れる。

c. ファロー四徴症(TOF)
大動脈口が右心室の方向に移動し, 心室中隔欠損・肺動脈狭窄・右心室肥大がある。

▶図11-4 心臓の奇形

れなどの心不全症状があらわれる。

2 心室中隔欠損症 ventricular septal defect(VSD)

心室中隔欠損症(VSD)は, 心室中隔に孔があり, 両心室が交通している状態である。頻度の高い心奇形である。幼児期に自然閉鎖する場合もある。

発生▶ 心室も胎生初期には内腔は1つであるが, やがて壁から筋肉が盛り上がって筋性中隔がつくられ, 心内膜床に向かって成長し癒合する。しかしこのときは, 室間孔が形成されて左右の交通は保たれる。その後, 心内膜床から生じる膜様中隔によって孔は閉鎖され, 中隔が完成する。心室中隔欠損症は, この中隔上部の膜様部の形成がわるいために発生するものが多い。

病態▶ 血液は心室内の内圧差により欠損孔を通して左心室から右心室へ血液が流入し(左→右シャント), 右心室から肺動脈へ多くの血液が高い圧力で流れ込む(▶図11-4-b)。その結果, 肺動脈の血圧は高くなる。これは**肺高血圧症**とよばれる。肺高血圧症が進行すると右心室圧も高くなり, ついには右心室から左心室に血液が流れるようになる(右→左シャント)。この状態は**アイゼンメンガー症候群** Eisenmenger syndrome とよばれ, 両心室が肥大する。

症状▶ 右→左シャントが生じると, 静脈血がガス交換を受けないまま体循環に流れるため, チアノーゼが生じ, ほかに赤血球増加や, ばち指も生じる。

治療▶ 欠損孔が小さな場合は問題とならないが, 孔を通過する血流量が多い場合は閉鎖手術が必要となる。

3 ファロー四徴症 tetralogy of Fallot（TOF）

　ファロー四徴症（TOF）は，①心室中隔欠損，②右心室肥大，③大動脈騎乗（大動脈弁口が心室中隔にまたがっている状態），④肺動脈狭窄の4つの奇形を合併した状態をいう（▶図11-4-c）。

病態▶　大動脈騎乗に伴い，右室流出路と肺動脈が狭小化し，肺血液量は少なくなる。右心室内の静脈血は心室中隔欠損を通して左心室へ移行し，体循環へ流れることになる（右→左シャント）。その結果，チアノーゼがおこるほか，赤血球増加やばち指も生じる。

治療▶　手術治療が行われる。

③ 心不全 heart failure

　心臓は筋肉からなる臓器であり，ポンプ機能により血液を全身の臓器・組織へ送り込む。安静時では1分間に約5Lの血液を送り出すが，運動時には拍出量は約20Lにも増える。このように心臓のポンプとしての機能にはかなりの予備能力があるが，病的な状態では安静時でも十分な血液を送り出すことができない。心臓のポンプ機能の低下により心拍出量が低下して，全身の組織の代謝に必要な血液を送り出せない状態を，心不全という。

原因▶　心筋細胞の減少（心筋梗塞など），心筋に対する過剰な負荷（高血圧症，弁膜症など），先天性心疾患，原因不明の特発性心筋症などが原因となる。

病態▶　心不全の結果，動脈側では血流の不足が，静脈側では血流のとどこおり（うっ血）が生じる。急性心不全では動脈側の血流不足が強調され，程度が著しいとショックを引きおこす（心原性ショック）。慢性心不全では静脈側のうっ血が強調されるため，うっ血性心不全ともよばれる。

左心不全▶　左心室の拍出力が低下する左心不全では，うっ血が肺静脈から肺内の毛細血管におよび，血液成分が肺胞内に漏出するようになる。これを肺うっ血水腫とよぶ（▶図11-5）。この状態が持続すると，赤血球も肺胞内に漏出し，肺胞内には赤血球の崩壊物であるヘモジデリンを貪食したマクロファージ（心不全細胞）が見られるようになる（▶76ページ，図5-3）。左心不全では，呼吸困難や咳嗽・喘鳴，ピンク色の泡状痰などの症状がみられる。

右心不全▶　右心室の拍出力が低下する右心不全では，全身の静脈にうっ血が波及していく。肝臓は腫大して重量の増加が見られ，肝小葉の中心部にうっ血が強くおこり，そのため特徴的な断面の肉眼所見，肉ずく肝を呈する（▶76ページ，図5-4）。そのほか，静脈にうっ滞がおこり，頸静脈が怒張する。末梢静脈のうっ滞により，浮腫（とくに下腿浮腫）が引きおこされる。右心不全は慢性肺疾患などに続発する場合もあるが，多くは左心不全に続発して生じる。

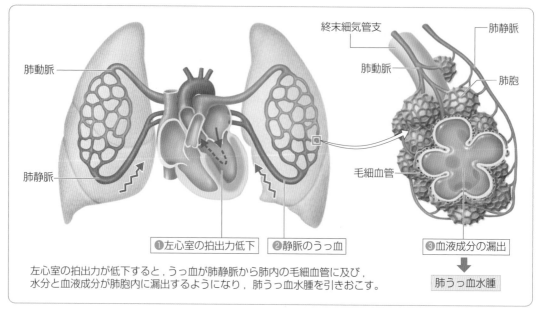

終末細気管支
肺静脈
肺動脈
肺動脈
肺胞
肺静脈
毛細血管

❶左心室の拍出力低下　❷静脈のうっ血　❸血液成分の漏出

肺うっ血水腫

左心室の拍出力が低下すると，うっ血が肺静脈から肺内の毛細血管に及び，水分と血液成分が肺胞内に漏出するようになり，肺うっ血水腫を引きおこす。

▶図 11-5　肺うっ血水腫の病態

④ 心肥大 cardiac hypertrophy

　　心臓のポンプとしての機能は，心拍出量と血圧に比例する。左右心室に大きな容量(容量負荷)と圧の負担(圧負荷)がかかると，心筋細胞の1つひとつは太く肥大し，壁を厚くして圧を高めたり，あるいは容量を増やして拍出量をより高めようと適応する。このように心臓の適応によって重量を増している状態を**心肥大**という。成人の心臓は重量250～300 g であるが，負荷がかかると700 g をこえることもある。肥大による適応には限界があり，肥大した心臓は心不全に陥りやすい。

分類▶ [1] **求心性心肥大**　高血圧症の患者など，圧負荷がかかっている状態においてみられる肥大である。左心室が著しく厚く，その割に内腔は狭い(▶図 11-6-a)。

　　[2] **拡張性心肥大**　心室の肥厚とともに内腔の拡張を伴う。僧帽弁閉鎖不全や大動脈弁閉鎖不全など，容量負荷がかかっている場合にみられる(▶図 11-6-b)。

原因▶ 　心臓の負荷を増加させる原因としては，高血圧症，心奇形，心臓弁膜症，動脈硬化症，腎疾患，肺高血圧症などがある。慢性肺疾患や肺高血圧症によって右心室に高度の肥大・拡張をきたした場合，これを**肺性心**とよぶ。

⑤ 虚血性心疾患

　　心臓はたえず規則正しい収縮運動を繰り返しているため，その筋肉が要求する酸素や栄養素の量も多い。そのため，心臓を栄養する冠状動脈の血流が心筋の必要量に見合わない場合，心筋は虚血にさらされ病変を生じ，心機能は大き

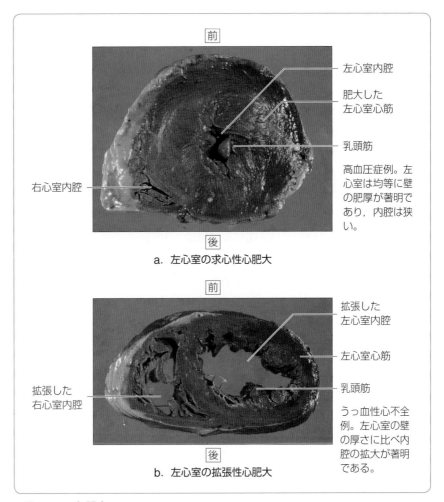

前

左心室内腔

肥大した
左心室心筋

乳頭筋

高血圧症例。左
心室は均等に壁
の肥厚が著明で
あり，内腔は狭
い。

右心室内腔

後

a. 左心室の求心性心肥大

前

拡張した
左心室内腔

左心室心筋

乳頭筋

うっ血性心不全
例。左心室の壁
の厚さに比べ内
腔の拡大が著明
である。

拡張した
右心室内腔

後

b. 左心室の拡張性心肥大

▶図11-6　心肥大

く低下する。これを**虚血性心疾患**とよぶ。**狭心症**と**心筋梗塞**がその代表的疾患
である。

　冠状動脈の血流と心筋の需要との不釣り合いは，冠状動脈の狭窄・閉塞や，
心筋における血液の需要の増大によって引きおこされる。さらに，冠状動脈の
変化は，粥状硬化症など器質的変化による場合と，血管のスパズム(攣縮，異
常な収縮)など機能的変化の場合がある。

1　狭心症 angina pectoris

　心筋の一過性虚血によって突然おこり，胸部苦悶感や胸痛(狭心痛)を主症状
とする疾患を狭心症という。狭心痛は通常は数分以内，長くても20分程度で
消失し，またニトログリセリンの舌下投与により消失する。

分類▶　一般的には，労作時に発生する**労作狭心症**と，安静時に出現する**安静狭心症**
に分類される。

検査所見▶　心電図では発症時に ST 部分の下降を生じる。運動負荷を与えて心電図変化を調べる検査もある。冠状動脈の狭窄状態を調べるには冠状動脈造影検査を行う。

治療▶　発作時にはニトログリセリンを投与する。冠状動脈の攣縮を抑制する薬物を用いる場合もある。内科的治療でコントロールできない器質性狭心症には，冠状動脈バイパス術や心臓カテーテルによる治療を行う。そのほか，予防のため，血管を拡張して心拍数を抑える薬物や高血圧・動脈硬化症・脂質異常症を改善する薬物，血栓予防薬などが投与される。

2　心筋梗塞 myocardial infarction

冠状動脈の閉塞によって心筋の虚血性壊死がおきた状態を心筋梗塞という（▶図 11-7）。閉塞の原因は，粥状硬化や血栓，塞栓，血管炎などであり，粥状硬化によるものが最も多い。

好発部位▶　冠状動脈の内腔閉塞は，通常大動脈から分岐後数 cm 以内の比較的太い部分におこる。梗塞の好発部位は左心室で，なかでも左冠状動脈の前下行枝（前室間枝）の閉塞による左心室前壁と中隔前部の梗塞（前壁梗塞）が最も多く，ついで右冠状動脈の閉塞による左心室下（後）壁と中隔後部の梗塞（下壁梗塞または後壁梗塞）が多い（▶図 11-7-a, b, c）。右心室が梗塞に陥ることはまれである。

病理学的変化▶　発症直後には肉眼的にも顕微鏡的にも梗塞部に変化はみとめない。12 時間程度で梗塞に巻き込まれた心筋細胞は凝固壊死に陥る。核は凝縮して消失し，細胞質は無構造になり横紋は消失する。間質には出血がおこり，好中球が浸潤しはじめ，壊死物を分解する。そのあとマクロファージも浸潤し，分解物を吸収していく。マクロファージによる吸収後は毛細血管や線維芽細胞が増加して肉芽（にくげ）組織となり，線維（瘢痕（はんこん））組織に置きかえられていく（▶図 11-7-d）。線維（瘢痕）組織が完成するまでに約 4〜6 週間が経過する。心筋細胞に再生能力はなく，線維（瘢痕）組織に収縮能力はない。

心筋梗塞に陥った心臓は十分な血液を送り出せなくなり，肺のうっ血がおこり，ガス交換の低下による低酸素血症から，さらに心筋の収縮力を低下させるという悪循環に陥る（▶図 11-8）。

症状▶　突然激烈な胸痛がおこり，長時間持続する。ときにショック（心原性ショック）を引きおこす。壊死部分が破れ，**心臓破裂**をおこして心タンポナーデで死亡することもある（▶図 11-9）。破裂する部位によっては，心室中隔欠損（心室中隔の梗塞）や僧帽弁閉鎖不全（乳頭筋[1] の壊死による）をおこす。また，心室不整脈を引きおこして死亡することもある。たとえ急性期をのりこえても，心臓の拍出力は低下し，多くはうっ血性心不全になる。

検査▶　心電図と，壊死となった心筋細胞から血液中に遊出される血清心筋逸脱（いつだつ）酵

1）乳頭筋は，心室の内面に突き出ている筋肉で，左心室の乳頭筋から出た腱索は僧帽弁をつなぎとめている。

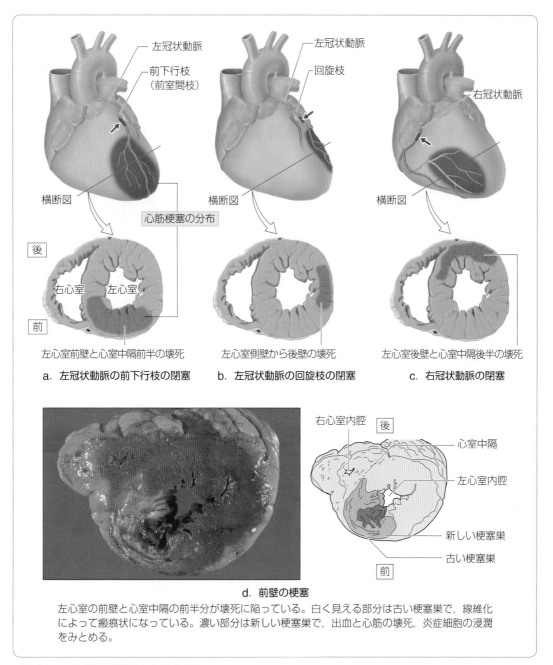

心筋梗塞の分布

左冠状動脈

前下行枝
（前室間枝）

横断図

後

右心室　左心室

前

左心室前壁と心室中隔前半の壊死

a. 左冠状動脈の前下行枝の閉塞

左冠状動脈

回旋枝

横断図

左心室側壁から後壁の壊死

b. 左冠状動脈の回旋枝の閉塞

右冠状動脈

横断図

左心室後壁と心室中隔後半の壊死

c. 右冠状動脈の閉塞

右心室内腔

後

心室中隔

左心室内腔

新しい梗塞巣

古い梗塞巣

前

d. 前壁の梗塞

左心室の前壁と心室中隔の前半分が壊死に陥っている。白く見える部分は古い梗塞巣で，線維化
によって瘢痕状になっている。濃い部分は新しい梗塞巣で，出血と心筋の壊死，炎症細胞の浸潤
をみとめる。

▶図 11-7　冠状動脈閉塞と心筋梗塞

素[1] の活性の測定が重要である。心電図変化では，ST が上昇し，異常 Q 波，
T 波の陰転化（冠性 T 波）がみとめられる。逸脱酵素では，まずクレアチンキ

---

1) 逸脱酵素とは，本来はそれぞれの臓器の細胞内で機能している酵素が，その臓器が損傷
を受けることによって血中に遊出したものである。

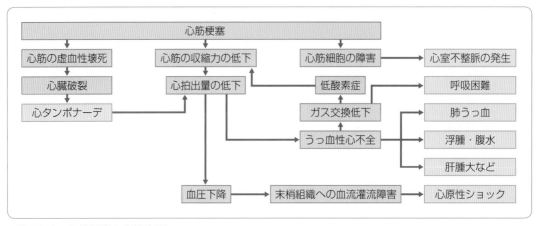

▶図11-8 心筋梗塞の病態生理

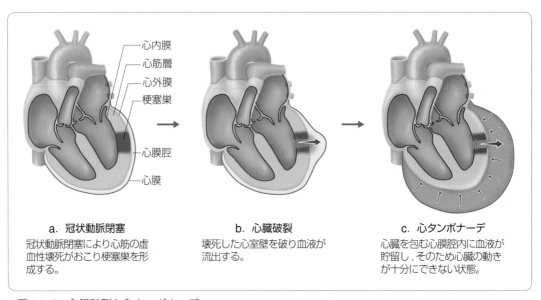

a. 冠状動脈閉塞	b. 心臓破裂	c. 心タンポナーデ
冠状動脈閉塞により心筋の虚血性壊死がおこり梗塞巣を形成する。	壊死した心室壁を破り血液が流出する。	心臓を包む心膜腔内に血液が貯留し, そのため心臓の動きが十分にできない状態。

▶図11-9 心臓破裂と心タンポナーデ

ナーゼ(CK)が上昇し, アスパラギン酸アミノトランスフェラーゼ(AST)[1], 乳酸脱水素酵素(LDH), α-ヒドロキシ酪酸脱水素酵素(HBD)が上昇する。核医学的検査法(RI心筋イメージング法)も診断に用いられる。

治療▶ 発病初期では絶対安静をまもり, 疼痛や不整脈, ショックに対する治療を行う。経皮的冠状動脈インターベンション(PCI)では, 冠状動脈の狭窄部に, カテーテルを用いて, ステントとよばれる金属性の網状の筒を留置して, 血管を機械的に拡張させる。カテーテル治療の適応がない場合は, 外科的にバイパス手術が行われる場合がある。

---

1) ASTはグルタミン酸オキサロ酢酸トランスアミナーゼ(GOT)とよばれることもある。

⑥ 心筋症 cardiomyopathy

　なんらかの原因により心筋が傷害され，進行性の心不全や突然死を生じる疾患を心筋症という。虚血性心疾患，ウイルス感染による心筋炎，高血圧症などのほかの疾患の除外が重要である。原因不明のため，**特発性心筋症**ともよばれるが，近年，原因となる遺伝子異常がわかってきた。心臓の形から，**肥大型心筋症**と**拡張型心筋症**に分けられる。

肥大型心筋症▶　心室の肥厚が著明で，内腔は狭くなり，心室の拡張が障害されている。心エコー図により心室中隔が非対称的に肥厚しているのがわかる。心筋細胞は肥大し，特徴的な錯綜配列を示す。重篤な心室不整脈により突然死をおこすことがある。

拡張型心筋症▶　心筋の収縮力が低下し，壁の肥厚とともに内腔の拡張も著明になる。慢性のうっ血性心不全状態となる。

治療▶　突然死の予防と，心不全に対する内科的治療が行われる。重症例に対しては，心臓移植も検討される。

⑦ 心内膜と心膜の疾患

1 心内膜炎 endocarditis

　心内膜炎は，心臓の内膜に炎症がおこる疾患で，**リウマチ性心内膜炎，非感染性血栓性心内膜炎，感染性心内膜炎**がある。いずれも僧帽弁と大動脈弁に生じやすい。

検査▶　検査では，心エコーにより弁の疣贅(いぼ)を直接観察する。感染性心内膜炎に対しては，原因微生物の同定のために動脈血の培養を行う。

治療▶　感染性心内膜炎に対しては，起炎菌に対して有効な抗菌薬の投与を行う。弁障害などによる症状が重篤な場合には，弁置換術などの外科的治療を行う。

● リウマチ性心内膜炎

　A群β溶血性レンサ球菌の感染によって産生された抗体が免疫反応をおこすことによる。弁組織にフィブリノイド変性や特異な形態のマクロファージの集簇がおこり，**アショフ結節**とよばれる特徴的な病巣が多発的にあらわれ，内皮を損傷し，血栓が形成される。心筋炎をおこす場合もある。弁は，炎症後の瘢痕化に伴う破壊・変形を受け，後遺症としての**心臓弁膜症**に発展する。

● 非感染性血栓性心内膜炎

　がんの末期や重症感染症，全身性エリテマトーデス(SLE)などの膠原病に際してみられる。細菌を含まない血栓やフィブリン塊が，心内膜や僧帽弁・大動

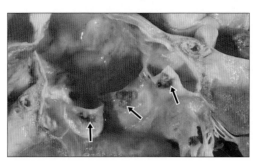

末期の膵臓がん例。大動脈弁に多数の血栓の付着をみとめる(矢印)。このような血栓はがんの末期や重い感染症などに伴ってみられることが多い。血栓はもろく,はがれやすく,しばしば全身の臓器に血栓塞栓症を引きおこす。

▶図11-10　非感染性血栓性心内膜炎

脈弁に付着し,疣贅状になる(▶図11-10)。疣贅はときに剝離して塞栓症の原因となる。血液の凝固異常と関連しているとされている。

● 感染性心内膜炎

　従来は細菌性心内膜炎とよばれていたが,細菌だけでなく真菌などによっても引きおこされるため,感染性心内膜炎とよばれるようになった。抜歯のあとや手術時の感染,カテーテルからの感染などが原因となる。日和見感染によることもある。原因菌としては,黄色ブドウ球菌とレンサ球菌が多い。リウマチ性弁膜症などによって傷害された弁や心内膜に感染がおきることが多い。

　弁膜の破壊が強く,深い潰瘍をつくり,この上に病原体を伴った血栓が付着する。血栓ははがれやすく,脳・腎臓など全身の臓器に塞栓症をおこしやすい。塞栓部には小さな膿瘍の形成がみられる。

　臨床的には,高熱と全身倦怠感で発症し,急速に心不全が進行するが,亜急性の経過を示す場合もある。

2　心膜炎

　心膜は,心臓壁の最も外側に位置している臓側心膜(臓側板,心外膜)と,心臓を包む空隙である心膜腔を形成する壁側心膜(壁側板)からなる。両者は連続しているが,そこを炎症の場とする疾患が心膜炎である。

　ウイルス・細菌などの感染,尿毒症などの代謝障害,膠原病,腫瘍の浸潤,放射線照射などが原因となる。

　臨床的には,急性な経過を示すものと,慢性の経過を示すものがある。ウイルス感染などによる**急性心膜炎**では急激に心囊水が貯留し,急性心不全に陥る。心外膜にはフィブリンが沈着し,ざらざらとした性状になる。

心タンポナーデ▶　心筋梗塞後の心臓破裂や大動脈解離による血液や,急性心膜炎による滲出液などの液体成分が,心囊内に急激に貯留すると,心臓の拡張が障害される。この状態を**心タンポナーデ**という(▶図11-9-c)。

収縮性心膜炎▶　心膜炎が慢性化し,線維性癒着と心膜の瘢痕収縮が高度になって心臓の拡張

が障害された状態を，**収縮性心膜炎**という。結核菌感染と関係する場合が多い。

⑧ 心臓弁膜症 valvular heart disease

心臓弁膜の変形によって弁のはたらきが障害された状態を心臓弁膜症という。弁のはたらきの障害によって心臓の血液を送り出す力に病的な負担が生じ，心房や心室の肥大・拡張をきたす。

弁膜の変形をおこす原因としては，リウマチ性心内膜炎，粥状硬化，加齢に伴う変性や石灰沈着によるものが多い。

分類▶ 弁膜症は，**狭窄症**と**閉鎖不全症**に区別されるが，両者が組み合わさって生じることがある。僧帽弁と大動脈弁がおかされやすく，それぞれ僧帽弁狭窄症（▶図 11-11），僧帽弁閉鎖不全，大動脈狭窄症，大動脈弁閉鎖不全などとよばれる。

狭窄症では，弁尖が癒着するため弁の開きがわるく，血液の通過が障害される。血液を送り出す心室または心房には圧負荷がかかる。

一方，閉鎖不全では，弁が閉鎖するときに弁が完全に閉鎖しないため，血液の逆流を生じる。心室または心房はいつも余分な血液量を送り出す必要があり，余分な容量負荷がかかる。

症状▶ 障害のある弁の種類，狭窄・閉鎖不全の有無により，病態と症状は異なる。

僧帽弁狭窄症では左心房から左心室への血液の流入が障害され，左心房圧と肺静脈圧の上昇が生じ，肺のうっ血や水腫が生じる。

僧帽弁閉鎖不全では左心室に容量負荷かかり，拡張性肥大が生じる。

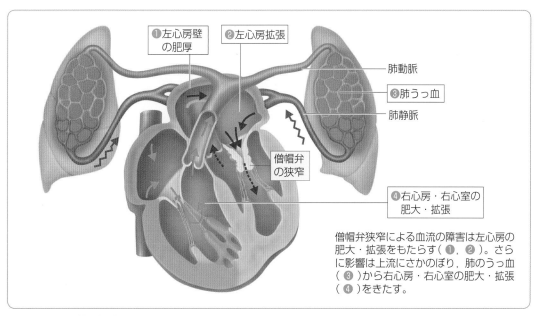

❶左心房壁の肥厚
❷左心房拡張
肺動脈
❸肺うっ血
肺静脈
僧帽弁の狭窄
❹右心房・右心室の肥大・拡張

僧帽弁狭窄による血流の障害は左心房の肥大・拡張をもたらす（❶，❷）。さらに影響は上流にさかのぼり，肺のうっ血（❸）から右心房・右心室の肥大・拡張（❹）をきたす。

▶図 11-11　僧帽弁狭窄症

検査▶　聴診によって，障害のある弁ごとに特徴的な心雑音が聞かれる。心電図や心エコー，心音図，胸部 X 線検査などによって，心室・心房の肥大・拡張の有無，弁のはたらきを調べる。ドップラーエコーでは逆流の有無をみることができる。心臓カテーテル検査によって心内圧を測定し，心血管造影検査によって逆流所見を直接調べることができる。

治療▶　外科的療法としては，変形した弁の形成術や，人工弁置換術が行われる。カテーテルを用いた大動脈弁留置術も行われている。

ゼミナール
復習と課題

❶ 動脈硬化症では血管にどのような変化が生じるか説明しなさい。
❷ 動脈硬化症の危険因子としてなにがあるか。
❸ ファロー四徴症の 4 つの徴候について説明しなさい。
❹ 心不全の病態と症状について説明しなさい。
❺ 心筋梗塞の原因はなにか，また診断のために重要な検査所見はなにか。
❻ 心膜炎の原因について説明しなさい。
❼ 心タンポナーデはどのような状態か，説明しなさい。
❽ 心臓弁膜症の原因となる疾患はなにか，障害の受けやすい部位について述べなさい。

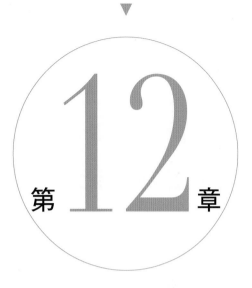

第12章

血液・造血器系
の疾患

骨髄疾患のうち，赤血球の異常としては貧血が，白血球の異常としては白血病が代表的なものとしてあげられる。リンパ節の代表的疾患としては悪性リンパ腫があげられる。造血器系疾患は，病変が単に骨髄・リンパ節にとどまらず，全身に影響を及ぼす疾患であるという視点で学ぶことが重要である。

A｜骨髄および血液の疾患

① 骨髄の機能と血球の分化・成熟

造血 ▶ 骨髄のおもな機能は**造血**である。骨髄は，**赤血球，白血球**(顆粒球，単球，リンパ球)，**血小板**を産生している。造血は胎生初期(2週から2か月ごろまで)では卵黄嚢で，40日から7か月ごろまでは肝臓と脾臓で行われる。骨髄では5か月くらいから造血が始まる。小児の骨髄は全体に造血細胞が多いが，加齢とともに脂肪細胞が増加する。

造血幹細胞と ▶
血球の分化
血球は，**造血幹細胞(多機能性幹細胞)**とよばれるおおもとの細胞から分化してできる。なかでも，赤血球をつくる**赤芽球系細胞**[1]，顆粒球(好中球・好酸球・好塩基球)・単球をつくる**顆粒球・単球系細胞**[2]，血小板をつくる**巨核球系細胞**[3]の3系統は，いずれも骨髄系幹細胞から分化して生まれる。免疫に関与するT細胞・B細胞のリンパ球は，**リンパ系幹細胞**から産生される。

また，血球の分化には，骨髄における**造血微小環境**や**造血因子**が重要である。造血微小環境の構成要素には，静脈洞や毛細血管内皮細胞，細網細胞[4]などがあげられる。造血因子としてはエリスロポエチンやインターロイキンなどがあげられる。

② 貧血 anemia

定義 ▶ **貧血**とは，ヘモグロビン(血色素)濃度が正常範囲より減少した状態であり，WHOの基準では，成人男子は13 g/dL未満，成人女子と小児は12 g/dL未

---

1) 赤血球系細胞の成熟過程は，骨髄系幹細胞→前赤芽球→好塩基性赤芽球→多染性赤芽球→正染性赤芽球→(脱核)→網状赤血球→赤血球である。生理的状態では，網状赤血球以下が末梢血液中に出現する。
2) 顆粒球・単球系細胞の成熟過程は，顆粒球系では，骨髄系幹細胞→骨髄芽球→前骨髄球→骨髄球→後骨髄球→杆状核球→分葉核球である。単球系では，骨髄系幹細胞→単芽球→単球となる。生理的状態では，杆状核球・分葉核球・単球が末梢血液中に出現する。
3) 血小板は，骨髄系幹細胞→巨核芽球→前巨核球→巨核球となり，巨核球の細胞質の一部がちぎれてできる。
4) 細網細胞は，骨髄やリンパ節，脾臓などに存在し，細網線維(III型コラーゲン)を産生する間質細胞であり，造血やリンパ球の誘導に関与する。

▶表 12-1 貧血の分類

骨髄における血球産生異常による貧血	血球破壊の亢進による貧血（溶血性貧血）	
	先天性（内因性）溶血性貧血	後天性（外因性）溶血性貧血
鉄欠乏性貧血 巨赤芽球性貧血 再生不良性貧血 がんの骨転移 地中海性貧血（サラセミア）	遺伝性球状赤血球症 鎌状赤血球症 発作性夜間ヘモグロビン尿症	自己免疫性溶血性貧血 胎児赤芽球症 不適合輸血による貧血 発作性寒冷ヘモグロビン尿症

満，妊婦や幼児は 11 g/dL 未満になる状態とされる。

症状 ▶ 赤血球は全身組織への酸素を運搬する役目を果たしている。貧血では組織の酸素欠乏によるさまざまな症状が出現する。全身症状としては，易疲労感，息切れ，頻脈がみられる。脳症状として，立ちくらみや失神などがあらわれる。また，皮膚の色は蒼白（そうはく）になる場合と，黄疸（おうだん）がみられる場合（溶血性貧血）がある。

分類 ▶ 発生原因としては，出血（失血）性，赤血球の産生異常，赤血球の寿命の短縮あるいは破壊亢進によるものに分けられる（▶表 12-1）。

産生異常には，つくる材料が不足した場合（鉄欠乏性貧血，巨赤芽球性貧血など），つくるしくみに異常がおきた場合（幹細胞や微小環境の異常，再生不良性貧血など），つくる場所がなくなった場合（白血病，がんの転移など）がある。

また，ヘモグロビン量により**正色素性・低色素性・高色素性**に，赤血球の大きさにより**正球性・小球性・大球性**に分類し，貧血の原因を推定する。

1 鉄欠乏性貧血 iron deficiency anemia

鉄欠乏性貧血は，ヘモグロビン形成に必要な鉄分の不足による貧血である。胃潰瘍（かいよう），がん，女性の性器からの出血など少量の持続的出血，あるいは鉄の摂取量の不足よって生じる。

検査所見 ▶ 末梢血赤血球は小型でヘモグロビン量が少なくなる小球性低色素性貧血を呈する。骨髄像では小型赤芽球が増大している。血清鉄濃度は低下し，総鉄結合能と不飽和鉄結合能[1]はともに上昇する。

治療 ▶ 出血などの原因除去や，鉄剤投与を行う。

2 巨赤芽球性貧血 megaloblastic anemia

巨赤芽球性貧血は，ビタミン B_{12} や葉酸の欠乏によって生じる貧血で，骨髄中には**巨赤芽球**が出現する。巨赤芽球は，細胞質の成熟に比べて核の成熟が遅れた独特の大型赤芽球である。

---

1) 血漿中の鉄はトランスフェリンというタンパク質と結合して運ばれる。トランスフェリンに結合可能な鉄の総量を総鉄結合能とよび，鉄が結合していないトランスフェリンの量を結合可能な鉄量であらわした値を不飽和鉄結合能という。総鉄結合能から血清鉄値を除いた値が不飽和鉄結合能となる。

検査所見▶　末梢血液像では大球性貧血を示し，骨髄像で巨赤芽球をみとめる。血清中の
　　　　　ビタミン B_{12} の測定や，胃液中の内因子の測定などが行われる。
治療▶　ビタミン B_{12} や葉酸を投与する。

● 悪性貧血 pernicious anemia

巨赤芽球性貧血の代表的疾患である**悪性貧血**は，ビタミン B_{12} の欠乏によって生じる。ビタミン B_{12} の吸収には，胃粘膜で産生される内因子が必要であるが，高度の萎縮性胃炎や胃摘出術後，あるいは自己免疫機序による抗内因子抗体の産生によって内因子が欠乏し，ビタミン B_{12} の吸収障害が生じる。

3 再生不良性貧血 aplastic anemia

病態▶　**再生不良性貧血**は，骨髄の機能障害による貧血である。骨髄に造血細胞がほとんどみとめられず，脂肪組織に変化している。造血細胞の減少は赤芽球系のみならず，顆粒球系細胞や巨核芽球の減少も伴う。
原因▶　原因は不明な場合が多い。放射線曝露，抗菌薬・抗がん薬などの薬物，重篤な細菌感染などにより，骨髄障害が生じる場合がある。
検査所見▶　末梢血液では血球の3系統の細胞数がいずれも著しく減少する。貧血は通常，正球性正色素性貧血を示す。
治療▶　原因が明らかな場合はそれを除去する。通常，タンパク質同化ホルモンを投与するが，重症例では輸血や骨髄移植が必要となる。日和見感染や出血が死因となる。

4 溶血性貧血 hemolytic anemia

溶血性貧血は，赤血球の破壊(溶血)が亢進することによる貧血である。
検査所見▶　一般にみとめられる検査所見として，正球性正色素性貧血，末梢血液中の網状赤血球の増加，血清中の間接ビリルビンの増加，尿中ウロビリノゲンの増加，赤血球寿命の短縮，黄疸，脾腫などがある。
原因と分類▶　原因としては，遺伝的に血球自身が異常となる先天的なものと，後天的異常によるものがある。**先天性(内因性)溶血性貧血**としては，**遺伝性球状赤血球症**や，アフリカの黒人にみられる**鎌状赤血球症**などがある。
　　　後天性(外因性)溶血性貧血としては，自己赤血球に対する抗体の出現によって溶血をおこす**自己免疫性溶血性貧血**，母親と胎児との血液型不適合が原因となる**胎児赤芽球症**，**発作性夜間ヘモグロビン尿症**などがある。
胎児赤芽球症▶　胎児赤芽球症では Rh 式血液型不適合が問題となる。Rh 陰性(Rh^-)の母親が Rh 陽性(Rh^+)の胎児を妊娠した場合，第2子以後に本症をおこす。貧血や黄疸，肝脾腫が生じ，しばしば間接ビリルビンが大脳基底核に沈着して黄染する**核黄疸**を合併し，さまざまな神経症状を生じる(▶102ページ)。

③ 白血球増加症と白血球減少症

1 白血球増加症 leukocytosis

末梢血中の白血球が著しく増加した状態を白血球増加症とよぶ。多くの感染症ではとくに好中球の増加がみられる。この際，杆状核好中球の比率が増加して，分葉核好中球の比率が減少した状態を，**好中球の核左方移動**[1]という。

白血病では，幼若な白血球系細胞が著しく増加し，末梢血中に出現する。白血病以外の場合でも，末梢血液中に白血球数が増加し，幼若な白血球系細胞が出現して白血病に似た状態となることがあり，これを**類白血病反応**という。がんの骨髄転移や，粟 粒 結核症（▶217ページ）などの重篤な感染症でおきる。

2 白血球減少症 leukopenia

白血球が減少する状態を白血球減少症とよび，とくに好中球が減少する**好中球減少症**が臨床的に重要である。薬物中毒や細菌・ウイルス感染症が原因となる。末梢血において，好中球が極端に減少することを**無顆粒球症**とよぶことがある。

白血球の減少は再生不良性貧血でもみられる。白血球が減少すると感染に対する抵抗性が非常に弱くなり，肺炎や敗血症で死亡する。

④ 白血病 leukemia

骨髄で多分化能を有する造血幹細胞が腫瘍化して増殖する状態を白血病という。末梢血液中に多数の**白血病細胞**が出現する。

原因▶ 白血病の発生原因は，ほかの腫瘍と同様に明らかでない場合が多い。放射線や特殊な化学薬品の曝露が関連があるとされており，遺伝子や染色体の異常も多く報告されている。ヒト T 細胞白血病ウイルス 1 型（HTLV-1）の感染によっても白血病が発生することが明らかになっている。

症状▶ 白血病では，発熱のほか，白血病細胞の浸潤により赤血球・白血球・血小板の産生が障害されて，貧血や易感染，出血傾向があらわれる。肝臓・脾臓・リンパ節などは白血病細胞の浸潤によって腫大する。

分類▶ 造血幹細胞はまず骨髄系幹細胞とリンパ系幹細胞に分化する。骨髄系幹細胞が腫瘍化したものを**骨髄性白血病**，リンパ系幹細胞が腫瘍化したものを**リンパ性白血病**とよぶ。また，増殖している細胞の形態像の違いにより，幼若な芽球の形態を示す白血病細胞が増殖したものを**急性白血病**，各成熟段階の細胞が見

---

[1] 白血球の分化は左から右に向かって成熟していくように記載されることから，左方移動とは幼若な細胞が増加することをあらわす。

られ成熟型が多いものを**慢性白血病**とよぶ。わが国では，急性骨髄性白血病の発生頻度が高い。

1 急性白血病 acute leukemia

急性白血病では，末梢血液中に幼若な芽球に似た白血病細胞が多数出現し，成熟細胞はわずかしかみられない。急性白血病の分類には，白血病細胞の形態像と種類によって分類された **FAB 分類** French–American–British classification と，遺伝子異常を含む包括的な分類である **WHO 分類**が国際的に用いられている。**急性リンパ性白血病** acute lymphocytic leukemia（ALL），**急性骨髄性白血病** acute myeloid leukemia（AML），**急性前骨髄球性白血病**，**急性骨髄単球性白血病**，**急性単球性白血病**などに分類される。ALL と AML は白血病のなかでも頻度が高い。また，赤血球系と白血球系の両者が腫瘍化した**赤白血病**や，血小板を産生する巨核球系の細胞が腫瘍化した**巨核芽球性白血病**がある。

症状 ▶ 急性白血病は小児と高齢者に多く，突然の発熱，出血，貧血などで発症する。一般に経過は短く，肝臓や脾臓の腫脹は慢性白血病ほど著しくはない。播種性血管内凝固症候群（DIC）を合併しやすい特殊な急性白血病もある（**急性前骨髄性白血病**）。

検査所見 ▶ 骨髄内や末梢血には，骨髄芽球・前骨髄球に似た異型のある幼若な細胞が大量に増殖し，成熟顆粒球も見られる。しかし，途中の成熟段階のものはほとんど見られない。この現象を**白血病裂孔**とよぶ。

腫瘍細胞がときに幼若すぎて，骨髄性かリンパ性かの区別が形態的につかない場合もある。ペルオキシダーゼ染色などの酵素組織化学やモノクローナル抗体を用いた検査が診断に役だつ。芽球胞体内に**アウエル小体**が出現すると，細胞が骨髄性であることがわかる（▶図 12-1）。

治療 ▶ 化学療法と副腎皮質ステロイド薬の併用療法が行われる。白血病細胞をすべ

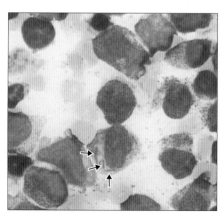

骨髄細胞の塗沫像。大型の核をもつ幼若な骨髄芽球に類似した白血病細胞を多数みとめる。細胞質内にみられる棒状に赤く染まったもの（矢印）はアウエル小体とよばれ，骨髄芽球に特徴的とされる。

▶**図 12-1　急性骨髄性白血病**

て死滅させることは困難であり，再発が多い。骨髄移植による治療が行われる。

2 慢性骨髄性白血病 chronic myeloid leukemia（CML）

慢性骨髄性白血病（CML）では，骨髄や末梢血液中に著しい顆粒球系細胞の増加がみられ，未熟な段階のものから成熟したものまで，各成熟段階の細胞が増加している。しばしば巨核球も増加している。

成人に多く，はじめは自覚症状も乏しいが，進行すると脾腫や肝腫が著しくなる。数年の経過ののち，急性白血病の状態に変化することがある。これを**急性転化**とよぶ。この場合，予後は不良になる。

検査所見▶　顆粒球・赤芽球・巨核球において，22番目の染色体長腕の一部が9番染色体へ転座している。これを**フィラデルフィア染色体**とよび，診断価値が高い。フィラデルフィア染色体により，*BCR/ABL*融合遺伝子が形成され，この遺伝子が決定する融合タンパク質によりチロシンキナーゼという酵素がつねに活性化した状態になる。また，好中球アルカリホスターゼ活性が低下している。

治療▶　化学療法のほか，骨髄移植も行われる。近年，イマチニブという分子標的薬が治療に用いられ，高い治療効果が得られている。この薬はBCR/ABL特異的チロシンキナーゼを阻害する。

⑤ 骨髄異形成症候群 myelodysplastic syndorome

骨髄異形成症候群は，一般的な各種治療が効果を示さない貧血（**不応性貧血**）をみとめ，ときに白血病に移行することがある。

骨髄系幹細胞の異常によって発生する血液疾患であり，白血病の前段階の病変が含まれている。3系統の骨髄細胞（赤芽球系細胞，巨核球系細胞，顆粒球・単球系細胞）に成熟障害がみられ，骨髄芽球が軽度に増加している場合がある。①単一血球系統の異形成を伴う不応性血球減少症，②環状鉄芽球[1]を伴う不応性貧血，③多血球系異形成を伴う不応性血球減少症，④骨髄芽球の増加を伴う不応性貧血（1型，2型），⑤分類不能型骨髄異形成症候群，⑥染色体異常（単独5番染色体長腕の欠失）を伴う骨髄異形成症候群，などに分類される。

輸血治療や化学療法，骨髄移植などが行われる。

⑥ 形質細胞腫 plasmacytoma と 多発性骨髄腫 multiple myeloma

形質細胞は，B細胞から分化し，抗体を産生する。骨髄やそのほかの臓器において，形質細胞が腫瘍化して増殖したものが**形質細胞腫**である。このうち，

---

1) 鉄顆粒が核周辺に付着したものが環状に観察される赤芽球のことを，環状鉄芽球とよぶ。

骨髄に多数の結節をつくって発生するものを**多発性骨髄腫**という。

　骨が破壊されるため，X 線撮影では，骨のもろい部分が打ち抜かれたように見える特徴的な像(打ち抜き像)を示す。血清の γ グロブリンが増加し，M タンパクとよばれる免疫グロブリンが出現する。尿中には**ベンス=ジョーンズタンパク質** Bence Jones protein が出現する。腎臓の尿細管障害を引きおこし(**骨髄腫腎**)，全身性アミロイドーシスを合併することがある。

　化学療法や分子標的薬を使用した治療が行われる。

⑦ 出血性疾患

　出血しやすい傾向を**出血性素因**という。原因としては血小板の異常(特発性血小板減少性紫斑病など)，血液凝固や線溶系の異常(血友病，播種性血管内凝固症候群〔DIC〕など)，血管の障害(IgA 血管炎〔ヘノッホ-シェーンライン紫斑病〕，ビタミン C 欠乏など)がある。

● 特発性血小板減少性紫斑病 idiopathic thrombocytopenic purpura

　特発性血小板減少性紫斑病では，血清中に血小板に対する自己抗体が産生され，脾臓において血小板の破壊が亢進する。紫斑や点状出血，粘膜出血などが生じる。副腎皮質ステロイド薬の投与や脾臓の摘出が行われる。

● 血友病 hemophilia

　血友病は，血液凝固因子の活性が先天的に欠如している遺伝性疾患である。X 連鎖劣性遺伝を示し，患者のほとんどは男性であり，女性は保因者となる(▶130 ページ)。血友病 A は第 VIII 因子の異常，血友病 B は第 IX 因子の異常により，血液凝固の時間が著しく延長する。関節内や筋肉内に出血が生じる場合がある。治療としては輸血や，血漿製剤の投与が行われる。

B｜リンパ系および脾臓の疾患

リンパ節の構造▶　リンパ節は米粒大からソラマメ大までの結節で，表面は結合組織の被膜で包と機能　まれている。リンパ節は免疫反応の場としてはたらき，リンパ球および抗体の産生や，リンパ液によって運ばれてきた細菌・異物の処理などが行われる。

① 悪性リンパ腫 malignant lymphoma

　リンパ節などのリンパ装置において(骨髄を除く)，リンパ球系細胞が腫瘍性

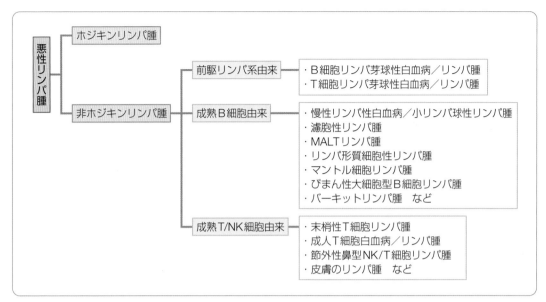

▶図 12-2　悪性リンパ腫の分類

に増殖したものを**悪性リンパ腫**という。リンパ節に多く発生するが，ワルダイエル咽頭輪，消化管，脳など全身の臓器からも発生する。はじめはリンパ節や臓器に限局していることが多いが，進行すると全身のリンパ節や臓器に広がる。腫瘍細胞が骨髄に浸潤すると，やがて末梢血液中に出現し，白血病の状態になる。

　悪性リンパ腫は，病理組織像と腫瘍細胞の生物学的な特徴によって，**ホジキンリンパ腫**と，それ以外の**非ホジキンリンパ腫**に大きく分けられる（▶図 12-2）。

1　ホジキンリンパ腫 Hodgkin lymphoma

　ホジキンリンパ腫は，わが国では全悪性リンパ腫の 5％程度を占めるが，欧米では 20～30％の頻度を示す。

病態▶　リンパ節は腫大し，2核～多核の**リード-ステルンベルグ細胞** Reed–Sternberg cell（▶図 12-3）や，単核の**ホジキン細胞**といった特徴的な大型の腫瘍細胞が出現する。診断のためには前者の出現がとくに重要とされている。反応性に小リンパ球や好酸球なども増加し，顕著な線維化を伴うこともある。

症状▶　初発症状は，頸部などの無痛性のリンパ節腫脹である場合が多く，発熱を伴うことが多い。進行すると全身のリンパ節に及ぶ。

分類▶　ホジキンリンパ腫は，臨床病態と病理組織所見により，**結節性リンパ球優位型ホジキンリンパ腫**と**古典的ホジキンリンパ腫**に大別される。古典的ホジキンリンパ腫はさらに，リンパ球とホジキン細胞の割合などにより，①結節硬化型，②リンパ球優勢型（リンパ球豊富型），③混合細胞型，④リンパ球減少型の 4型に分けられる。

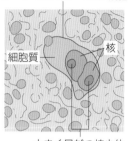

リード-ステルンベルグ細胞

細胞質

核

大きく目だつ核小体

ホジキンリンパ腫の
リンパ節にみられた
リード-ステルンベ
ルグ細胞。大型の核
小体が目だつ２核
の細胞をみとめる。
２つの核は鏡像のよ
うに配置している
（矢印）。

▶図 12-3　ホジキンリンパ腫のリード-ステルンベルグ細胞

2 非ホジキンリンパ腫

　非ホジキンリンパ腫は，ホジキンリンパ腫以外の悪性リンパ腫である。増殖
している腫瘍細胞が，リンパ濾胞（ろほう）に似た結節状構造をつくるものを濾胞性リン
パ腫，広範囲に広がって（びまん性に）増殖するものをびまん性リンパ腫とよぶ。

検査▶　モノクローナル抗体を用いた腫瘍細胞の表面形質の検査により，B 細胞性か
T/NK 細胞性かに分類される。モノクローナル抗体による検査でわからないも
のについては遺伝子検査（免疫グロブリン遺伝子，T 細胞レセプター遺伝子の
再構成）によって由来を分類する。腫瘍細胞の大きさ，形態，特徴的組織所見，
発現している細胞表面マーカーの種類，遺伝子の異常などにより，それぞれが
さらに細かく分類されている（▶図 12-2）。

治療▶　放射線療法や化学療法が行われる。

● 濾胞性リンパ腫

　リンパ濾胞の胚中心にある B 細胞に由来する腫瘍である。高齢者に多く，
すべて B 細胞からなっている。経過が長いものが多い。

● びまん性リンパ腫

　B 細胞からなるもの，T 細胞，NK 細胞からなるものなどがある。さらにリ
ンパ芽球性，小リンパ球性，大細胞性，バーキットリンパ腫などに分けられる。
　このなかでもびまん性大細胞型 B 細胞リンパ腫（▶図 12-4）の頻度が最も高く，
全悪性リンパ腫の 30～40％を占める。小型細胞からなるものでは，血液中に
腫瘍細胞が出現し，慢性リンパ性白血病に似た病態となる。
　T 細胞型には皮膚に発生する特殊なものがある。

バーキット▶
リンパ腫
　バーキットリンパ腫は $c-myc$ 遺伝子と免疫グロブリン遺伝子の相互転座に
より生じる。赤道直下のアフリカなどで多発する場合があり，エプスタイン-
バー（EB）ウイルス感染が高率にみとめられる。高悪性度で予後不良である。

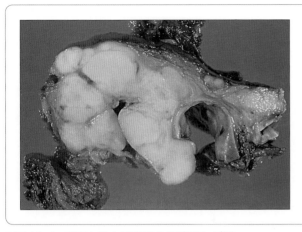
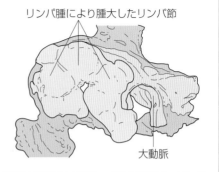

リンパ腫により腫大したリンパ節

大動脈

腹部大動脈周囲のリンパ節の横断面。リンパ節は腫瘍の増殖のため著しくはれている。

▶図 12-4　びまん性大細胞型 B 細胞リンパ腫

　免疫不全患者や慢性炎症患者，高齢者においては，バーキットリンパ腫とは別に，既感染した EB ウイルスの再活性化が関与してリンパ腫が発生する。

　ホジキン病と異なり，はじめから多発性に腫脹していることが多く，また，ワルダイエル咽頭輪や胃腸管にもよく発生する。

予後▶　予後はリンパ腫の種類や病期によって左右される。B 細胞性は T 細胞性よりも一般的によいものが多く，濾胞性はびまん型よりもよい。

● 粘膜関連リンパ組織型辺縁帯 B 細胞リンパ腫，MALT リンパ腫

　消化管や肺などの粘膜にはリンパ濾胞が正常でもみられ，粘膜とリンパ球の複合組織は MALT（粘膜関連リンパ組織 mucosa-associated lymphoid tissue）とよばれている。消化管や肺などの粘膜から発生するリンパ腫には，独特な組織像を示し，予後のよい低悪性度のものがあり，MALT のリンパ濾胞辺縁帯から発生したリンパ腫と考えられている。胃原発のものはヘリコバクター-ピロリ（▶238 ページ，図 14-3）感染との関係が注目されている。

● 成人 T 細胞白血病/リンパ腫 adult T-cell leukemia/lymphoma(ATL)

　わが国で発見された白血病・リンパ腫で，患者は九州や沖縄地方などの出身者に多い。白血病細胞は花びら状の分葉を有し，T 細胞の性格を示す。ヒト T 細胞白血病ウイルス 1 型 human T-cell leukemia virus-1(HTLV-1)の感染により，ウイルス遺伝子がリンパ球に組み込まれ，腫瘍が発生する。感染経路としては母子感染，性行為による感染，輸血が考えられる。血清中に ATL 関連抗原 ATL associated antigen(ATLA)に対する抗体が出現する。

▶表12-2　脾腫の原因

原因	おもな疾患
循環障害（うっ血）	弁膜症などによる心不全，肝硬変症による門脈圧亢進症
感染症	敗血症，伝染性単核球症，マラリア，腸チフス
代謝異常による異常物質の蓄積	ゴーシェ病，ニーマン-ピック病，アミロイドーシス
血液疾患	溶血性貧血，白血病，悪性リンパ腫，肺ランゲルハンス細胞ヒスチオサイトーシス
腫瘍	がんの転移，血管腫
その他	特発性門脈圧亢進症，バンチ症候群

② 脾臓の疾患

脾臓の構造と機能▶　脾臓の実質はおもにリンパ濾胞からなる**白脾髄**と，脾索および脾洞（静脈洞）からなる**赤脾髄**に分けられる。白脾髄はリンパ球産生と抗体産生，赤脾髄は血液の貯蔵，血液中の細菌・異物の処理，老化した赤血球の破壊，生じた鉄分の貯蔵などを行う。胎生期には造血器としてもはたらき，骨髄の機能がそこなわれる状態では代償的に造血を行うこともある。この状態を**髄外造血**という。

● 脾腫 splenomegaly

　脾臓の腫大した状態を脾腫という。脾腫は，脾臓が関係するほとんどすべての病変に伴ってあらわれる。循環障害（心臓弁膜症，肝硬変症など）や，全身性の感染症（マラリアなど），血液疾患（慢性骨髄性白血病など），代謝障害（ゴーシェ病，ニーマン-ピック病，アミロイドーシスなど），腫瘍などが原因となる（▶表12-2）。肝硬変症では門脈圧亢進症がおこり，著明なうっ血脾腫をみとめる。脾腫の断面は暗赤色調でやわらかく，赤脾髄の割合が増す。

ゼミナール
復習と課題

❶ 貧血はどのような原因で生じるか，説明しなさい。
❷ 悪性貧血の原因はなにか，骨髄にどのような細胞が見られるか。
❸ 急性白血病の分類にはどのようなものがあるか。
❹ 慢性骨髄性白血病に見られる特徴的な染色体異常はなんとよばれるか。
❺ 成人T細胞白血病の原因となるものはなにか。
❻ 多発性骨髄腫において見られる，血清・尿の異常所見はなんとよばれるか。
❼ 出血性素因の原因として，なにがあるか。
❽ ホジキンリンパ腫のときに出現する特徴的な細胞は，なんとよばれるか。
❾ 脾腫の原因としてなにがあるか。

第 **13** 章

呼吸器系の疾患

呼吸器系に発生する疾患は，炎症性疾患や循環障害，腫瘍性疾患など多岐にわたる。本章では，肺を中心にそれらの疾患を学習する。さらに，上気道・胸膜・縦隔におこる特徴的な疾患についても理解する。

A 鼻腔・咽頭・喉頭の疾患

① 上気道炎

呼吸により空気を取り入れる通路を**気道**という。鼻腔から喉頭までの気道は**上気道**とよばれ，気管から肺までを**下気道**という。

上気道は空気とともに侵入する外来因子が捕捉される場所なので，炎症をおこしやすい。このようにしておこる**上気道炎**には，ウイルス・細菌などの感染によるもの，花粉などのアレルギーによるもの，物理的・化学的刺激によるものなどがある。

② 鼻炎・副鼻腔炎

鼻腔・副鼻腔▶　鼻腔の内面をおおう粘膜の大部分は 杯 細胞を含む線毛円柱上皮であり，上皮の下には鼻腺が豊富である。杯細胞や鼻腺の分泌物は，鼻毛とともに，吸入した空気の浄化に役だっている。

副鼻腔は頭蓋骨の重さを軽減するとともに，発声時の共鳴腔として機能している。

1 鼻炎 rhinitis

鼻炎には，**急性鼻炎**と**慢性鼻炎**がある。急性鼻炎には**ウイルス性鼻炎**と**アレルギー性鼻炎**とがあり，前者はかぜ症候群に伴っておきることが多い。アレルギー性鼻炎は IgE の関与する I 型アレルギーの機序によっておこり，**花粉症**が代表的疾患である。ウイルス性，アレルギー性のいずれの場合も細菌感染が加わると化膿性の炎症を引きおこす。

急性鼻炎が繰り返されたり，アレルギー反応が持続したりすると慢性鼻炎がおこる。慢性鼻炎では**鼻ポリープ(鼻茸)**がしばしば形成される。鼻ポリープが鼻腔をふさぐほど大きくなると，頭痛・嗅 覚障害・耳管 狭 窄などの症状がおこる。

2 副鼻腔炎 sinusitis

急性副鼻腔炎は，急性鼻炎と同様にウイルス感染やアレルギーによっておこることが多いが，齲歯(むし歯)からの炎症の波及によっても引きおこされる。**慢性副鼻腔炎**になると，頭痛や注意力の低下といった症状があらわれる。副鼻

腔の入り口が閉塞して細菌感染をおこすと，膿が腔内に貯留して**蓄膿症**となる。副鼻腔から頭蓋内や眼窩に炎症が波及することもある。

③ 慢性扁桃炎 chronic tonsillitis

咽頭▶　咽頭は部位により上咽頭（鼻咽頭）・中咽頭・下咽頭に分けられる。また，咽頭には**扁桃**という感染防御のためのリンパ組織が発達している。扁桃には口蓋扁桃・咽頭扁桃・舌扁桃・耳管扁桃があり，咽頭を取り囲むように配列していることから，一括して**ワルダイエル咽頭輪**（ワルダイエル輪）とよばれている。

慢性扁桃炎▶　ワルダイエル咽頭輪を形成する扁桃組織は，ウイルスや細菌の感染により炎症をおこしやすい。扁桃炎を繰り返し，リンパ組織が増殖した状態を**慢性扁桃炎**という。

アデノイド増殖症▶　慢性扁桃炎のなかでもとくに咽頭扁桃が肥大したものを**アデノイド増殖症**[1] adenoid vegetation という。小児の鼻閉やいびき，中耳炎，睡眠時無呼吸の原因として，切除術が行われることがある。

④ 喉頭の疾患

喉頭▶　喉頭は気道であるとともに，声を出すはたらきのために発達した器官である。腔内には**声帯**が存在し，左右の声帯の間のすきまを**声門**という。狭められた声門を呼気が通るときに声帯が振動して声が生じる。

1 喉頭炎 laryngitis

急性喉頭炎はウイルスや細菌の感染でおこり，乳幼児に多い。呼吸がしにくく，イヌの遠ぼえのような咳が出る。喉頭浮腫がおこると窒息の危険がある。

クループ症候群▶　かつては，ジフテリアによる急性喉頭炎を**真性クループ**（現在はまれ）とよぶのに対し，それ以外の感染によるものは**仮性クループ**とよばれていた。最近は**クループ症候群**と総称される傾向にある。**慢性喉頭炎**は急性喉頭炎の反復や喫煙，刺激性のガス，声の出しすぎが原因となる。

2 喉頭結節 laryngeal nodule （声帯ポリープ vocal cord polyp）

喉頭結節（声帯ポリープ）は，歌手結節ともよばれる。成人に多くみられる非腫瘍性のポリープで，喫煙や声の出しすぎによっておこる。組織学的に上皮下の浮腫や線維化がみられる。

---

1) 咽頭扁桃増殖症，咽頭扁桃肥大，腺様増殖症ともいう。咽頭扁桃やアデノイド増殖症のことを，単にアデノイドとよぶこともある。

⑤ 多発血管炎性肉芽腫症 granulomatosis with polyangiitis

多発血管炎性肉芽腫症は壊死性肉芽腫と血管炎を特徴とする疾患で，ウェゲナー肉芽腫症ともよばれていた。上気道（鼻・副鼻腔・咽頭・喉頭）・肺・腎臓がおもにおかされる。好発年齢は60代で女性にやや多い。鼻汁や咳嗽などの気道の炎症症状とタンパク尿に加えて，発熱や体重減少といった全身症状がみられる。

診断には鼻腔や咽頭の生検のほかに，抗好中球細胞質抗体であるPR3-ANCA[1]（c-ANCA）の測定が重要である。以前は予後不良の疾患であったが，現在は免疫抑制療法により寛解が期待できるようになっている。

⑥ 鼻腔・咽頭・喉頭の腫瘍

1 鼻副鼻腔乳頭腫 sinonasal papilloma

鼻腔・副鼻腔の良性腫瘍で多いのは乳頭腫である。内反性乳頭腫 inverted papilloma は多層化した上皮が陥入するように増殖する腫瘍で，再発率が高い。まれに扁平上皮がんへの悪性転化をおこす。

2 上顎がん maxillary cancer

鼻腔・副鼻腔に発生するがんの大部分は扁平上皮がんで，上顎洞に発生することが多く，上顎がんとよばれている。50〜60代の男性に好発する。初期は症状に乏しいが，周囲に進展すると，腫脹・歯牙動揺・開口障害・複視・眼球突出などの症状があらわれる。

3 上咽頭がん epipharyngeal cancer

上咽頭がん（鼻咽頭がん）は，小リンパ球の浸潤を伴う分化度の低い扁平上皮がんが多く，リンパ上皮腫 lymphoepithelioma ともよばれている。中国南部や東南アジアの50代男性に多く，EB（エプスタイン-バー）ウイルスの感染と関係している。放射線治療が有効である。

4 中咽頭がん mesopharyngeal cancer

中咽頭は軟口蓋や舌根を含む領域で，ここに発生するがんは扁平上皮がんが

---

1) ANCA には，PR3-ANCA（proteinase 3-ANCA, c-ANCA〔cytoplasmic ANCA〕）と MPO-ANCA（myeloperoxydase ANCA, p-ANCA〔perinuclear ANCA〕）がある。PR3-ANCA は，多発血管炎性肉芽腫症，MPO-ANCA は顕微鏡的多発血管炎や好酸球性多発血管炎性肉芽腫症（旧名：アレルギー性肉芽腫性血管炎〔チャーグ-ストラウス症候群〕）で陽性になることが多い。

多い。咽頭痛や飲み込むときの違和感などの症状があらわれる。頸部リンパ節に転移をおこしやすく，首のしこりとしてはじめにみつかることもある。原因は，喫煙や飲酒のほか，ヒトパピローマウイルス(HPV)の感染が関与している。

5 喉頭がん laryngeal cancer

喉頭がんは，扁平上皮がんが大部分を占め，悪性腫瘍である。中高年の男性に多く，喫煙が危険因子である。喉頭違和感や嗄声(させい)がおもな症状で，早期からみられることもある。放射線治療や手術(声帯切除や喉頭全摘)が行われる。

B 気管・気管支・肺の疾患

① 気管・気管支・肺の構造と機能

気管・気管支 ▶ 喉頭から肺に向かう気道のうち，左右に枝分かれするまでの部分を**気管**，そこから肺の中で枝分かれしていく部分を**気管支**という。気管は長さ約 10 cm，太さ 2.0〜2.5 cm の管である。気管からはじめに左右に分かれた気管支(**主気管支**)は，右のほうが左よりも太くて短い。また，傾斜も急で垂直に近いため，異物は右の気管支に入ることが多い。そのあと，気管支は分岐を繰り返してガス交換を行う**肺胞**にいたる。

気管や気管支の壁には軟骨や平滑筋が存在する。また，粘膜は線毛上皮におおわれており，線毛の運動と，杯細胞や気管腺・気管支腺の分泌する粘液によって，異物は外部に向かって運ばれる。

肺 ▶ 肺は，右が上葉・中葉・下葉，左が上葉・下葉に分かれている(**肺葉**)(▶図13-1-a)。それぞれの肺は半円錐形をしており，上側の細くなった部分を**肺尖**，下側の広く横隔膜に接する部分を**肺底**とよぶ。両肺の内側面中央部を**肺門**(はいせん)という。ここから気管支や血管・リンパ管が出入りし，気管支に沿って多数のリンパ節も存在する。

肺胞 ▶ 肺実質の大部分を占める**肺胞**は，直径 200 μm ほどの空気を含む袋で，その壁には毛細血管が広がっている。肺胞の内腔面は扁平な肺胞上皮細胞におおわれている。肺胞上皮細胞にはⅠ型とⅡ型が存在する。Ⅰ型肺胞上皮細胞は肺胞腔と毛細血管とのガス交換に関与する。一方，Ⅱ型肺胞上皮細胞は，**サーファクタント**(表面活性物質)を産生することで，肺胞がつぶれるのを防ぐ。

② 肺炎

呼吸器系の感染症には，**かぜ症候群**などのおもに上気道をおかすものと，肺

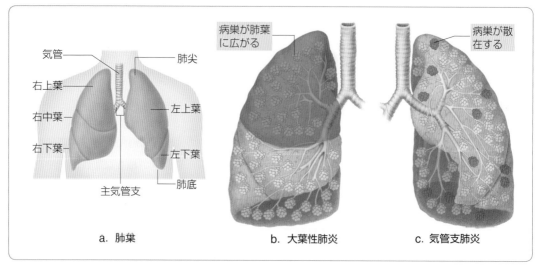

図中ラベル：
- 気管
- 肺尖
- 右上葉
- 左上葉
- 右中葉
- 右下葉
- 左下葉
- 主気管支
- 肺底
- a. 肺葉
- 病巣が肺葉に広がる
- b. 大葉性肺炎
- 病巣が散在する
- c. 気管支肺炎

▶図 13-1　気管・気管支・肺の構造と大葉性肺炎・気管支肺炎

の炎症(肺炎)をおこすものがある。肺炎のうち，炎症が肺胞腔内におこっているものを**肺胞性肺炎**，肺胞壁(間質)におこっているものを**間質性肺炎**とよび，病原体の種類によりどちらをおこしやすいかが異なる(▶図 13-2)。

1　感染症による肺炎

● 細菌性肺炎 bacterial pneumonia

　細菌を原因とした炎症のほとんどは肺胞性肺炎のかたちをとる。肺胞性肺炎は炎症の広がりにより，**大葉性肺炎**と**気管支肺炎**に分類される(▶図 13-1-b, c)。大葉性肺炎は炎症が 1 つの肺葉全体，あるいはそれ以上に広がったものである。肺炎球菌が原因のことが多いが，現在は抗菌薬の進歩によりほとんどみられなくなっている。気管支肺炎は炎症が気管支とその周囲の肺胞にとどまった状態で，多くの細菌感染でおこる。

◉市中肺炎 community-acquired pneumonia

　病院外で感染して発症する肺炎を**市中肺炎**という。一般的な市中肺炎では，肺炎球菌やインフルエンザ菌 b 型(Hib)が起炎菌となることが多い。

◉院内肺炎 hospital-acquired pneumonia

　入院 48 時間以降に新たに発症した肺炎を**院内肺炎**という。院内肺炎の起炎菌としては，緑膿菌や肺炎桿菌(クレブシエラ-ニューモニエ)が重要である。また，メチシリン耐性黄色ブドウ球菌(MRSA)は多くの抗菌薬に耐性を有しており，肺炎を含む院内感染の原因としてとくに問題となっている。MRSA に有効とされてきたバンコマイシンに対する耐性菌も出現しており，さらなる脅威となっている。

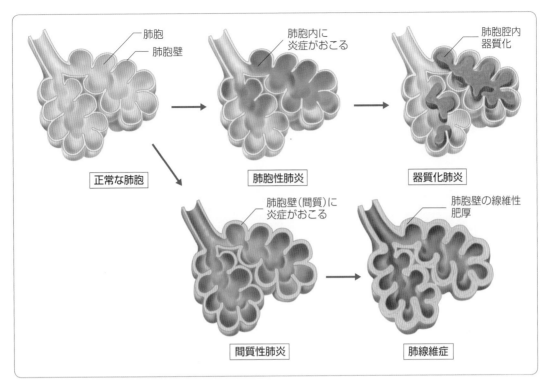

▶図 13-2　肺胞性肺炎と間質性肺炎

◉ 誤嚥性肺炎 aspiration pneumonia

　高齢になると細菌性肺炎の頻度が高くなり，死亡率も上昇する。口腔内常在菌の誤嚥もその原因の1つであり，誤嚥による肺炎を誤嚥性肺炎という。口腔内を清潔に保つことが予防につながる。

● 肺結核症 pulmonary tuberculosis

　肺結核症とは，抗酸菌の一種である結核菌 *Mycobacterium tuberculosis* の感染による肺の破壊性炎症性病変である。世界的にみると，とくに開発途上国では現在も主要な死因の1つである。わが国では抗結核薬によりかつてに比べると罹患率は大幅に減少しているが，近年横ばい状態にある。年間1万4千人（2019年）が新規に発症し，死亡者数も2,000人をこえており，世界のなかでは「中蔓延国」の位置づけである。

病態生理▶　結核菌は乾燥に強いため，患者が排出した飛沫から水分が蒸発しても飛沫核として空気中に浮遊している。吸い込まれた結核菌は容易に肺胞に到達し，感染巣（初感染巣）を形成する。結核菌はリンパ管を経て初感染巣から肺門部リンパ節に広がる。肺の初感染巣と肺門部リンパ節の病巣をあわせて**初期変化群**とよぶ（▶図 13-3-a）。

　多くの場合，結核菌はそれ以上進展しないが，高齢者や免疫の低下した患者では，血液を介して全身に散布される。小さな結核病巣が無数に形成されるそ

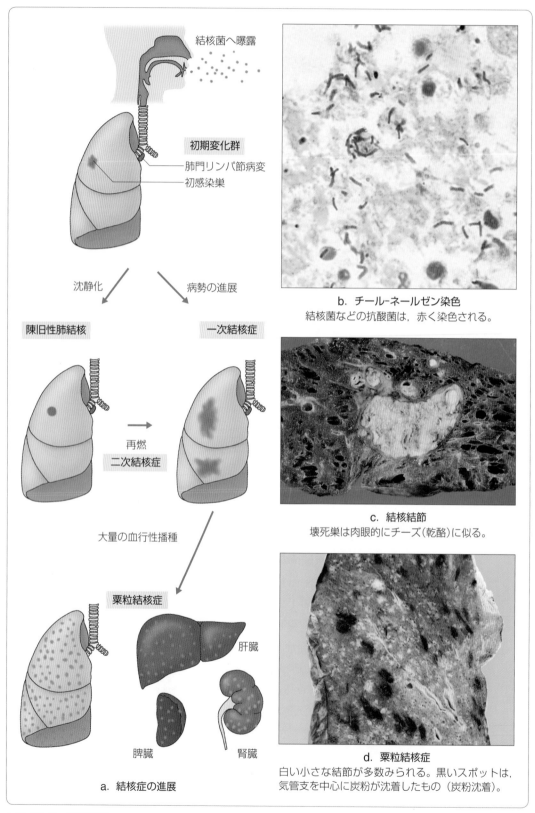

結核菌へ曝露

初期変化群
肺門リンパ節病変
初感染巣

沈静化　　病勢の進展

陳旧性肺結核　　一次結核症

再燃
二次結核症

大量の血行性播種

粟粒結核症

肝臓
脾臓　　腎臓

a. 結核症の進展

b. チール-ネールゼン染色
結核菌などの抗酸菌は，赤く染色される。

c. 結核結節
壊死巣は肉眼的にチーズ（乾酪）に似る。

d. 粟粒結核症
白い小さな結節が多数みられる。黒いスポットは，
気管支を中心に炭粉が沈着したもの（炭粉沈着）。

▶図 13-3　肺結核症

の状態を，**粟粒結核症**という（▶図 13-3-a, d）。

　初感染巣が沈静化すると，結核菌はそこに封じ込められて休止状態となる。しかし患者の免疫能が低下すると結核菌が再び活性化（再燃）してくることがある。初感染時の一連の病態を**一次結核症**とよぶのに対し，再燃した場合を**二次結核症**という。

症状 ▶　結核に感染しても多くの場合すぐに症状は出ない。発症した場合は全身倦怠感や体重減少，発熱などの非特異的症状があらわれ，病状の進行に伴って，咳や血痰が出現する。

病理 ▶　結核の病巣（**結核結節**）（▶図 13-3-c）はマクロファージ由来の類上皮細胞からなる肉芽腫で，ラングハンス巨細胞とよばれる特徴的な多核細胞が混在している（▶31 ページ，図 2-10）。典型的な結核結節の中心部は壊死に陥っており，肉眼的にチーズに似ていることから**乾酪壊死**という。結核結節の周囲にはリンパ球（T 細胞）の浸潤がみられる。

検査 ▶　**チール-ネールゼン染色** Ziehl–Neelsen stain は従来より行われてきた抗酸菌の検出法で，抗酸菌は赤く染色される（▶図 13-3-b）。結核菌と非結核性抗酸菌との区別には，培養法や PCR 法による DNA の検索が必要である。

治療 ▶　一般的には抗結核薬が 6〜9 か月間投与される。その際，耐性の獲得を防ぐために多剤併用療法が行われる。排菌している患者は結核病棟への入院が義務づけられている。

診断 ▶　ツベルクリン反応は IV 型アレルギー反応（▶46 ページ）の代表的なもので，結核菌に感染したことがある人にツベルクリン皮内注射をすると 48 時間以内に発赤・硬結が出現する。また，最近では，血液から採取した T 細胞を，結核菌に特異的な抗原で刺激して，産生されるサイトカイン（インターフェロン-γ）を測定する**インターフェロン-γ 遊離試験** interferon-gamma release assay（IGRA）が開発され，結核感染を診断する方法として主流となっている。

● レジオネラ肺炎 Legionnaire pneumonia

　1976 年のアメリカ在郷軍人会の会合の参加者に多発した肺炎から一般的な抗菌薬のきかない菌が発見され，在郷軍人 legionnaire にちなんでレジオネラ菌と名づけられた。レジオネラ属は環境中にふつうに存在する細菌であるが，抵抗力の弱い新生児や高齢者に大葉性肺炎をおこす危険性がある。エアコンの冷却水や循環式浴槽で増殖したレジオネラ属が微小な水滴（エアロゾル）とともに吸入されることにより感染する。とくにわが国では入浴設備からの感染事例が多く，家庭用の超音波式加湿器も感染源となりうる。

● マイコプラズマ肺炎 mycoplasma pneumonia

　非常に小さいサイズの細菌であるマイコプラズマ-ニューモニエが原因でおこる。間質性肺炎である。市中肺炎の原因として頻度が高く，小児や若年成人

への感染が多い。初期の症状は，かぜ症候群に似た発熱やのどの痛みと比較的軽症の乾いた咳であるが，咳は時間の経過とともに強くなり，解熱後も1か月程度持続する。

● ウイルス性肺炎 viral pneumonia

ウイルス性肺炎はウイルスを原因とした間質性肺炎であるが，細菌の重複感染をきたして，肺胞性肺炎を合併することが多い。原因となるウイルスのなかでもインフルエンザウイルスは罹患率・致命率がともに高い。

麻疹(はしか)ウイルスによる肺炎は，2歳以下の乳幼児に多い。1〜2週間の潜伏期ののちに発熱や発疹とともに発症する。

サイトメガロウイルス(CMV)による肺炎は代表的な日和見感染症で，肺胞上皮細胞や血管内皮細胞に封入体がみられる。

新型コロナウイルス(COVID-19)は，高齢者や基礎疾患(心血管疾患や糖尿病など)のある患者で重症の肺炎をおこしやすい。

● かぜ症候群 cold syndrome

病態と症状▶　かぜ症候群とは，気道の急性カタル性炎症に対してつけられた総称的な疾患名で，病因はさまざまであるが，ウイルス感染によるものが大半を占める。多くの場合，発熱・咽頭痛・鼻汁などの上気道炎症状のみでおさまるが，肺をおかす場合には間質性肺炎のかたちをとる。

予防と治療▶　流行期には手洗いやうがいなどの基本的な感染予防が必要である。発症した場合は，安静と栄養補給，解熱薬の投与などの対症療法が行われ，細菌感染の合併に対して抗菌薬が使用される。

● インフルエンザ influenza

原因と症状▶　インフルエンザ(流行性感冒)はインフルエンザウイルスの感染によって発症し，寒い時期に流行しやすい。潜伏期は1〜2日で，かぜ症候群に似た上気道炎症状に加えて，39℃前後の発熱・全身倦怠感・頭痛・関節痛・筋肉痛などの強い全身症状があらわれる。高齢者や慢性疾患の患者では，肺炎をおこして重症化することがある。インフルエンザ脳症は幼児に多い合併症である。

予防▶　咳嗽やくしゃみなどにより飛沫感染する。インフルエンザワクチンの接種が広く行われているが，個人差やウイルスの抗原性の違いにより十分な効果が得られない場合もある。流行期には，人が密集した場所への外出を控え，うがい，手洗い，マスクの着用といった一般的な感染予防が有効である。

診断▶　抗インフルエンザウイルス薬は発症後早期に有効であるため，迅速に診断される必要がある。鼻や咽頭の粘液をぬぐうだけで検査可能な迅速抗原検出キットが普及しており，5〜10分で結果が判定できる。ただし，発症直後はウイルス量が少ないため陽性と判定されないこともある。

治療▶ 　対症療法に加えて，抗ウイルス薬の投与が行われる。多くの場合，発症後早期(48時間以内)に使用しなければ効果が期待できない。抗インフルエンザウイルス薬については副作用のリスクも報告されており，その因果関係が議論されている。

● 肺真菌症 pulmonary mycosis

カンジダ-アルビカンス，アスペルギルス属，クリプトコックス-ネオフォルマンスが肺感染症をおこす真菌として重要で，いずれも日和見感染症の原因となる。カンジダ-アルビカンスは皮膚や口腔の常在菌である。

● 肺アスペルギルス症 pulmonary aspergillosis

アスペルギルス属には食品の醸造に用いられるコウジカビも含まれており，環境中にふつうに存在している。アスペルギルス属は結核症や気管支拡張症，肺線維症などでできた空洞に，アスペルギローマ(アスペルギルス腫)とよばれる真菌塊を形成するほか，アレルギー反応によって喘息様の発作を引きおこす(アレルギー性気管支肺アスペルギルス症)。

● 肺クリプトコックス症 pulmonary cryptococcosis

クリプトコックス-ネオフォルマンスはハトの糞などに存在し，肺に感染すると結節状の肉芽腫性病変を形成する。

● ニューモシスチス肺炎 *Pneumocystis jirovecii* preumonia

ニューモシスチス肺炎は，真菌の一種であるニューモシスチス-イロベチーによる間質性肺炎で，HIV感染症患者やステロイド治療などで免疫能の低下した患者の日和見感染として重要である。従来，カリニ肺炎とよばれてきたが，ヒトで肺炎をおこすニューモシスチス-イロベチーが，ラットでみつかったニューモシスチス-カリニとは異なる種類であることが判明し，ニューモシスチス肺炎に名称が変更された。ニューモシスチス属は，以前は原虫に分類されていたが，近年，真菌の一種であることが判明した。

2 間質性肺炎と肺線維症

間質性肺炎の病変の主体は肺胞壁にあり，肺胞腔への滲出物の貯留は軽度である(▶215ページ，図13-2)。感染症(マイコプラズマ肺炎やウイルス性肺炎など)，膠原病，塵肺症，薬物，放射線など原因はさまざまであるが，原因不明のものは**特発性間質性肺炎(IIP)**とよばれる。肺胞の線維化は労作時の息切れや呼吸困難，乾いた咳が特徴で，拘束性換気障害や低酸素症をまねく。

● 特発性間質性肺炎 ideopathic interstitial pneumonia

原因不明(特発性)の間質性肺炎はいくつかの種類に分類されており，それぞれ臨床像が異なっている。ここでは頻度や治療の点から重要な以下の3つの疾患をあげる。

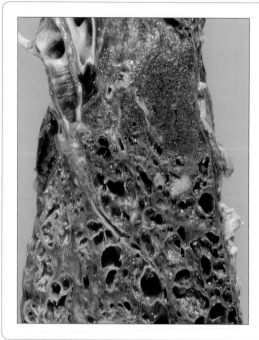

下葉の背側を中心に，多数の嚢胞が形成される。

▶図 13-4　蜂巣肺

[1] **特発性肺線維症** idiopathic pulmonary fibrosis（IPF）　原因不明の間質性肺炎のうち最も多い疾患である。不均一な分布を示す間質性肺炎から徐々に線維化が進行し，予後不良である。進行すると本来の肺胞構造が破壊されて，多数の嚢胞が形成された**蜂巣肺** honeycomb lung となる（▶図 13-4）。

[2] **非特異性間質性肺炎** non-specific interstitial pneumonia（NSIP）　病変の分布が均一で，肺胞の破壊は比較的軽度である。副腎皮質ステロイド薬による治療が有効であることが多く，比較的予後がよい。

[3] **急性間質性肺炎** acute interstitial pneumonia（AIP）　臨床的に**急性呼吸窮迫症候群** acute respiratory distress syndrome（ARDS）を呈する原因不明の疾患で，予後不良である。急性期の組織では，壊死物や滲出物により肺胞壁に沿って硝子膜が形成されることが特徴的である。

● 膠原病に合併する肺病変

　膠原病は全身の諸臓器をおかす自己免疫疾患であり，間質性肺炎や肺線維症をしばしば合併する。肺の病変がほかの臓器の病変より先にあらわれることがあり，その場合は特発性間質性肺炎と区別できない。

[1] **進行性全身性強皮症**　高率に肺線維症がみられ，肺高血圧症を伴う。

[2] **多発性筋炎（PM）・皮膚筋炎（DM）**　肺線維症が合併する。

[3] **全身性エリテマトーデス（SLE）**　肺病変は胸膜炎を伴うことが多い。

[4] **関節リウマチ（RA）**　間質性肺炎に加えて，空洞を有する結節性病変（リ

ウマチ結節)が出現する。

● サルコイドーシス sarcoidosis

サルコイドーシスは，全身臓器に類上皮細胞からなる肉芽腫が生じる疾患で，若年成人に多い。長い間原因不明であったが，最近では皮膚の常在菌でニキビの原因でもあるアクネ菌の関与が有力視されている。

肺にもほかの臓器と同様に肉芽腫が形成され，両側肺門部リンパ節の腫大も特徴的である。副腎皮質ステロイド薬や免疫抑制薬によりほとんどの症例は良好な経過をとるが，一部は進行性の肺線維症をおこし，予後不良である。

● 塵肺症 pneumoconiosis

塵肺症は，粉塵吸入による肺の線維増殖性変化を主体とする疾患であり，シリカ(二酸化ケイ素)やアスベスト(石綿)などによるものが代表的である。粉塵を貪食して活性化したマクロファージが，リソソームに含まれる酵素やフリーラジカルを遊離して肺組織を障害する。また，マクロファージは線維芽細胞増殖因子を産生して線維化を促進する。

● 珪肺症 silicosis

鉱物である結晶シリカの吸入によりおこる塵肺症である。鉱山・採石・研磨業・陶器製造業などの従事者に多く発生する。肺実質や胸膜，肺門リンパ節に，同心円状に配列した膠原線維からなる結節(珪肺結節)が形成される。偏光顕微鏡を用いると複屈折性を示す結晶シリカが観察される。

● アスベスト肺(石綿肺)asbestosis

線維状の鉱物であるアスベスト(石綿)の粉塵を吸入しておこる塵肺症である。アスベストは，以前は建築材・造船・自動車部品・給排水設備などに広く使用されており，工場の従業員や近隣住民の曝露が問題となっている。肺に吸入されたアスベストは，鉄亜鈴状のアスベスト小体として観察される(▶図13-5)。

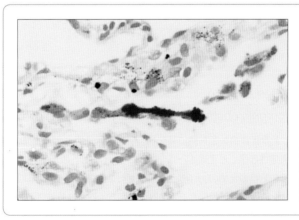

アスベスト線維に血液由来の鉄を含むタンパク質が付着したものをアスベスト小体という。

▶図13-5　アスベスト小体

　　　アスベストの曝露のあと 20〜40 年以上経て，肺線維症・肺がん・悪性胸膜中皮腫(▶231 ページ，図 13-11)が発生すると考えられている。

　　　現在は，わが国でもアスベストの使用は禁止されているが，これらの患者数は今後増加すると予想されている。

③ 閉塞性肺疾患 obstructive lung disease

　　　閉塞性肺疾患とは，肺からの空気の呼出が障害されておこる疾患の総称であり，慢性気管支炎・肺気腫・気管支喘息・気管支拡張症がおもなものである。

換気障害の分類▶　　肺活量に対して，最初の 1 秒間で呼出できる呼気の割合を 1 秒率といい，年齢と身長からの予測値と比較した呼吸全容量を%肺活量という。**閉塞性肺疾患(閉塞性換気障害)**の呼吸機能検査の特徴は，1 秒率の減少である(70%未満)。一方，間質性肺炎・肺線維症を代表とする**拘束性肺疾患(拘束性換気障害)**では，%肺活量が減少する(80%未満)。それらの両者がみられる場合を**混合性換気障害**という。

1 慢性気管支炎 chronic bronchitis

　　　慢性気管支炎では，粘液性の喀痰(かくたん)を伴った咳が，慢性・再発性(2 年以上連続して毎年 3 か月以上)にみられる。吸入物質による慢性刺激と気道感染が関与しているが，とくに喫煙が重要な因子である。組織学的には，気管支粘液腺の過形成が特徴である。

2 肺気腫 pulmonary emphysema

　　　形態学的に，肺胞・呼吸細気管支の壁が破壊されることにより気腔の拡張がみられる状態を肺気腫という(▶図 13-6)。肺気腫は小葉単位での病変の広がりにより，小葉中心型と汎(はん)小葉型に分類される。喫煙に関連しておこる肺気腫は小葉中心型が多い。遺伝性の α_1 アンチトリプシン欠損症に起因する肺気腫は汎小葉型で，早期(40 代)に発症する。胸膜下に肺気腫がおこった場合には，ブラ bulla(気腫性囊胞(のうほう))が肺尖部に形成される。

NOTE
慢性閉塞性肺疾患 chronic obstructive pulmonary disease(COPD)

　　　COPD は，「タバコ煙を主とする有害物質を長期に吸入曝露することで生じた肺の炎症性疾患」と定義される(日本呼吸器学会：COPD 診断と治療のためのガイドライン，第 5 版，2018)。呼吸機能検査では気流閉塞を示す進行性の疾患である。

　　　慢性気管支炎や肺気腫の多くは COPD の範疇(はんちゅう)に含まれる。しかし，咳・痰などの症状で定義される慢性気管支炎や，肺胞壁の破壊による気腔の拡大という病理形態から定義される肺気腫のなかには，有害物質の吸入との関連がなく，COPD に含まれないものも存在する。

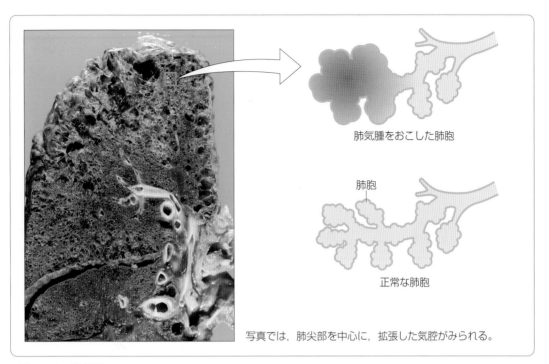

肺気腫をおこした肺胞

肺胞

正常な肺胞

写真では，肺尖部を中心に，拡張した気腔がみられる。

▶図 13-6　肺気腫

3　気管支喘息 bronchial asthma

病態・症状▶　気管支喘息は，慢性の気道炎症や，気道の過敏性亢進，平滑筋の攣縮によ
り，可逆性の気道狭窄と気道粘膜からの過剰分泌がみられる疾患で，発作性
の喘鳴や呼吸困難などの症状があらわれる。

治療▶　気管支喘息の治療薬は長期管理薬と発作治療薬に分けられる。長期管理の基
本は吸入ステロイド薬である。発作時には短時間作動型の気管支拡張薬（β_2
刺激薬）や副腎皮質ステロイド薬の点滴が用いられる。外因性喘息では原因物
質の除去も重要である。

●外因性喘息 extrinsic asthma

外因性喘息はおもに小児や若年者にみられる I 型アレルギー反応（▶43 ページ，
図 3-4）で，ハウスダストやダニ，花粉，動物の毛・皮屑，食物などがアレルゲ
ンとなる。これらのアレルゲンがマスト細胞表面の IgE 抗体に結合すること
により，ヒスタミンやロイコトリエン，プロスタグランジンが放出され，気道
粘液の分泌促進や気道平滑筋の収縮を引きおこす（▶図 13-7）。

●内因性喘息 intrinsic asthma

内因性喘息は誘因物質がみつからないもので，おもに中年以降の成人におこ
る。ウイルスなどの上気道感染や精神的要因が関与して，気道壁の迷走神経受

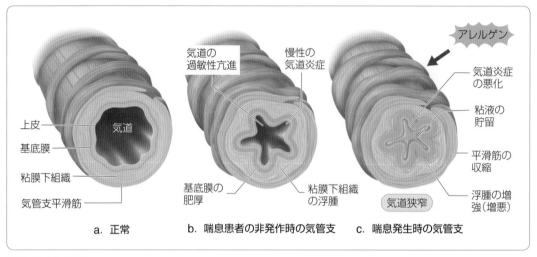

上皮
気道
基底膜
粘膜下組織
気管支平滑筋

気道の過敏性亢進
慢性の気道炎症
基底膜の肥厚
粘膜下組織の浮腫

アレルゲン
気道炎症の悪化
粘液の貯留
平滑筋の収縮
浮腫の増強（増悪）
気道狭窄

a. 正常　　　　　b. 喘息患者の非発作時の気管支　　　　　c. 喘息発生時の気管支

▶図 13-7　喘息

容体が刺激を受けやすい状態になっていると考えられている。

● アスピリン喘息 aspirin asthma

　喘息患者がアスピリンなどの非ステロイド性抗炎症薬（NSAIDs）を服用した際におこる喘息発作をアスピリン喘息とよぶ。外因性・内因性のいずれの患者でもおこりうる。ロイコトリエンの過剰産生がその病態に関係している。症状は激烈で死にいたることもある。

4 気管支拡張症 bronchiectasis

　気管支の内腔が不可逆的に拡張した状態を気管支拡張症という（▶図 13-8）。乳幼児期の気道の炎症や，腫瘍・異物などによる気管支の閉塞が原因となる。また，線毛不動症候群（カルタゲナー症候群）や囊胞性線維症などの先天性疾患も原因となる。

　拡張した気管支には細菌などの感染がおこりやすく，黄色〜緑色の膿性痰が多量に排出される。

④ 肺の循環障害

1 肺うっ血 pulmonary congestion

　肺の毛細血管内圧が亢進し，毛細血管内に血液が貯留した状態を肺うっ血（うっ血肺）とよぶ。**急性肺うっ血**は，心筋梗塞などによる急性左心不全でおこり，肺水腫にいたる（▶188 ページ，図 11-5）。

　慢性肺うっ血は僧帽弁狭窄症などの慢性左心不全でおこり，肉眼的に褐色硬

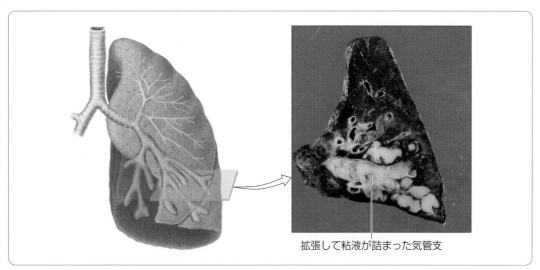

拡張して粘液が詰まった気管支

▶図 13-8　気管支拡張症

化を示す。組織では肺胞内に**心不全細胞**(ヘモジデリンを貪食したマクロファージ)が出現し，患者の喀痰中にもみられる(▶76ページ，図5-3)。

2 肺塞栓症 pulmonary embolism

　肺動脈には全身からの静脈血が流入するため，塞栓がおこりやすい。静脈内にできた血栓が閉塞物(栓子)となる血栓塞栓症が多い(▶81ページ，図5-8)。そのほかに脂肪塞栓症・骨髄塞栓症・腫瘍塞栓症・空気塞栓症・羊水塞栓症などがおこりうる。

　長期臥床による**下肢深部静脈血栓症**の予防には，自動的・他動的運動やマッサージのほかに，抗凝固薬の予防的投与が行われる。

3 肺高血圧症 pulmonary hypertension

　肺高血圧症は，肺にかかる血圧が通常より高い状態で，心臓カテーテル検査による肺動脈平均圧の値が 25 mmHg 以上(正常値は 9〜18 mmHg)と定義されている。原因不明の場合は**原発性肺高血圧症**といい，若年女性に多い。十分な治療がなされないと，数年以内に肺性心(慢性肺疾患や肺血管性疾患に起因する右心不全)から高度の呼吸不全に陥り死にいたるが，治療薬の開発により予後が改善してきている。

　病理組織学的には，肺動脈に内膜の線維性肥厚や，蔓状病変をみとめる。

　ほかの疾患に続発する**二次性肺高血圧症**には，膠原病・間質性肺炎・慢性閉塞性肺疾患・先天性心疾患・弁膜症などによるものがある。

⑤ 肺がん

　　　　　　肺に発生したがんを**原発性肺がん**(あるいはたんに**肺がん**)とよび，ほかの臓器からの転移により発生したがんを**転移性肺がん**という。

1 肺がん(原発性肺がん) primary lung cancer

　　　　　　がんは日本人の死因の1位であり，なかでも肺がんは男性でがん死亡の1位，女性でも大腸がんについで2位となっている。

症状▶　　はじめはまったく症状がなく，検診で発見されることも多い。がんがある程度大きくなってくると，咳や痰(血痰)が出るようになり，さらに進行すると，呼吸困難・胸痛・肩痛・手のしびれなどが出現する。

検査・診断▶　　診断には，まず胸部X線検査，CT検査，喀痰による細胞診断が行われる。確定のためには，気管支内視鏡生検，経皮針生検，胸腔鏡を用いた肺生検などによる組織診断が必要である。

分類▶　　肺がんは，**腺がん**，**扁平上皮がん**，**神経内分泌腫瘍**，**大細胞がん**の4つの組織型に分類される(▶図13-9)。神経内分泌腫瘍には，小細胞がん，大細胞神経内分泌がん，カルチノイド腫瘍が含まれるが，その代表的なものは小細胞がんで，頻度，悪性度ともに最も高い。小細胞がんの治療方針は，神経内分泌腫瘍以外の腺がん，扁平上皮がん，大細胞がん(あわせて非小細胞がんとよぶこともある)とは大きく異なることから，その診断は臨床的に重要である。

治療▶　　切除可能ながんに対しては外科手術が行われる。取りきることが困難な進行がんや再発がんは，化学療法や放射線療法の対象となる。とくに小細胞がんは発見時すでに進行がんであることが多く，手術が行われる症例は限られている。

　　　　　　肺腺がんでは，*EGFR*遺伝子などのがん細胞の増殖に直接的に重要な役割を果たす遺伝子(ドライバー遺伝子，▶154ページ)の異常が発見されている。また，非小細胞がんの一部はPD-L1というタンパク質を発現してT細胞を主体とした免疫系による排除を免れていることがわかってきた(▶155ページ，図9-10)。その知見をもとに，さまざまな分子標的薬や免疫チェックポイント阻害薬が開発されている。患者にこれらの薬剤を投与する際には，有効性をあらかじめ予測する検査(コンパニオン診断)を行う必要がある(▶164ページ)。

● 腺がん adenocarcinoma

　　　　　　腺がんは肺がんの約50%を占める最も頻度の高い組織型である。従来から，扁平上皮がんと小細胞がんは喫煙に関係するといわれてきたが，近年では，腺がんと喫煙との関連も報告されている。

　　　　　　末梢肺の胸膜下に発生し，胸膜の引きつれをきたすことが多い(▶図13-9-a)。組織学的には，がん細胞が腺管や乳頭状構造を形成する。肺胞上皮を置換して増殖するタイプの腺がんは，CT検査ではすりガラス状陰影としてあらわれる。

a. 腺がん

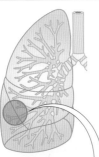

・末梢に多い。
・しばしば胸膜に浸潤する。
・無症状例, 健診発見例が多い。

写真では, 胸膜の引きつれがみられる(矢印)。腫瘍の中心部は炭粉沈着により黒くみえる。

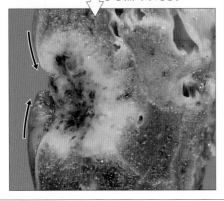

b. 扁平上皮がん

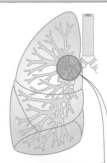

・肺門部に多い。
・閉塞性肺炎や無気肺をおこす。

気管支を中心とした白い部分が腫瘍である。点線で囲った部分では閉塞性肺炎をおこしている。

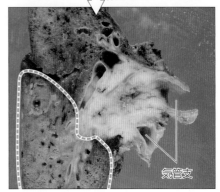

気管支

c. 小細胞がん

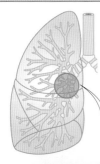

・神経内分泌腫瘍の1つである。
・肺門部に多い。
・リンパ行性転移・血行性転移をおこしやすく, 予後不良のことが多い。

気管支を取り囲む白い部分が腫瘍である。写真の矢印はリンパ節である。

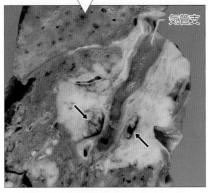

気管支

d. 大細胞がん

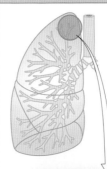

・気道の中間領域や末梢に多い。
・進行が速く, 予後不良のことが多い。

白い結節状の部分が腫瘍である。写真では胸壁への浸潤がみられる。

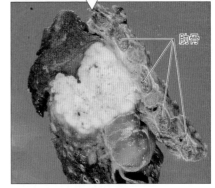

肋骨

▶図 13-9 肺がんの組織型分類別の特徴

粘液を産生するタイプの腺がんでは，患者は多量の粘性痰を排出する。

● 扁平上皮がん squamous cell carcinoma

扁平上皮がんは肺がんの約30％を占める。喫煙と関連し，男性に多い。

肺門部近くの中枢領域に発生することが多い（▶図13-9-b）。末梢肺に発生するものも増えている。中枢に発生した場合は，その末梢部に気管支拡張や閉塞性肺炎をきたす。末梢に発生した場合は空洞を形成することがある。組織学的には，がん細胞の層構造・角化・細胞間橋が特徴である。がん細胞の分泌する副甲状腺ホルモン様物質により，高カルシウム血症をきたすことがある。

● 小細胞がん small cell carcinoma

病態 ▶ 　神経内分泌腫瘍の1つである小細胞がんは，小型で細胞質の乏しいがん細胞が密に増殖する腫瘍である（▶図13-9-c）。喫煙と関連して発症する。中枢側に発生し，肺門部リンパ節に転移をおこしやすい。特殊な染色や電子顕微鏡を用いて神経内分泌細胞を証明することが，診断に重要である。

がん細胞が分泌するホルモン様物質により，腫瘍随伴症候群を呈することがあり，副腎皮質刺激ホルモン（ACTH）によるクッシング症候群，抗利尿ホルモン（ADH）による低ナトリウム血症，カルシトニンによる低カルシウム血症などが知られている。

治療 ▶ 　がん細胞の増殖が速く，診断時にすでに進行していることが多いため，化学療法や放射線療法が治療の主体となる。

● 大細胞がん large cell carcinoma

非小細胞がんのうちで，腺上皮や扁平上皮への分化がみられないものを大細胞がんという（▶図13-9-d）。気道の中間領域や末梢肺に発生することが多い。

2 転移性肺がん metastatic lung cancer

肺は，肝臓とならんでほかの臓器からのがんの転移が多い臓器である（▶147ページ，図9-6）。下部直腸以外の消化器の血流は肝臓に還流するが，それ以外の臓器からは大静脈を経て肺にいたるからである。胃がんなどの消化器がんは，門脈から肝臓を経て肺に転移し，転移性肺がんとなる。

血流に乗ったがん細胞は肺の毛細血管で腫瘍塞栓となり，その部分で肺組織を破壊して転移巣を形成する。肺に転移しやすいがんは，大腸がん・胃がん・乳がん・甲状腺がん・腎がん・肝がんなどである。ほかの転移性腫瘍と同様に，転移性肺がんは多発性であることが多い。

● がん性リンパ管症 lymphangiosis carcinomatosa

進行した肺がんや転移性肺がんが肺内のリンパ管に充満した状態を，がん性

リンパ管症という。リンパ液のうっ滞により肺水腫をきたし，高度の呼吸困難が生じる。がん性リンパ管症は，肺がん・胃がん・乳がんなどでみられ，腺がんが多い。

C 胸膜と縦隔の疾患

① 胸膜の疾患

胸膜腔の構造▶　胸膜は肺表面をおおう**臓側胸膜**と，胸壁をおおう**壁側胸膜**からなり，**胸膜腔（胸腔）**を形成している（▶図13-10）。胸膜腔は通常は陰圧となっており，ごく少量の液体を含んでいる。組織学的に，胸膜は1層の中皮細胞と薄い結合組織からなる。

1 胸水 pleural effusion

胸膜腔に過剰の液体が貯留することを胸水という。胸水は，炎症による**滲出性胸水**と，うっ血性心不全やネフローゼ症候群，肝硬変症などによる非炎症性の**漏出性胸水**に分類される。胸水が大量に貯留すると肺が圧迫されて呼吸困難をきたす。

2 胸膜炎 pleuritis

胸膜炎はその性状により，**漿液性胸膜炎・線維素性胸膜炎・化膿性胸膜炎**に分けられる。また，原因による分類では，細菌や結核などの感染によるもの，関節リウマチや全身性エリテマトーデス（SLE）などの膠原病によるもの，尿毒症によるものなどがある。

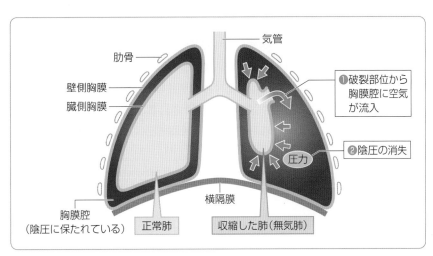

気管
肋骨
壁側胸膜
臓側胸膜
❶破裂部位から胸膜腔に空気が流入
圧力
❷陰圧の消失
横隔膜
胸膜腔（陰圧に保たれている）
正常肺
収縮した肺（無気肺）

▶図13-10　気胸

膿胸 ▶ 　感染症による化膿性胸膜炎で，胸膜腔内に膿性胸水が貯留した状態を，**膿胸**という。

がん性胸膜炎 ▶ 　がん性胸膜炎は肺がんなどのがんが胸膜に浸潤・播種した場合におこり，出血を伴った血性胸水であることが多い。

3 気胸 pneumothorax

　臓側胸膜あるいは壁側胸膜が破れることにより，胸膜腔が外気と交通して陰圧が消失した状態を気胸という（▶図13-10）。胸痛により受診することが多い。

　気胸は原因により，**自然気胸・外傷性気胸・医原性気胸**に分けられる。

自然気胸 ▶ 　自然気胸は肺病変が破れて胸膜腔内に空気が入った状態で，肺尖部にできた囊胞が原因となることが多い。長身・やせ形の若い男性にしばしばみられる。気胸は，**ブレブ bleb（胸膜下囊胞）**という胸膜内に形成された小さな囊胞の破綻が原因となる。

　一方，ブラ（気腫性囊胞）（▶222ページ）は肺気腫を背景に形成される胸膜下の大きな囊胞（径1cm以上）で，高齢喫煙者の気胸の原因である。

外傷性気胸 ▶ 　外傷性気胸は交通事故などによりおこる。

医原性気胸 ▶ 　医原性気胸は，肺生検や開胸手術のほかに中心静脈カテーテルの挿入や鍼治療などでもおこりうる。

緊張性気胸 ▶ 　胸膜腔にもれ出した空気が，対側の肺や心臓を圧迫している状態を，**緊張性気胸**という。早急に胸腔穿刺を行って空気を抜かなければ，ショックをきたして死にいたる。人工呼吸はさらに胸膜腔の内圧を上昇させるため行ってはならない。

4 悪性胸膜中皮腫 pleural malignant mesothelioma

　悪性胸膜中皮腫は，胸膜をおおう中皮細胞から発生する予後不良の腫瘍である。アスベスト（石綿）の曝露（▶221ページ）と関連した腫瘍として知られているが，アスベストとの因果関係が証明できない症例も多い。アスベストに関連した場合，曝露から長期間経て発生するため，20世紀後半に多量のアスベストが使用されたわが国では，今後増加が予想される。

病態 ▶ 　中皮腫は，初期には壁側胸膜に多発性の結節性病変を形成し，進行すると肺全体を取り囲むよろい状の腫瘍となる（▶図13-11）。組織学的には，立方状細胞からなる上皮型，紡錘形細胞からなる肉腫型，それらの混在した二相型に分類される。

　中皮腫患者の胸水は，腫瘍細胞の産生するヒアルロン酸の値が高く，粘稠性がある。

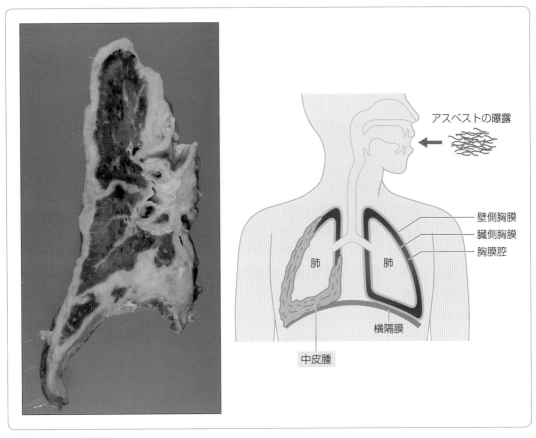

▶図13-11　中皮腫

② 縦隔の疾患

縦隔は胸郭の中央部で，左右の肺と胸膜腔にはさまれた部分をいい，上縦隔・前縦隔・中縦隔・後縦隔の4つの部位に分けられる。心臓・大血管・気管・食道も縦隔内に存在している。

1　縦隔の囊胞

心囊，気管・気管支，食道，胃の先天的な形成異常により，縦隔内に囊胞が発生し，それぞれ心囊囊胞・気管支原性囊胞・食道囊胞・胃腸管囊胞という。胸腺内にも円柱上皮や扁平上皮に裏打ちされた囊胞が発生し，**胸腺囊胞**とよばれる。

2　縦隔の炎症

結核菌などの細菌感染症や外傷・手術などにより，縦隔に急性および慢性の炎症がおこることがある。

　　　硬化性縦隔炎は，線維化をきたす非感染性の炎症性疾患である。血清 IgG4
の高値や IgG4 陽性形質細胞の浸潤がみられ，現在では自己免疫性膵炎，硬化
性胆管炎，唾液腺・涙腺のミクリッツ病，リーデル甲状腺炎，後腹膜線維症な
どとともに，全身諸臓器をおかす IgG4 関連疾患としてとらえられている。
　　　副腎皮質ステロイド薬による治療が有効な疾患である。

3　縦隔の腫瘍

胸腺腫 ▶　　胸腺腫 thymoma は，胸腺上皮から発生する細胞異型が明らかではない腫瘍
で，腫瘍内にさまざまな程度に未熟な T 細胞の浸潤を伴うのが特徴である。
重症筋無力症や赤芽球癆などの自己免疫疾患が合併する。

胸腺がん ▶　　一方，胸腺上皮から発生し，明らかな細胞異型を示す腫瘍を胸腺がん thy-
mic cancer という。組織型は扁平上皮がんが多く，胸腺腫のようなリンパ球浸
潤はみられないが，間質の線維化を伴うのが特徴で，肺など周囲の組織に浸潤
する。

その他の腫瘍 ▶　　胸腺上皮に由来するもの以外で縦隔に発生する頻度が高い腫瘍は，奇形腫や
セミノーマなどの胚細胞腫瘍，神経鞘腫・神経線維腫などの神経原性腫瘍，悪
性リンパ腫である。また，肺がんの縦隔リンパ節転移も多い。

ゼミナール
復習と課題

❶ 上咽頭がんの組織像と関連する感染症について説明しなさい。
❷ 結核結節の組織像について説明しなさい。
❸ 粟粒結核症の病態について説明しなさい。
❹ ニューモシスチス肺炎について説明しなさい。
❺ 閉塞性肺疾患と拘束性肺疾患について代表的疾患をあげ，検査所見の特徴を説明しなさい。
❻ 肺がんの代表的組織型を 4 つあげ，それぞれの特徴を説明しなさい。
❼ 縦隔に発生する腫瘍をあげなさい。
❽ 中皮腫の原因と特徴をまとめなさい。

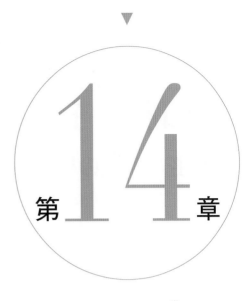

病理学

第 14 章

消化器系の疾患

　　消化器系は食物の摂取・消化・吸収・代謝・排泄にかかわる器官の総称である。口腔から肛門までの一連の管状器官である消化管と，肝臓，胆囊・胆管系，膵臓などの付属・関連器官に大別される。

A 口腔・食道の疾患

① 口腔・食道の構造と機能

口腔 ▶　口腔は消化管の入口部で，口唇・歯・歯肉・舌・口蓋などを含む。歯を除き，口腔内は重層扁平上皮におおわれている。

食道 ▶　食道は口腔と胃をつなぐ管状の器官であり，口腔内で咀嚼された食物を胃に運ぶはたらきをもつ。消化機能は備えていない。気管と並走し，横隔膜下で胃と連絡する。

　　食道から直腸までの消化管はいずれも類似した層構造をもつ。すなわち，内腔側から，粘膜・粘膜下層・固有筋層・外膜(または漿膜下層と漿膜)の同心円状の層構造をとる。食道粘膜は重層扁平上皮におおわれている。固有筋層は食物の運搬に必要な嚥下や蠕動運動に関与する。下部食道の筋には，胃内容が食道に逆流するのを防ぐ機能もある。

② 口腔の疾患

● 口腔がん oral cavity cancer

　　口腔がんは，口腔内のあらゆる部位に発生しうるが，舌に最も多く発生する。高齢の男性に好発する。疼痛や摂食障害，発語障害などがおもな症状となる。喫煙や飲酒が，発がんの危険因子として知られている。

病理 ▶　口腔内は重層扁平上皮におおわれているため，発生するがんも大半は扁平上皮がんである。角化を示すことが扁平上皮がんの特徴である。

前がん病変 ▶　前がん病変として白板症が知られる。白板症は，肉眼的に口腔内に白色の斑状病変がみられるもので，組織学的には，がんほどの高度の異型ではないが，異型をもった重層扁平上皮(異形成)がみとめられることが多い。

治療，予後 ▶　外科的切除が基本治療となる。切除不能例や切除後の補助治療として放射線治療や化学療法も施行される。腫瘍の大きさや，口腔内あるいは隣接臓器への浸潤の程度，リンパ節や遠隔臓器への転移の有無が，患者予後を決する要因となる。咽頭・喉頭領域や食道，胃などに重複がんを生じることが少なからずあり，注意が必要となる。

③ 食道の疾患

1 食道炎 esophagitis

　　食道炎とは，食道に病的な炎症を生じた状態をいう。胃内容の逆流や，感染症，薬物の摂取などが原因となる。

● 逆流性食道炎 reflux esophagitis

　　逆流性食道炎は，胃の内容物が食道に逆流（**胃食道逆流症**）して発生する，最も頻度の高い食道炎である。下部食道の逆流防止機能が低下することにより，胃酸や食物といった胃内容や，胆汁を含む十二指腸液が食道内に逆流し，食道粘膜の障害をきたす（▶図 14-1）。胸やけ・呑酸_{どんさん}が一般的な症状となる。

● 感染性食道炎 infectious esophagitis

　　感染性食道炎は，病原体の感染に伴う食道炎である。カンジダ属や単純ヘルペスウイルス，サイトメガロウイルスなどが原因となることが多い。通常は，がん患者や全身状態が不良の免疫機能の低下した患者に生じる。嚥下痛や嚥下障害，胸痛が主症状となる。

　　治療には抗真菌薬や抗ウイルス薬が用いられる。

2 食道静脈瘤 esophageal varix

　　食道静脈瘤_{りゅう}は，食道の壁内，とくに粘膜と粘膜下層に存在する静脈が異常に拡張し，瘤状となった状態をいう。静脈血流の増加やうっ滞により生じる病態で，多くは肝硬変などを原因とする門脈圧亢進症に合併する（▶85 ページ，図

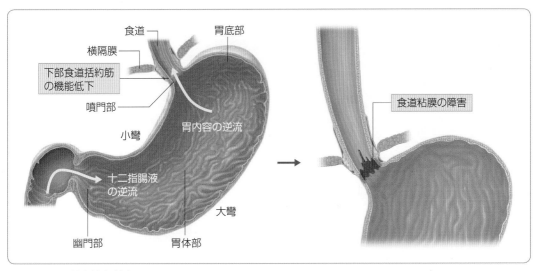

▶図 14-1　逆流性食道炎

5-10)。大きな瘤では破裂の危険があり，破裂すると大量出血から死にいたる危険が高い。

　止血には，バルーンによる圧迫，内視鏡を用いた結紮療法や硬化薬の注入などが施行される。

3 食道がん esophageal cancer

　食道がんは，食道に発生したがんである。組織学的に扁平上皮がんと腺がん（▶図 14-2）に大別され，両者は異なった臨床像を呈する。

● 扁平上皮がん squamous cell carcinoma

　わが国の食道がんの 90％以上は，扁平上皮がんである。男性に多く，女性の 5 倍以上の頻度で出現する。発生要因として喫煙と飲酒が重要である。早期の病変では症状を伴わないことが多いが，腫瘍の増大に伴い食事の際のつかえ感（通過障害）や痛み，飲み込む際の咳嗽，体重減少といった症状が出現する。

病理▶　組織学的には，充実性の小塊（胞巣）を形成して増殖し，細胞間橋とよばれる細胞間構造や角化といった，扁平上皮としての特徴を示す。

治療と予後▶　腫瘍の大きさや浸潤の深さ，転移の有無が患者予後を決定する。

　病変切除が基本療法である。粘膜内がんに対しては内視鏡を用いた切除が行われ，粘膜下への浸潤を示すがんに対しては外科的切除が行われる。切除不能例や補助治療として，放射線治療や化学療法も用いられる。

● 腺がん adenocarcinoma

　腺がんは通常，逆流性食道炎が原因で本来の重層扁平上皮が円柱上皮化した

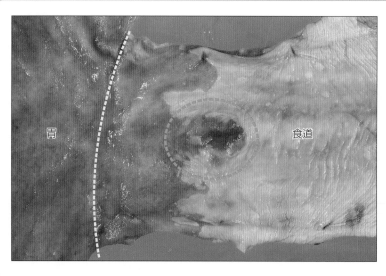

黄色の破線部が胃と食道の本来の境界である。褐色調を帯びた胃型の粘膜が食道内にのび出しており，バレット食道の所見である。青色の破線部にバレット食道を背景にしたがん（腺がん）がみとめられる。

▶図 14-2　食道腺がん

食道粘膜に発生する。円柱上皮化した上皮はバレット上皮(バレット食道)とよばれる(▶図 14-2)。わが国では食道がんの 10% 以下の頻度であるが,欧米では食道がんの半数以上を占める。

B｜胃の疾患

① 胃の構造と機能

解剖▶ 胃は袋状の消化管で,胃液による食物の殺菌と流動化がおもな役割である。食道側から噴門部・胃底部・胃体部・幽門部に区分される(▶235 ページ,図 14-1)。前方から見ると J 字状を呈する。右側の短い彎曲を小彎,左側から下方の彎曲を大彎とよぶ。胃がんを含め,胃の病変は一般に小彎側に発生しやすい。

組織▶ 組織学的には内腔側から粘膜・粘膜下層・固有筋層・漿膜下層・漿膜からなる層構造をもつ。粘膜は円柱上皮がおおっている。また,粘膜内には解剖学的領域に応じ,噴門腺・胃底腺・幽門腺とよばれる分泌腺が発達している。

胃底腺には,胃酸を分泌する壁細胞と,ペプシノゲンを分泌する主細胞が存在する。ペプシノゲンは胃酸によって活性化され,タンパク質分解酵素であるペプシンとなる。噴門腺・幽門腺はおもに粘液を分泌する腺組織である。

② 胃の疾患

1 胃炎 gastritis

胃に病的な炎症を生じた状態を胃炎という。一般には粘膜に生じた炎症をさす。急性胃炎と慢性胃炎に大別される。

● 急性胃炎 acute gastritis

急性胃炎は,急激に胃粘膜の炎症を生じた状態をさす。飲食物の過度・不適切な摂取(暴飲暴食や激辛食品の摂取など),感染,薬物の摂取,精神的・肉体的なストレスなど,原因は多様である。薬物によるものでは,非ステロイド性消炎鎮痛薬(NSAIDs)が原因として最も多い。

症状▶ 急激に上腹部痛・吐きけ・嘔吐を発症し,吐血や下血が見られることもある。このような症状は必ずしも急性胃炎に特異的ではなく,急性胃炎の診断では,内視鏡検査により,粘膜の発赤やびらん,出血がみとめられることが重要になる。急性の腹部症状を呈し,内視鏡で広範なびらんや潰瘍,出血をみとめる場合,臨床的には急性胃粘膜病変 acute gastric mucosal lesion(AGML)と診断される。

治療,経過▶ 原因の除去,胃の安静(絶食)や薬物療法により回復に向かい,一過性の病態

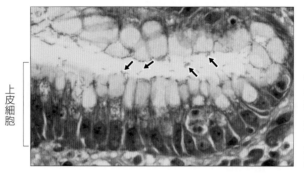

ヘリコバクター-ピロリ(➔)が上皮の表層に付着し，上皮細胞間に侵入している。深部には炎症細胞の浸潤がみられる。

▶図14-3　胃内のヘリコバクター-ピロリ

であることが多い。

● 慢性胃炎 chronic gastritis

　慢性胃炎は，胃の病的な炎症が持続的に存在する状態をいう。胃痛，胃もたれ，胃部の不快感などの臨床症状と，粘膜の萎縮や発赤，びらんといった内視鏡による所見，ならびに粘膜内の炎症細胞浸潤といった組織学的所見のそれぞれから定義されてきたが，近年は慢性的な組織学的胃炎を慢性胃炎としている。

原因▶　慢性胃炎の原因は不明な場合も少なくないが，感染・薬物・自己免疫学的機序などが病因となる。なかでも，ヘリコバクター-ピロリ *Helicobacter pylori* の感染が重要である(▶図14-3)。ヘリコバクター-ピロリの感染による慢性胃炎では，細菌の存在が直接的な原因となって，胃に持続性炎症を生じる。

病理▶　粘膜に，リンパ球や形質細胞といったいわゆる慢性炎症細胞の浸潤がみとめられる。好中球の浸潤は炎症の活動性の指標となる。炎症が持続すると，粘膜表層をおおう円柱上皮が，腸上皮に類似した形態に変化し，**腸上皮化生**とよばれる。腸上皮化生は腫瘍ではないが，がんの発生母地となりうる変化である。炎症の持続により，胃底腺や幽門腺といった腺組織はしばしば萎縮する。

治療▶　根本的治療には原因の除去が必要となる。ヘリコバクター-ピロリ感染者に対しては，抗菌薬を用いた除菌が選択される。自覚症状に対しては対症療法が施される。

2 胃潰瘍 gastric ulcer・十二指腸潰瘍 duodenal ulcer

　一般的に，粘膜およびその深部構造に欠損を生じた状態を**潰瘍** ulcer という。病理学的には，粘膜のみの欠損を**びらん**，深部構造も含めた欠損を潰瘍とよぶ(▶図14-4-a)。

病態▶　胃液に含まれる胃酸(塩酸)や消化酵素であるペプシンは，粘膜を障害する攻撃因子である。一方，上皮細胞が分泌する粘液は防御因子として機能し，粘膜

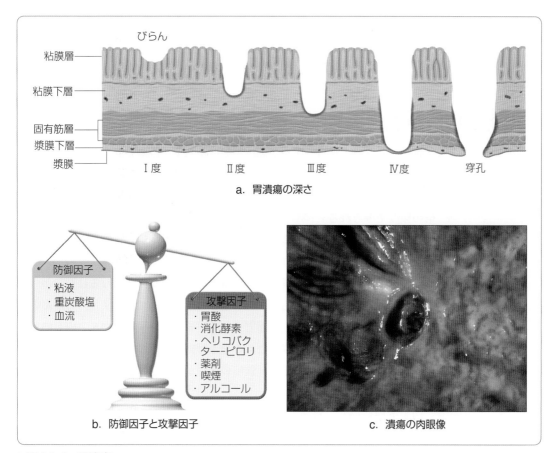

a. 胃潰瘍の深さ

b. 防御因子と攻撃因子

c. 潰瘍の肉眼像

▶図14-4 胃潰瘍

表層に保護層を形成する。胃酸の過多やヘリコバクター–ピロリ感染，薬物（副腎皮質ステロイド薬，非ステロイド性消炎鎮痛薬〔NSAIDs〕など）の服用，喫煙，アルコールといった攻撃因子の増加・増強，あるいは防御因子の低下により，胃や十二指腸の粘膜にびらんや潰瘍を生じる（▶図14-4-b, c）。このように，攻撃・防御因子の均衡の破綻による胃および十二指腸の潰瘍を総称して，**消化性潰瘍** peptic ulcer とよぶ。ヘリコバクター–ピロリ感染と NSAIDs 服用が二大成因とされている。

臨床像▶ **胃潰瘍**は40歳以降に発生することが多く，**十二指腸潰瘍**は10〜20代の若年者にもみとめられる。症状としては上腹部痛が最も多い。慢性に経過する場合，胃潰瘍は食後に，十二指腸潰瘍では空腹時に腹痛をみとめることが多い。

病理▶ 急性期あるいは炎症の強い潰瘍部には，粘膜および深部構造の欠損をみるとともに，その底部（潰瘍底）には組織の壊死や炎症細胞浸潤，浮腫がみとめられる。病変が治癒に向かい，修復機序がはたらくと，肉芽組織の形成や線維化がみとめられる。さらに病変部に上皮が再生されると，潰瘍瘢痕となる。図14-4-a に示すように，潰瘍の深さから，形態的な分類がなされる。深い潰瘍では穿孔（組織欠損が全層に及び，孔が開いた状態）や腹膜炎を伴うこともある。

治療▶　胃の安静をはかるとともに，病因に応じて攻撃因子の除去（禁煙，禁酒など），ヘリコバクター–ピロリの除菌，胃酸分泌抑制薬の投与などがなされる。潰瘍が胃壁を貫く穿孔を生じた場合や，高度の出血を伴う場合には，外科的治療の対象となることもある。

3　胃がん gastric cancer

　　胃がんは，日本を含むアジア諸国で頻度が高く，欧米ではまれな腫瘍である。わが国では年間約4万5千人が胃がんのために死亡しており，部位別がん死亡率では肺がん・大腸がんについで多い（2018年）。男性は女性に比べ，約2倍の頻度でみられる。

　　発生には遺伝的素因のほか，ヘリコバクター–ピロリの感染や塩分の過剰摂取，喫煙が危険因子として知られている。

早期胃がんと▶
進行胃がん
　　がんは粘膜をおおう上皮細胞から発生する。腫瘍が大きくなるにしたがい，粘膜内で側方に広がるとともに，深部（壁内）に向かって浸潤する。胃がんのうち，粘膜内あるいは粘膜下層にとどまっているものを**早期胃がん**，固有筋層あるいはそれより深部まで浸潤したものを**進行胃がん**とよぶ。あくまで腫瘍の浸潤の深さに基づいた分類であり，腫瘍の発生からの時間の経過や腫瘍の大きさを考慮した分類ではない。

肉眼型による分類▶　肉眼形態に応じ，胃がんは，0型（表在型）・1型（腫瘤型）・2型（潰瘍限局型）・3型（潰瘍浸潤型）・4型（びまん浸潤型）・5型（分類不能）に分類される（▶図14-5）。このなかで最も予後が不良なのは4型である。4型胃がんは，ほかの肉眼型を呈する胃がんと比較して，女性や若年者における発生頻度が高い。また，組織学的には4型胃がんの大部分が後述の低分化型腺がんの像を示す。

　　早期胃がんは，0-I型（隆起型），0-IIa型（表面隆起型），0-IIb型（表面平坦型），0-IIc（表面陥凹型），0-III型（陥凹型）に分類される（▶図14-5-b）。最も多いのは周囲粘膜と比較して軽度の陥凹を示す0-IIc型である（▶図14-5-c）。腫瘍内に潰瘍を伴うこともあり，内視鏡検査では，早期胃がんと良性の潰瘍との鑑別はしばしば問題となる。

組織▶　胃は腺上皮におおわれているため，発生するがんの大半は腺がんである。腺がんは，分泌腺ないしその導管の構造を反映した管状の構造を示し，粘液をつくるという特徴がある。

　　がん組織と正常組織との類似の程度は，分化度（▶138ページ）で表現する。**高分化型腺がん**は，通常の腺組織と類似した腺管構造を形成して増殖する（管状腺がん，乳頭状腺がん）。一方，**低分化型腺がん**は腺管構造をあまりつくらず，充実性のかたまりをつくったり，それぞればらばらに増殖したりする。低分化型腺がんには**印環細胞がん**（▶21ページ，図2-5)が含まれ，腫瘍細胞はばらばらに浸潤する。印環細胞がんを含め，低分化型腺がんは一般的に悪性度が高く，予後がわるい。

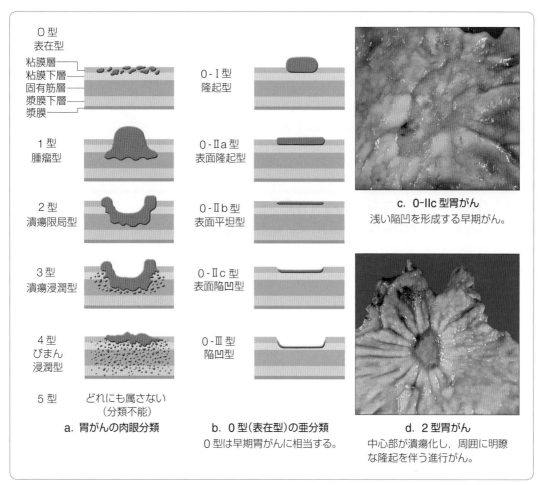

O型
表在型

粘膜層
粘膜下層
固有筋層
漿膜下層
漿膜

O-Ⅰ型
隆起型

1型
腫瘤型

O-Ⅱa型
表面隆起型

2型
潰瘍限局型

O-Ⅱb型
表面平坦型

c. O-Ⅱc型胃がん
浅い陥凹を形成する早期がん。

3型
潰瘍浸潤型

O-Ⅱc型
表面陥凹型

4型
びまん
浸潤型

O-Ⅲ型
陥凹型

5型　どれにも属さない
（分類不能）

a. 胃がんの肉眼分類

b. O型（表在型）の亜分類
O型は早期胃がんに相当する。

d. 2型胃がん
中心部が潰瘍化し，周囲に明瞭
な隆起を伴う進行がん。

▶図14-5　胃がん

進展様式▶　胃がんが発育すると胃の外の臓器にも広がっていく。進展形式としては直接的な浸潤のほかに，血管を介した血行性転移や，リンパ管を介したリンパ行性転移がある。また，胃壁内の浸潤が漿膜（腹膜）に達したのち，腹腔内に散布されるように広がる場合は腹膜播種とよばれる。

　血行性転移では肝臓や肺への転移の頻度が高い（▶147ページ，図9-6）。リンパ行性転移は胃の近傍のリンパ節への転移から始まり，ウィルヒョウ転移として知られる鎖骨上窩リンパ節など，遠隔リンパ節への転移へと広がっていく。膀胱子宮窩（もしくは膀胱直腸窩）への播種はシュニッツラー転移，卵巣への転移ないし播種はクルーケンベルグ腫瘍とよばれる。

診断▶　早期胃がんは一般的に自覚症状に乏しく，X線検査や内視鏡検査などの健診で発見されることが多い。症状を伴う際には，腹痛が最も一般的な症状で，食欲不振や体重減少，嘔吐などもみとめられる。とくに早期がんに関しては，内視鏡像のみで良性・悪性を確実に判断することが困難であり，診断の確定のためには，病変部の組織を採取し，病理学的に検討する必要がある。

治療および予後▶　病変の切除が基本的治療となる。とくに，早期がんのなかでも腫瘍が粘膜内にとどまるがんの場合は，内視鏡を用いた切除が選択されることが多い。粘膜下層，あるいはさらにその深部への浸潤を伴うがんでは，外科的な切除が施行されるのが一般である。遠隔転移や腹膜播種を伴う症例など，切除不能な症例に対しては，化学療法が選択される。

　予後を決するのは腫瘍の大きさや浸潤の深さ，転移の有無などである。良好な予後を得るためには，早期での発見がきわめて重要である。

C 腸・腹膜の疾患

① 腸・腹膜の構造と機能

腸の解剖▶　小腸は十二指腸・空腸・回腸からなり，大腸は盲腸・上行結腸・横行結腸・下行結腸・S状結腸・直腸に細分される。虫垂は盲腸に端を発し，盲端で終わる細長い臓器で，大腸の一部である（▶246ページ，図14-8）。

腸の組織▶　基本的な構成はほかの消化管と同様であり，粘膜・粘膜下層・筋層・漿膜下層・漿膜（漿膜のない部分では後二者がなく，外膜がある）からなる層構造をもつ（▶図14-6）。小腸の粘膜にはたくさんのヒダがあり，その表面には絨毛が多数はえている。これにより表面積が増し，吸収に有利に作用する。大腸にも肉眼的なヒダ構造はみられるが，小腸でみられるような絨毛はみられない。

腹膜▶　腹腔内は腸管表面や腹壁部も含め，腹膜とよばれる平滑な膜におおわれており，その表層は中皮細胞とよばれる扁平な細胞におおわれている。腸管内と異なり，正常状態では腹腔内は無菌状態に保たれている。腸と腹壁の間の膜は腸間膜とよばれ，両面が腹膜におおわれ，間に脂肪組織や血管が含まれる。

② 腸の疾患

1 クローン病 Crohn disease

　クローン病は慢性経過を示す炎症性の腸疾患で，次項の潰瘍性大腸炎とあわせて，炎症性腸疾患 inflammatory bowel disease とよばれる。炎症性腸疾患とは単なる炎症性の腸の病気をさすのではなく，特定の疾患を示す用語であることに注意が必要である。

特徴▶　若年者に好発し，わが国では増加傾向にある。潰瘍性大腸炎と異なり，口腔から肛門まで消化管のあらゆる部位に病変を生じうるが，回腸・盲腸・上行結腸が障害されやすい（▶図14-6）。また，病変が不連続的に分布するのも特徴的である。これは，飛び石状病変 skip lesion（スキップ病変）とよばれ，連続性病

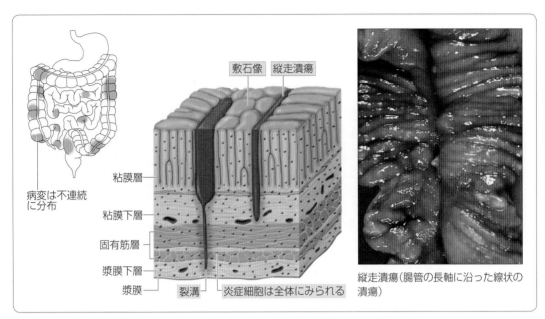

病変は不連続に分布

粘膜層
粘膜下層
固有筋層
漿膜下層
漿膜

敷石像　縦走潰瘍

裂溝　炎症細胞は全体にみられる

縦走潰瘍(腸管の長軸に沿った線状の潰瘍)

▶図 14-6　クローン病

変を形成する潰瘍性大腸炎(▶244 ページ, 図 14-7)とは異なる。環境因子や遺伝的因子などが発症に寄与すると考えられるが, 病因の詳細はいまだ不明である。

臨床像▶　腹痛と下痢, 発熱, 体重減少が主症状となる。炎症反応の亢進や貧血, 低栄養(低アルブミン血症, 低コレステロール血症)を伴うことも多い。皮膚や骨・関節, 心・血管系, 肺などに多様な合併疾患を伴う。

病理▶　典型例では, 縦走潰瘍や敷石像とよばれる像がみられる(▶図 14-6)。縦走潰瘍とは消化管の走行に沿い, 線状に広がる潰瘍のことである。敷石像は浮腫や炎症, ひきつれなどにより, 粘膜面に密在する隆起が形成された状態をいう。このほか, 局所的な腸の狭窄や, 腸管どうしあるいは腹壁などとの癒着がみられることも多く, 癒着した臓器と交通して, 瘻孔を生じることもある。また, 口腔内の浅い潰瘍(アフタとよばれる)や, 肛門周囲の膿瘍や痔瘻などの形成もしばしばみられる。

　組織学的には, 炎症細胞浸潤が消化管の壁全層にみられるのが特徴的である。リンパ球や形質細胞の浸潤が主体となる。また, 小さな肉芽腫(類上皮細胞とよばれる組織球の集まり)を形成するのも特徴である。潰瘍部に裂け目を生じることがあり, 裂溝とよばれる。腹膜炎や癒着した臓器への炎症の波及がみられることもある。

治療▶　再燃と寛解を繰り返すため, 長期的な栄養療法と薬物療法が必要である。狭窄症状が強い場合などは, 必要に応じて手術も選択される。

2 潰瘍性大腸炎 ulcerative colitis

　潰瘍性大腸炎は, おもに大腸, とくに直腸の粘膜と粘膜下層をおかす, 特発

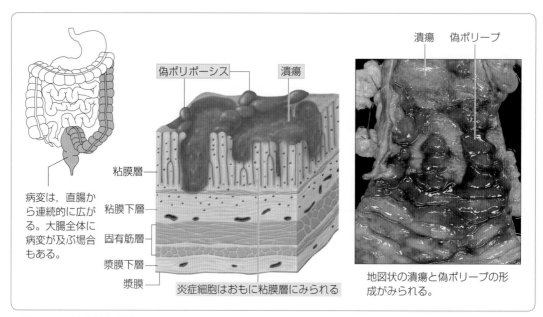

病変は，直腸から連続的に広がる。大腸全体に病変が及ぶ場合もある。

偽ポリポーシス　　潰瘍

粘膜層

粘膜下層

固有筋層

漿膜下層

漿膜

炎症細胞はおもに粘膜層にみられる

潰瘍　偽ポリープ

地図状の潰瘍と偽ポリープの形成がみられる。

▶図 14-7　潰瘍性大腸炎

性(原因不明)の炎症性疾患である。

特徴▶　クローン病とは異なり，潰瘍性大腸炎では一般的に，直腸から連続した病変が形成される(▶図 14-7)。全大腸に病変が及ぶ場合と，直腸から下行結腸までの領域など限局した範囲に病変がみとめられる場合がある。多くの患者は再燃と寛解を繰り返す。罹患期間が長期間にわたる患者の粘膜は，がんの発生母地となりうる。発症年齢のピークは 20 代前半にあるが，若年者から高齢者まで発症しうる。病因は不明であるが，自己免疫学的な機序が想定されている。

臨床像▶　血便，粘血便，下痢あるいは血性下痢が主症状となる。腹痛や発熱，体重減少，食欲不振，貧血などを伴うことも多い。また，関節や皮膚，胆道，眼などに合併疾患を伴うこともまれではない。

病理▶　活動期と寛解期で異なった肉眼像を呈する。活動期には粘膜に発赤・出血がみられ，炎症を反映して表面は不整・顆粒状となる。びらんや潰瘍がさまざまな程度でみとめられる。潰瘍が地図状に広がると，残存する粘膜があたかも多発性のポリープのようにみえることがあり，偽ポリポーシスとよばれる(▶図 14-7)。寛解期には粘膜はしばしば萎縮するため，粘膜のヒダ構造はそこなわれていることが多い。潰瘍部は瘢痕化する。

　炎症はおもに粘膜内にみられ，粘膜下層に及ぶ潰瘍が形成されることもあるが，通常は固有筋層より深い層には炎症はみられない。好中球の上皮内への浸潤が炎症の活動性の指標となる。

がんの発生▶　前述の通り，長期罹患例にはがんが発生しうる。潰瘍性大腸炎が発生母地となったがんの特徴としては，しばしば多発すること，境界不明瞭な浸潤性病変を形成することがあげられる。

治療▶　炎症の重症度に応じた薬物療法が治療の中心となる。治療法の進歩もあって，急性期や再発・再燃時，あるいは重症例も含め，薬物により炎症の抑制が可能なことが多い。内科的治療で炎症の抑制が困難な場合や，高度の出血を伴う例，がんが発生した場合などは，外科的治療の適応となることもある。

3　そのほかの炎症性疾患

● 急性虫垂炎 acute appendicitis

虫垂に急性の炎症を生じた状態を急性虫垂炎という。糞石（ふんせき）や異物が原因となって内腔が閉塞し，感染や循環障害をおこすことにより発生するとされている。しばしば腹膜炎を合併する。炎症が粘膜に限局するカタル性虫垂炎，炎症が壁全層性に波及する蜂巣炎性（蜂窩織炎性（ほうそう），化膿性（ほうかしき）)虫垂炎，壁の壊死を伴う壊疽性（えそ）虫垂炎に分類される。

症状▶　各年齢層に発生し，腹痛や吐きけ，発熱などが主症状となる。

治療▶　軽症の場合は，絶食と輸液管理，抗菌薬投与により治療される。重症例では手術による虫垂切除が施行される。

● 感染性腸炎 infectious colitis

感染症による腸炎には，細菌・ウイルスの感染によるものがとくに多い。病原性大腸菌による食中毒などの細菌性腸炎は夏季に発生しやすい。一方，ノロウイルスなどによるウイルス性腸炎は冬から春にかけて多い。病原体によっては，肉・魚介類・卵など特定の食品との関連が知られる。また，病原体により感染から発症までの潜伏期も異なる。

症状▶　下痢，腹痛，吐きけ・嘔吐，発熱が主症状となる。病原体によっては血便をきたすこともある。

治療▶　多くは自然治癒する傾向があるが，下痢や嘔吐により脱水状態になりやすく，水分補給が必要である。ときには，腹痛や嘔吐に対する対症療法も必要となる。一般的に抗菌薬の投与は重症例や長期例，特定の病原体への感染が疑われる場合に限られる。

● 薬剤性腸炎 drug-induced colitis

抗菌薬や非ステロイド性抗炎症薬，抗がん薬などの薬物の投与が原因で生じる腸炎を薬剤性腸炎という。

偽膜性腸炎▶　抗菌薬投与に伴う腸炎では偽膜性腸炎 pseudomembranous colitis とよばれる特徴的な腸炎を生じることがある。偽膜とは，粘液・フィブリン・炎症細胞・壊死物などからなる膜状物で，粘膜表面をおおう。偽膜性腸炎は，クロストリディオイデス-ディフィシル感染症（CDI）の病態の１つである。CDI は，抗菌薬投与により菌交代がおこり，常在細菌であるクロストリディオイデス-ディ

フィシル *Clostridioides difficile* が異常に増殖したものである。

● 虚血性腸炎 ischemic enterocolitis

虚血性腸炎とは，腸管への血液の灌流が不十分な場合に生じる腸炎である。高血圧，脂質異常症，糖尿病などの基礎疾患を有する頻度が高く，高齢者に多い。下行結腸やS状結腸に好発する。

4 憩室症 diverticulosis

腸管粘膜が漿膜側に袋状に突出した状態を憩室 diverticulum とよぶ（▶図14-8）。大腸では憩室の多発がしばしばみられ，これを憩室症という。

40歳以上の発生が多く，加齢とともに頻度を増す。一般的に無症状のことが多い。腸管内圧の上昇と筋層の脆弱化が発生要因となる。わが国では盲腸や上行結腸に多いが，高齢者ではS状結腸・下行結腸の頻度も高くなる。炎症（憩室炎）や出血を伴うことがある。

5 大腸ポリープ colorectal polyp

ポリープとは管腔臓器に生じた隆起性病変の総称である。肉眼的な病変の呼称であり，病理学的には多様な病変を含む

大腸にはポリープが好発する。粘膜をおおう上皮細胞に由来する腫瘍や過形成，過誤腫，あるいは炎症によるポリープが多い。過誤腫とは，真の腫瘍ではなく，発生部位に存在する成熟した組織が異常に発育・増殖した病変のことをいう。

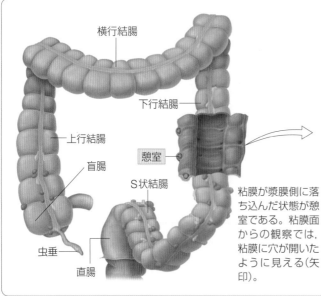
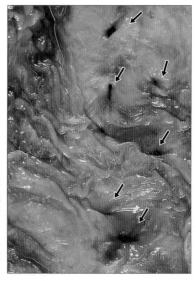

粘膜が漿膜側に落ち込んだ状態が憩室である。粘膜面からの観察では，粘膜に穴が開いたように見える（矢印）。

▶図14-8　憩室

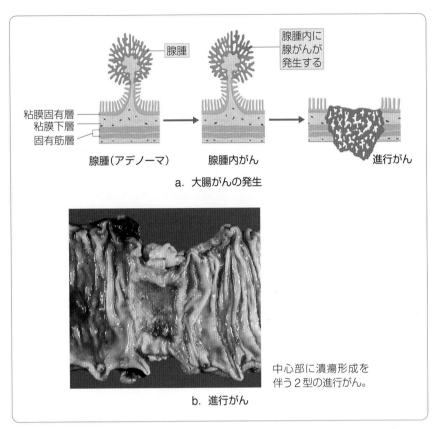

a. 大腸がんの発生

b. 進行がん

中心部に潰瘍形成を
伴う2型の進行がん。

▶図14-9 大腸がん

● 大腸腺腫 colorectal adenoma

　大腸腺腫は，大腸粘膜をおおう円柱上皮（腺上皮）由来の良性腫瘍である。粘膜内で大きくなっても，粘膜下層に浸潤することはない。ただし，大腸腺腫は前がん病変としても知られており，腺腫を背景に発生したがんは，通常のがんと同様に浸潤や転移をきたす（▶図14-9-a）。1つのポリープ内で，腺腫と腺がんが共存することもまれならずある。通常は，内視鏡による切除が行われる。

● 大腸ポリポーシス colorectal polyposis

　大腸ポリポーシスは，大腸にポリープが多発する病態である。腺腫が多発する病態や過誤腫が多発する病態が知られている。家族性大腸腺腫症は大腸に100個以上の腺腫が多発する疾患である（▶154ページ，図9-9）。通常は家族性に発生し，常染色体優性遺伝を示す。家族性大腸腺腫症では腫瘍の切除ないし腸の切除を行わないと，ほぼすべての症例で腺がんが発生する。

6 大腸がん colon cancer

　大腸がんは発生頻度が高く，部位別がん死亡数では肺がんについで2番目

に多い。わが国では欧米に比べると頻度が低い。これには遺伝的素因のほか，食生活も影響している。

臨床像▶　男性に多く，中高年以降に発生することが多い。直腸に約40%，S状結腸に約30%生じる。早期病変では無症状のことが多い。この場合，発見の契機としては便潜血検査や内視鏡検診によることが多い。進行した病変(▶図14-9-b)では下血や通過障害といった症状が出現する。

病理▶　胃がんと同様の肉眼分類(▶241ページ，図14-5)がなされる。大腸は円柱上皮(腺上皮)におおわれているため，大腸に発生するがんの大部分は腺がんである。上に述べた通り，腺腫は腺がんの発生母地となる(▶図14-9-a)。

治療と予後▶　切除可能な病変は，内視鏡的あるいは外科的に切除される。内視鏡治療は基本的には粘膜内にとどまる腫瘍に適応される。一般に大腸がんは，食道がんや胃がんといったほかの消化管のがんと比較して予後がよく，肝臓や肺への転移があっても，手術で切除できれば根治可能なことがある。また，手術後に再発しても，早期に発見されれば切除による根治が期待できる。切除不能の症例や補助療法として，放射線療法や化学療法が選択される。

7 腸閉塞とイレウス

腸の物理的閉塞により，腸管内容物の搬送が障害された状態を，腸閉塞という[1]。一方，機能的な運動障害による搬送障害はイレウスとよばれる[2]。

● 腸閉塞 intestinal obstruction

腸閉塞は，腫瘍や宿便，炎症，腸管の癒着などにより，腸管内腔の狭小化や閉塞，屈曲が生じることにより発生する。

血行障害を伴う腸閉塞は絞扼性腸閉塞とよばれ，腸重積症や腸管軸捻転などにより生じる。腸重積症は，腸管の一部が遠位側の腸管内に陥入することにより生じ，乳幼児の回腸に生じやすい。成人では腫瘍が先進部となって，遠位側に陥入することが多い。腸管軸捻転は，腸管の一部が腸間膜を軸としてねじれることにより発生する。

● イレウス ileus

開腹手術後の早期や，腸管運動をつかさどる自律神経の機能異常，腹膜炎，栄養障害になどにより生じる。腸管の蠕動運動が麻痺することによる麻痺性イレウスと，腸管の持続的な痙攣による痙攣性イレウスがある。

---

1) 急性腹症診療ガイドライン作成委員会：急性腹症診療ガイドライン2015．医学書院，2015による。従来は，機械的イレウスともよばれていた。
2) 従来は，機能的イレウスともよばれていた。

③ 腹膜の疾患

● 腹膜炎 peritonitis

腹膜に炎症を生じた状態を腹膜炎とよぶ。限局した領域にみとめられる**限局性腹膜炎**と，広範囲に炎症が広がる**汎発性腹膜炎**に分類される。また，発症様式と経過により，**急性腹膜炎**と**慢性腹膜炎**に分類される。

急性腹膜炎▶　消化管の穿孔や急性虫垂炎・急性膵炎・急性胆囊炎などの内臓の急性炎症の波及，外傷・手術に伴う感染などが原因となり，急性に発症する腹膜炎を，**急性腹膜炎 acute peritonitis** という。腹痛，発熱，吐きけ・嘔吐などが主症状となる。抗菌薬の投与や栄養管理といった保存的治療に加え，外科的処置により，腹腔内の洗浄や原因病巣に対する治療が行われることもある。

慢性腹膜炎▶　腹膜に持続性の炎症を生じた状態が，**慢性腹膜炎 chronic peritonitis** である。開腹手術後の腹膜炎や，腹膜透析に伴う腹膜炎が知られる。感染症では，結核菌感染に伴う腹膜炎が慢性腹膜炎の経過を示す。

がん性腹膜炎▶　がんが腹腔内に播種をきたした状態を**がん性腹膜炎 peritoneal carcinomatosis**という。腹膜炎の名を冠するが，がんの増殖が本態であり，炎症は二次的な所見である。腹水の貯留を伴うことが多い。胃がんや大腸がん，膵がん，胆囊がん，卵巣がんなどで生じやすい。

D｜肝臓・胆管・胆囊の疾患

① 肝臓・胆管・胆囊の構造と機能

肝臓の構造▶　肝臓は腹腔内の右上腹部に位置する。体重の約2%の重量（日本人では1,200〜1,400 g）をもつ大きな臓器である。門脈と肝動脈という2つの大きな血管により栄養される（▶図14-10-a）。

組織▶　組織学的には直径約2 mm の**肝小葉**とよばれる単位から構成される（▶図14-10-b）。肝小葉の辺縁部には**グリソン鞘**とよばれる結合組織が存在し，門脈・肝動脈・胆管はここを通る。肝小葉の中心部には静脈（中心静脈）が位置する。肝小葉のおもな構成細胞である**肝細胞**は，1細胞ないし2細胞の厚さで1列に配列しており，**肝細胞索**とよばれる。肝細胞索の間には**類洞**（洞様毛細血管）とよばれる血管が存在し，門脈と肝動脈の血液は類洞内に流入し，中心静脈へ流出する。

胆管の構造▶　胆汁の通路が胆管である（▶図14-10-a）。肝細胞の間に存在する毛細胆管とよばれる細い胆管に端を発する。グリソン鞘内の肝内胆管を介し，肝外胆管は十二指腸に開口する。

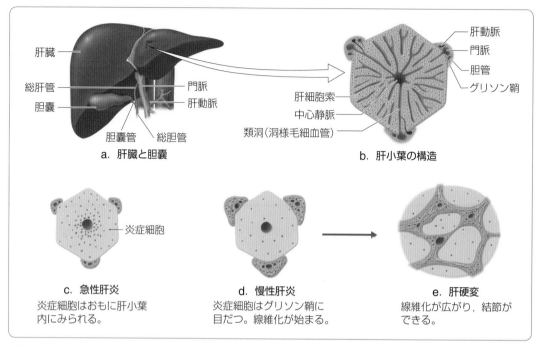

肝臓
総肝管
胆嚢
胆嚢管　総胆管
門脈
肝動脈
総胆管
a. 肝臓と胆嚢

肝動脈
門脈
胆管
グリソン鞘
肝細胞索
中心静脈
類洞(洞様毛細血管)
b. 肝小葉の構造

炎症細胞
c. 急性肝炎
炎症細胞はおもに肝小葉
内にみられる。

d. 慢性肝炎
炎症細胞はグリソン鞘に
目だつ。線維化が始まる。

e. 肝硬変
線維化が広がり，結節が
できる。

▶図14-10　肝小葉の構造と急性肝炎・慢性肝炎

胆嚢の構造▶　胆嚢は肝外胆管と交通する袋状の臓器で，胆汁を一時的に貯留する。

②肝臓・胆管・胆嚢の疾患

1 急性肝炎と慢性肝炎

　　　　肝臓に病的な炎症を生じた状態を**肝炎**とよぶ。肝細胞の障害や脱落を生じ，
血液学的な肝機能異常に反映される。急性期の状態を**急性肝炎**，炎症状態が長
期間にわたり持続するものを**慢性肝炎**とよぶ。通常，慢性肝炎は6か月以上
の長期にわたり肝炎が持続する状態をいう。

● 急性肝炎 acute hepatitis

　　　　急性肝炎の原因はおもに，ウイルス感染と薬物摂取，過度の飲酒である。最
も頻度が高いのは肝炎ウイルス感染に伴う急性肝炎である。

症状▶　黄疸や倦怠感，発熱などがおもな症状である。一過性の経過で治癒に向かう
ことが多い。

病理▶　肝小葉内に炎症細胞浸潤をみとめるとともに，炎症よる肝細胞の障害や脱落，
あるいは肝細胞の腫大や胆汁のうっ滞を生じる(▶図14-10-c)。炎症が終息する
と肝細胞も再生され，正常状態に回復するのが一般である。

● 慢性肝炎 chronic hepatitis

慢性肝炎は，ウイルス感染や薬物摂取，長期にわたる飲酒，肥満，自己免疫学的機序などが原因で生じる。

症状▶ 血液学的な肝機能の異常があっても無症状のことが多いが，病態が進行すると，倦怠感や易疲労性などが生じ，末期には黄疸や腹水なども出現する。

病理▶ 病因・病勢に応じてさまざまな程度の炎症細胞浸潤がみられ，肝細胞が障害される。一般的に，炎症細胞浸潤は肝小葉内よりグリソン鞘内に強い（▶図14-10-d）。炎症の活動性が低い場合には，肝細胞は十分に再生されるが，比較的強い障害が遷延すると，肝細胞は減少していく。また，慢性肝炎では肝内に線維化を生じるのも特徴的である。線維化が進行すると肝硬変となる（▶図14-10-e，255ページ，図14-12）。

● 劇症肝炎 fulminant hepatitis

なんらかの原因で肝炎を発症し，短期間に広範な肝細胞の崩壊や，高度の肝機能の悪化をきたす病態を，劇症肝炎とよぶ。正常な肝臓に高度の急性炎症を生じる病態であるが，無症候性のB型肝炎ウイルス保持者からの発症も含める。わが国では近年減少傾向にあり，年間約400例程度の発生頻度と報告されている。原因が判明したものではB型肝炎ウイルスの感染のほか，薬物性や自己免疫性の病因が知られているが，原因不明の症例も多い。

病理▶ 組織学的には肝細胞の広範な壊死がみとめられる。

治療と予後▶ 栄養管理および，原病変に対する治療，血漿交換や透析療法といった内科的治療を行う。内科的治療では予後不良が予測される症例に対しては，肝移植術が適応となる。

2 ウイルス性肝炎 viral hepatitis

ウイルス感染が原因となって生じる肝炎で，大部分は肝炎ウイルスの感染による肝炎である。肝炎ウイルスに分類されるウイルスは複数あり，なかでもB型肝炎ウイルス hepatitis B virus（HBV）とC型肝炎ウイルス hepatitis C virus（HCV）が重要である。いずれも急性肝炎・慢性肝炎の原因となる。A型肝炎ウイルスは急性肝炎の原因として重要である。

● B型肝炎

ヘパドナウイルス科に分類されるB型肝炎ウイルス（HBV）は，DNAウイルスである。ウイルスを持続的に体内に保有している人をキャリアといい，わが国のHBVキャリアは130〜150万人と推定されている。キャリアは無症候性の感染状態（無症候性キャリア）にある場合と，肝炎や肝硬変の状態にある場合がある。病態・病勢はウイルスの増殖の活動性とこれに対する免疫反応により

決まる。

感染経路▶　おもな感染経路は，母子感染や幼少時の水平感染，輸血や医療従事者の針刺し事故など血液を介した感染，性行為による感染などである。わが国では1985年開始の「B型肝炎母子感染防止事業」による感染防止措置が奏功しており，以降の新規感染者は減少している。

経過▶　母子感染や幼少時に感染した場合，感染者は当初，免疫寛容状態にあることが多い。すなわちウイルスの活発な増殖がありながら，これを排除する免疫機能が十分作用せず，炎症反応や臨床所見に乏しい状態が続く。このような無症候性キャリアの状態が継続したのち，多くは20代あたりに免疫機能が活性化し，肝炎を発症することになる。肝炎を発症しても，一般には一過性の経過で，再び非活動性キャリアの状態となるが，10〜15％の症例は炎症が遷延し，慢性肝炎に移行するとなる。

　成人の新規感染では，70〜80％の症例では感染急性期は不顕性である。大半は急性肝炎で終息し，慢性肝炎への移行は5％程度である。

治療▶　慢性肝炎に対しては，インターフェロン製剤や，核酸アナログ製剤とよばれる抗ウイルス薬が用いられる。

● C 型肝炎

　C型肝炎ウイルス(HCV)は，フラビウイルス科に分類されるRNAウイルスである。わが国の感染者は100〜150万人と推定されている。

感染経路▶　HCVは，輸血や汚染された注射器の使用，入れ墨，ピアスの穴開けなどにより，血液を介して感染する。母子感染はまれである。

経過▶　感染急性期の肝細胞障害は一般にB型肝炎より軽度であり，多くは不顕性感染である。60〜80％の症例が持続感染をきたし，慢性肝炎に移行する。

治療▶　慢性肝炎に対しては，インターフェロン製剤や，直接作用型抗ウイルス薬とよばれる薬剤による治療が行われる。

● A 型肝炎

　急性肝炎を生じる。A型肝炎ウイルス(HAV)は感染者の便に排出され，ウイルスに汚染された水や食物の摂取により，新たな感染が成立する。衛生環境が整備された現代のわが国では，大規模な流行発生は生じない。

3 脂肪性肝疾患 fatty liver disease

　肝臓は脂肪の代謝にも重要な役割を果たしている。肝細胞に中性脂肪(トリグリセリド)が異常に貯留した病態を脂肪性肝疾患とよぶ。単純に肝細胞に脂肪が貯留した状態を**単純性脂肪肝** simple steatosis(▶図14-11-b, d)，脂肪の貯留に加え，肝細胞の障害や炎症が引きおこされた状態を**脂肪性肝炎** steatohepatitis(▶図14-11-e)とよぶ。脂肪性肝炎は脂肪性肝疾患の重症型に位置づけられる

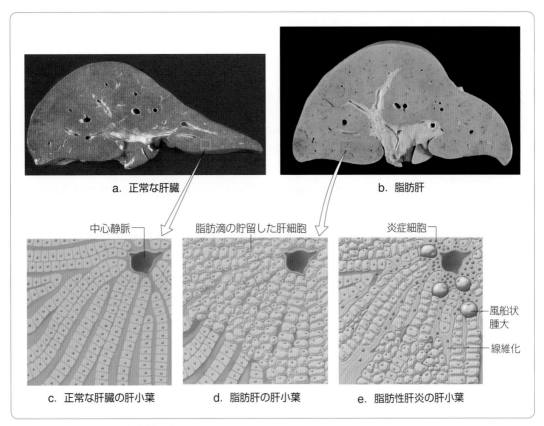

中心静脈

a. 正常な肝臓

b. 脂肪肝

脂肪滴の貯留した肝細胞

炎症細胞

風船状
腫大

線維化

c. 正常な肝臓の肝小葉

d. 脂肪肝の肝小葉

e. 脂肪性肝炎の肝小葉

▶図 14-11 脂肪肝と脂肪性肝炎

慢性肝炎であり，病態が進行すると肝硬変にいたる。

　脂肪性肝疾患の原因として，従来はアルコール摂取によるものが多かったが，アルコール摂取と関連のない脂肪性肝疾患も知られるようになっており，これを**非アルコール性脂肪性肝疾患**とよぶ。

病理▶　一般に中性脂肪の貯留した肝臓は腫大し，黄色調を帯びる（▶図 14-11-b）。組織学的には肝細胞内に貯留した脂肪は，空胞としてみとめられる（▶95 ページ，図 6-2）。脂肪性肝炎では，脂肪の貯留に加えて，炎症細胞浸潤や肝細胞の障害がみられる（▶図 14-11-e）。脂肪性肝炎に特徴的な肝細胞の障害像として，風船状腫大が知られる。また，脂肪性肝炎では病態の進行にあわせ，線維化が目だってくる。

● アルコール性肝障害 alcoholic liver disease

　アルコール摂取に起因する肝障害をアルコール性肝障害という。アルコール及びその代謝産物の作用により肝細胞が障害されることにより発生する。単純性脂肪肝・肝炎・肝硬変を含む病態であり，肝炎では脂肪性肝炎の像を示すことが多い。肝障害を生じるアルコール摂取量は人種や性別を含めた個体差によるところが大きい。

男性に多い病態である。単純性脂肪肝は通常無症状で可逆的であり，アルコール摂取を控えることで改善されることが多い。肝炎では，肝細胞の障害の程度に応じた血液学的な肝機能障害がみとめられる。

● 非アルコール性脂肪性肝疾患 non-alcoholic fatty liver disease

非アルコール性脂肪性肝疾患には，栄養性，薬物性，代謝性などの多様な病因が知られている。近年とくに注目されているのは，糖尿病や脂質異常症，肥満症を含むメタボリックシンドロームとの関連である。

わが国では，健康診断受診者の約 15％に非アルコール性脂肪性肝疾患があるとされ，その約 40％にメタボリックシンドロームが合併しているとされる。非アルコール性脂肪性肝疾患はメタボリックシンドロームの肝臓における表現型ともみなされ，わが国のみならず，近年世界中で増加している。

診断▶　一般に非アルコール性脂肪性肝疾患の患者では，血液学的な肝機能の異常は軽度のことが多く，正常値のことも多い。現状において，臨床所見のみで単純性脂肪肝と脂肪性肝炎(非アルコール性脂肪性肝炎 non-alcoholic steatohepatitis〔NASH〕)とを鑑別することは不可能で，病理組織学的な判断が必要となる。

4　そのほかの肝疾患

● 自己免疫性肝炎 autoimmune hepatitis

自己免疫性肝炎は，自己免疫学的機序に起因する肝炎で，女性に多い疾患である。急性肝炎様の発症を示すこともあるが，慢性肝炎の経過をたどる。慢性甲状腺炎や関節リウマチなど，ほかの自己免疫性疾患の合併がしばしばみとめられる。血液検査にて自己抗体が陽性となるのが特徴である。

治療には副腎皮質ステロイド薬が用いられる。

● 薬物性肝障害 drug-induced liver injury

薬物の投与に起因する肝炎を薬物性肝障害と称する。肝臓は薬物の代謝や解毒を直接的に担っているため，薬物性障害を生じやすい。肝炎としての所見が目だつ場合や，胆汁のうっ滞が目だつ場合など，原因となる薬物により障害像は異なる。薬物の毒性そのものが原因で発症する場合と，摂取した人の体質に依存して発症する場合がある。

● 原発性胆汁性胆管炎 primary biliary cholangitis

原発性胆汁性胆管炎は，肝臓内の胆管が炎症により障害される慢性進行性肝疾患である。一般的にはグリソン鞘内の小型胆管が障害される。中年以降の女性に好発する。胆汁のうっ滞に伴う皮膚のかゆみが代表的な症状であるが，無症状で血液学的な異常所見から診断されることも多い。病因の詳細は明らかと

はなっていないが，自己免疫学的な機序が想定されている。

5 肝硬変 liver cirrhosis

肝硬変（肝硬変症）とは，慢性肝疾患による肝臓内の線維化が進行し，肝実質全体が線維組織により結節状に区画された状態をいう。肝臓本来の小葉とは異なった結節が形成されることになり，この結節は**偽小葉**とよばれる（▶図 14-12）。原因にかかわらず，慢性肝疾患の終末像であり，通常は不可逆的な変化である。

原因▶ わが国では C 型肝炎ウイルスによるものが約半数を占め，B 型肝炎ウイルスによるものを合わせると，約 60% 以上の症例で肝炎ウイルスが原因となっている。このほかでは，アルコール摂取によるものが約 20% と頻度が高い。

病態▶ 肝硬変に陥った肝臓では，**図 14-13** に示す機序によりさまざまな臨床所見を呈する。臨床像は一様ではなく，肝臓の機能が比較的保たれて症状に乏しい時期（**代償期**）と，肝臓の機能が低下しさまざまな症状が顕在化する時期（**非代償期**）がある。

肝臓内に生じた線維化のため（▶250 ページ，図 14-10-e），肝内の抵抗が高まる。このため，門脈をはじめとする肝臓への流入血管に血液がうっ滞する。このように門脈の内圧が高まった状態を**門脈圧亢進症**とよぶ（▶85 ページ，図 5-10）。門脈圧が亢進した状態では，脾臓にも血液がうっ滞し，脾臓は腫大する。また，血管抵抗の高まった肝臓を迂回して心臓へと還流しようとするため，側副血行路が発達してくる。食道静脈瘤は側副血行路の発達を反映した変化である。

肝硬変では本来の肝臓の機能もそこなわれている。たとえば，タンパク質の合成が十分に行われず，**低タンパク質血症**をきたすことになる。低タンパク質血症や門脈圧亢進症は，それぞれ血漿膠質浸透圧（▶74 ページ）の低下，静水圧

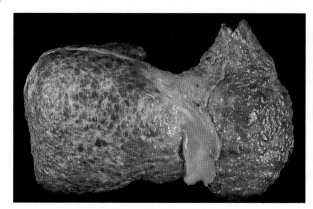

肝硬変の肝臓は表面が凹凸不整である。

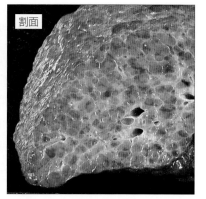

割面

線維組織に区画された結節（偽小葉）がびまん性にみられる。

▶図 14-12 肝硬変

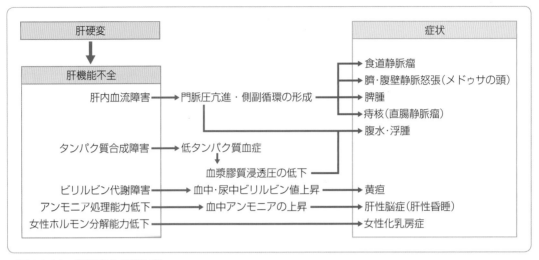

▶図 14-13　肝硬変の病態生理

の増加を介し，**腹水**や**浮腫**の原因となる。胆汁の代謝経路も障害され，肝細胞内あるいは血中にビリルビンが貯留し，**黄疸**を生じることになる。アンモニアの処理も十分に行われないため，血中のアンモニア濃度が上昇し，高アンモニア血症により**肝性脳症**(肝性昏睡)とよばれる脳障害もきたすことになる。

　原因にかかわらず，肝硬変は肝細胞がんの発生母地となる。

6 肝がん liver cancer

　肝臓には**肝細胞**と**胆管細胞**という 2 種類の上皮細胞が存在し，これらに対応する原発性のがんが発生する。**原発性肝がん**は，わが国の部位別がん死亡数では 5 番目に多いがんである。また，肝臓は諸臓器のがんの転移も受けやすく，**転移性肝がん**は原発性肝がんに比し，はるかに高頻度に生じる(▶147 ページ，図 9-6)。

● 肝細胞がん hepatocellular carcinoma

　肝細胞由来のがんは肝細胞がんとよばれる。通常は慢性的な肝障害，すなわち慢性肝炎や肝硬変が背景病変としてあることが多い。わが国の肝細胞がんの原因として，C 型肝炎ウイルス及び B 型肝炎ウイルス感染が合わせて約 70% を占めているが，肝炎ウイルス関連の肝細胞がんは減少してきている。

　一方で，近年は非ウイルス性の肝細胞がんが増加傾向にあり，とくに脂肪性肝疾患を背景とした肝細胞がんの増加が問題となっている。多くの症例で発がん母地となる背景病変が存在するため，同時性ないし異時性に肝細胞がんが多発することも多い。

　転移様式として血行性転移が多いのも特徴で，門脈を介して肝臓内にもしばしば転移巣を形成する。

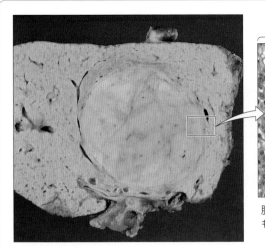
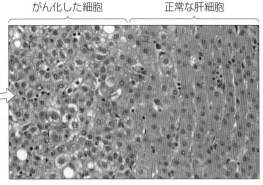

がん化した細胞　　　正常な肝細胞

腫瘍組織では，細胞の大きさは不ぞろいとなり，配列も乱れている。

▶図 14-14　肝細胞がん

病理▶　肉眼的には結節状の腫瘤を形成する（▶図14-14）。比較的分化度の高いがん，すなわち組織学的に正常の肝細胞に類似度の高いがんでは，腫瘍細胞が胆汁を産生することにより，黄緑色調を帯びることが多い。一方で分化度の低いがんでは，白色調を呈する。肝細胞に類似する腫瘍細胞からなるが，その細胞や組織の構造は，分化度に応じてさまざまな異型を示す。

治療▶　肝細胞がんに対しては，腫瘍の数や大きさ，背景肝（肝臓のがんではない部分）の機能の状態に応じ，外科的切除・内科的治療が選択される。内科的治療には，熱焼灼（ラジオ波焼灼），栄養血管の塞栓，抗がん薬などが用いられる。症例によっては肝移植術の適応もある。発がん母地となる背景病変が存在する場合は，外科的治療・内科的治療のいずれも真の根本的治療とはならないため，治療後にきわめて高率に再発する。

● 胆管がん cholangiocarcinoma

　胆管の上皮細胞に由来するがんは胆管がんと称される。肝内の胆管に発生する場合（肝内胆管がん）と肝外に発生する場合（肝外胆管がん）がある。肝細胞がんと比較して，背景に慢性肝疾患をもつ頻度は低い。胆管上皮は腺上皮であり，胆管がんの大半は腺がんである。

　一般的に悪性度の高い腫瘍であり，予後は不良である。

7 胆嚢炎・胆石症

　胆嚢に病的な炎症を生じた状態を胆嚢炎とよび，急性胆嚢炎と慢性胆嚢炎に大別される。

● 急性胆嚢炎 acute cholecystitis

原因▶ 急性胆嚢炎は胆石によるものが約9割を占め，女性に多い疾患である。ほかに，十二指腸からの上行性感染，外傷，手術などが原因となる。

症状▶ 右季肋部痛（右上腹部外側の疼痛）や心窩部痛，発熱，黄疸が主症状である。

病理▶ 肉眼では粘膜は発赤し，組織学的には好中球を主体とする炎症細胞浸潤が見られる。出血や潰瘍形成を伴うことも多い。重篤な合併症としては胆嚢の穿孔や腹膜炎，膿瘍があげられる。

治療▶ 輸液や抗菌薬投与など，全身状態の改善を目的とした保存的治療のあとに，胆嚢を摘出するのが基本的な治療方針である。

● 慢性胆嚢炎 chronic cholecystitis

原因▶ 慢性胆嚢炎は，大半は胆石が原因となり，胆石による持続的な刺激が慢性的な炎症を引きおこす。

病理▶ 粘膜は萎縮し，線維化を伴った壁の肥厚が目だつ。炎症細胞はリンパ球と形質細胞が主体となる。

治療▶ 症状に乏しい場合は経過観察となるが，腹痛や不快感などの臨床症状が強い場合や，画像上，悪性腫瘍との鑑別が問題となる場合には，手術が必要となる。

● 胆石症 cholelithiasis

　胆石症は，胆道内に結石が存在する状態で，**胆嚢結石症，胆管結石症と肝内結石症**に分類される。コレステロールやビリルビンが，胆石のおもな構成要素となる（▶図14-15）。胆道に急性・慢性の炎症を引きおこす。古くより，5つのF（Forty〔40代〕，Female〔女性〕，Fatty〔肥満〕，Fair〔白人〕，Fecund〔多産〕）が危険因子とされてきた。成立には食生活の影響も多く，栄養過多や糖

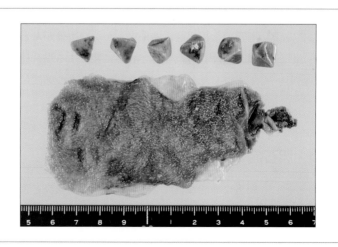

▶図14-15　摘出された胆嚢と胆石

質・動物性脂肪の過剰摂取が危険因子となる。

E 膵臓の疾患

膵臓の構造▶　膵臓は胃の背側に位置し，**外分泌腺**と**内分泌腺**をもつ臓器である（▶293ページ，図16-7）。外分泌腺は消化酵素を豊富に含む膵液を産生し，十二指腸に分泌される。内分泌腺からは，インスリンやグルカゴンといったホルモンが血中に分泌される。

① 急性膵炎 acute pancreatitis

急性膵炎は膵臓に急性炎症を生じた状態で，さまざまな原因で発生する。わが国では男性はアルコールの過剰摂取，女性は胆石が原因となることが多い。

急性に発症する腹痛や背部痛，吐きけ・嘔吐，発熱，腹部膨満感などが主症状となる。致死的にもなりうる重篤な病態であり，とくに感染を合併した場合に致死率が高くなる。

病態▶　炎症により膵組織が破壊されると，外分泌腺に含まれる消化酵素が活性化される。消化酵素は食物以外に対しても強い作用を示すため，膵臓や周囲の腹膜組織などの自己組織が消化作用を受け，重篤な臓器障害を生じることになる。

治療▶　絶食を行い，大量輸液やタンパク質分解酵素阻害薬，抗菌薬の投与など，集学的な治療が必要な病態である。

② 慢性膵炎 chronic pancreatitis

慢性膵炎は，さまざまな原因により膵臓に持続的な炎症を生じた状態であり，男性ではアルコールが原因として最も多く，女性は原因不明（特発性）のことが多い。炎症により外分泌腺・内分泌腺が破壊され，線維組織に置換されていく。膵臓は進行性に萎縮し，分泌機能の低下を生じる。わが国では近年増加傾向にある。

難治性の腹痛をきたすとともに，外分泌腺の機能低下を反映した消化・吸収障害，内分泌腺の機能の異常を反映した糖尿病などを生じる。

治療▶　基本的には非可逆的な病態であり，根本的治療は存在しない。禁酒・禁煙，脂肪摂取を控えるといった生活習慣の改善，腹痛に対する鎮痛薬投与といった保存的治療が基本治療となる。

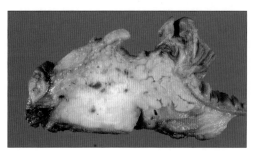

白色の部分が腫瘍化した組織。境界不明瞭な腫瘍である。

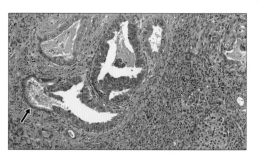

管状の構造を示す膵管がん(点線の中)。矢印は正常な膵管。写真の右の部分はおもに外分泌腺からなる正常な膵組織である。

▶図14-16　膵管がん

③ 膵がん pancreatic cancer

● 膵管がん pancreatic ductal carcinoma

　膵がんの多くは，外分泌腺の導管上皮(膵管上皮)に類似した腫瘍細胞からなる腺がん，すなわち**膵管がん**である(▶図14-16)。一般に膵がんというと膵管がんのことをさす。

　60〜70代に好発する。家族歴のほか，糖尿病や慢性膵炎などが発がんの危険因子である。腹痛や黄疸，食欲不振などが主症状となる。早期発見が困難な腫瘍であり，病期の進行した状態で発見されることが多い。発見時に手術可能な腫瘍例は30%程度とされる。

治療▶　切除可能な症例に対しては手術が第一選択となる。術前や術後に化学療法が追加されるのが一般的である。切除不能例に対しては，化学療法あるいは化学療法と放射線療法の併用療法が施行される。一般に予後は不良である。

ゼミナール
復習と課題

❶ 口腔がんの特徴を説明しなさい。
❷ 胃・十二指腸潰瘍(消化性潰瘍)の発生機序について説明しなさい。
❸ 早期胃がんの定義を説明しなさい。
❹ クローン病と潰瘍性大腸炎の相違について説明しなさい。
❺ イレウスの成因に基づいた分類について説明しなさい。
❻ ウイルス性肝炎の特徴を説明しなさい。
❼ 肝硬変症の病態について説明しなさい。
❽ 肝細胞がんの特徴について説明しなさい。
❾ 急性膵炎の病態について説明しなさい。

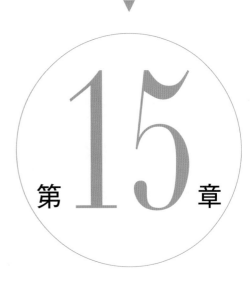

第 **15** 章

腎・泌尿器，生殖器系
および乳腺の疾患

　　　　腎・泌尿器の機能異常は，生命の維持に直接かかわってくることから十分な
　　　理解が必要である。生殖器系や乳腺にはホルモンバランスの変化による疾患が
　　　発生する。さらに，それぞれの臓器ごとに特徴的な腫瘍がみられる。

A | 腎・泌尿器系の疾患

① 腎・泌尿器系の構造と奇形

1 腎臓の構造と機能

　　　　腎臓は尿を生成し，老廃物を排泄^{はいせつ}するとともに，水分や電解質を調整し，体
　　　液の恒常性(ホメオスタシス)の維持や，血圧の調節に関与している(▶図 15-1)。

ネフロン▶　　腎臓の機能単位を**ネフロン**という。ネフロンは**腎小体**(マルピーギ小体)とそ
　　　れにつながる**尿細管**からなる。腎小体は皮質に集まっており，**糸球体**という濾^ろ

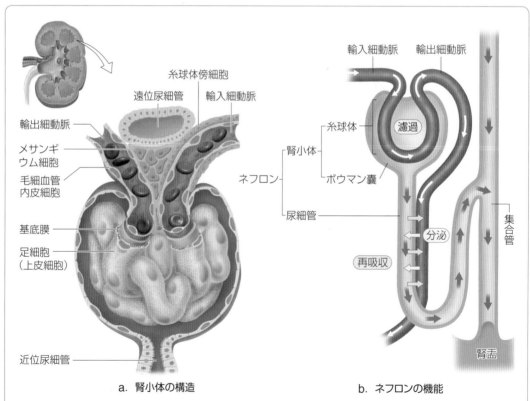

a. 腎小体の構造　　　　　　　　　　b. ネフロンの機能

糸球体は直径 130〜170μm の球状構造で，左右の腎臓にそれぞれ 100 万個ずつ存在する。糸球体
は，毛細血管を形成する内皮細胞，支持細胞であるメサンギウム細胞，基底膜，足細胞(上皮細胞)か
らなる。このうち内皮細胞・基底膜・足細胞が濾過膜として機能する。

▶図 15-1　腎臓の構造と機能

過装置をボウマン嚢が包む構造をとっている（▶図 15-1）。尿細管は腎小体から近い順に，近位尿細管・ヘンレループ・遠位尿細管・集合管に分けられる。

尿 ▶ 　原尿は腎小体で生成され，尿細管での再吸収・分泌・濃縮という段階を経て，最終的な尿が生成される。尿細管が皮質と髄質を 1 往復半して腎乳頭に開口するまでの間に，原尿中の水の 99％は再吸収される。

2 腎臓の奇形・発生異常

● 馬蹄腎

腎臓の下極が癒合する奇形を馬蹄腎という（▶図 15-2）。全人口の 0.5〜1％にみられ，水腎症や尿路結石を合併することがある。

● 多発性嚢胞腎症 polycystic kidney disease

遺伝性疾患である多発性嚢胞腎症には成人型と乳児型があり，前者の頻度が高く 80〜90％を占める。成人型は常染色体優性遺伝によりおこり，20〜40 代に発症する。

腎臓実質内に多発性に嚢胞が生じ（▶図 15-3），徐々に腎機能が低下し腎不全にいたって透析が必要となる。肝臓や膵臓の嚢胞や，脳動脈瘤を合併する。

乳児型は常染色体劣性遺伝疾患で，肺低形成を伴って死産となることが多い。

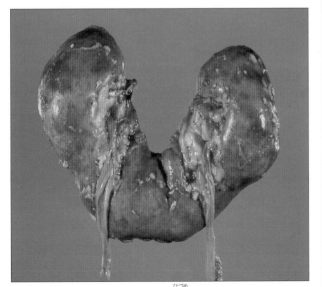

左右の腎臓の下極が癒合して馬の蹄のような形となる。馬蹄腎では通常，尿管は腎臓の腹側を走行する。一生，無症状の人も多い。

▶図 15-2 　馬蹄腎

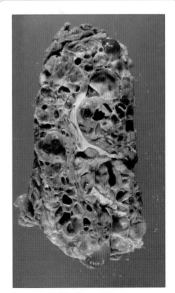

腎全体に多数の嚢胞が生じ，正常の腎実質はほとんどみられない。

▶図 15-3 　多発性嚢胞腎症

② 糸球体腎炎 glomerulonephritis

　　腎臓の炎症性疾患は，炎症がどこにおこるかによって，糸球体腎炎・間質性腎炎・腎盂腎炎などに分類される。糸球体腎炎の発生には免疫学的機序が関与している。

1 急性糸球体腎炎 acute glomerulonephritis

　　急性糸球体腎炎は小児に多くみられる腎炎で，ほとんどが A 群 β 溶血性レンサ球菌感染に続発するため，**溶レン菌感染後急性糸球体腎炎**ともよばれる。

病態▶　侵入した細菌の成分とそれに対して産生された抗体が抗原抗体反応をおこして免疫複合体が形成される（▶46 ページ，図 3-6）。この免疫複合体が血流に乗って腎臓に達し，糸球体に沈着することで炎症反応を引きおこす。溶レン菌感染による上気道炎症状の 1〜3 週間後に，タンパク尿・血尿・浮腫・高血圧などの腎炎症状があらわれる。組織学的には，糸球体は腫大し，毛細血管内皮細胞や好中球・単球が毛細血管内で増える腎炎（管内増殖性腎炎）のかたちをとる。

　　急性糸球体腎炎はほとんどが一過性であるが，成人例では慢性糸球体腎炎へ移行することがある。

検査▶　血液検査では，溶レン菌の産生する毒素（ストレプトリジン O）に対する抗体（ASO あるいは ASLO）の高値が診断に有用である。

2 IgA 腎症 IgA nephropathy

　　IgA 腎症は，免疫グロブリンの一種である IgA が免疫複合体を形成し，糸球体に沈着することによっておこる腎炎である。わが国で頻度が高く，基礎疾患のない慢性糸球体腎炎の 30〜40％を占めている。若い男性に多い。

症状と病態▶　初期は症状が軽く，学校や職場の健康診断で血尿が指摘され偶然発見されることが多いが，上気道感染につづいて肉眼的血尿が出現することもある。

　　組織学的には，メサンギウム細胞やメサンギウム基質が増加する腎炎（メサンギウム増殖性糸球体腎炎，▶図 15-4-a, b）の像を呈し，蛍光抗体法でメサンギウム領域に IgA の沈着が証明される（▶図 15-5）。

　　病変の進行はさまざまで，血尿を繰り返すだけで予後良好の症例がある一方，約 40％が腎不全に陥るとされる。

原因▶　病因は不明だが，食物やウイルスを抗原とする免疫複合体の沈着によって引きおこされるという説がある。また，一部に家族内発生がみられることから，遺伝子の関与も疑われている。

3 膜性腎症 membranous nephropathy

　　膜性腎症は，糸球体の足細胞（上皮細胞）の下に免疫複合体が沈着することにより，毛細血管壁の肥厚がみられる腎炎である（▶図 15-4-c）。成人のネフロー

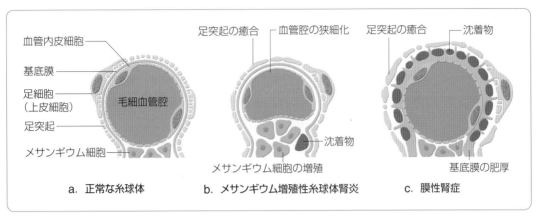

血管内皮細胞／基底膜／足細胞（上皮細胞）／足突起／メサンギウム細胞／毛細血管腔

足突起の癒合／血管腔の狭細化／沈着物／メサンギウム細胞の増殖

足突起の癒合／沈着物／基底膜の肥厚

a. 正常な糸球体　　b. メサンギウム増殖性糸球体腎炎　　c. 膜性腎症

▶図 15-4　糸球体腎炎の病変

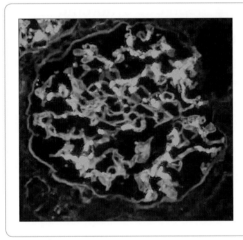

蛍光色素で標識した IgA に対する抗体を反応させた糸球体の像。メサンギウム領域へ免疫複合体が沈着していることが分かる。

▶図 15-5　IgA 腎症

ゼ症候群の原因の多くを占め，中年以降の男性に好発する。

　明らかな病因の特定できない**一次性膜性腎症**と，病因のある**二次性膜性腎症**に分けられる。二次性膜性腎症の原因には，B 型肝炎などの感染症や抗リウマチ薬などの治療薬の使用，悪性腫瘍などがある。悪性腫瘍の診断より先に腎炎症状があらわれることもあり，とくに高齢者では注意が必要である。

　組織学的には，病変の進行に応じて毛細血管壁がさまざまな程度に肥厚し，基底膜にスパイク状の突起がみられる。蛍光抗体法では，免疫複合体(IgG が多い)の顆粒状沈着が証明される。

　病変の進行は遅く，腎機能は比較的よく保たれるが，腎不全に陥る例もある。

4　全身性疾患に伴う糸球体病変

　糸球体の障害を引きおこす全身性疾患には，膠原病や血管炎，代謝性疾患などがある。

ループス腎炎▶　膠原病では，全身性エリテマトーデス（SLE）で糸球体腎炎を合併する頻度が高く，**ループス腎炎**とよばれている。

ANCA随伴腎炎▶　血管炎では，抗好中球細胞質抗体（ANCA）（▶212ページ）が陽性となる顕微鏡的多発血管炎，多発血管炎性肉芽腫症，アレルギー性肉芽腫性血管炎が重要で，**ANCA随伴腎炎**とよばれる。糸球体の一部が壊死に陥り，半月体とよばれるボウマン囊内の増殖性変化がみられる。

糖尿病腎症▶　代謝性疾患に伴う糸球体病変で重要なのは，**糖尿病性腎症**（糖尿病性糸球体硬化症）である。血糖のコントロールにより腎病変の進行を遅らせることができるが，進行すると腎不全に陥る。糖尿病腎症は，わが国における透析導入の原因疾患で第1位となっている。

③ ネフローゼ症候群 nephrotic syndrome

高度のタンパク尿や低タンパク血症，脂質異常症，全身性の浮腫をきたす糸球体疾患群を総称して**ネフローゼ症候群**という（▶表15-1）。腎臓に原発する糸球体疾患に起因する**一次性（原発性）ネフローゼ症候群**と，そのほかの疾患に伴っておこる**二次性（続発性）ネフローゼ症候群**に分けられる。小児のネフローゼ症候群は一次性が多い。二次性ネフローゼ症候群の原因には糖尿病腎症やループス腎炎があり，成人にしばしばみられる。

病態生理▶　糸球体基底膜の異常により，尿中に流出するアルブミンなどの血漿タンパク質の量が増加して高度のタンパク尿を生じる（▶図15-6）。タンパク尿が持続すると低タンパク血症となり，血清アルブミン値も低下する。血清アルブミン値の低下は血漿膠質浸透圧（▶74ページ）の低下をまねき，全身に**浮腫**が出現する（腎性浮腫）。また，血清アルブミン値が低下すると，それを補うために肝臓でのアルブミン合成が活発化するが，同時にリポタンパク質の合成も増えるため，脂質異常症となる。

治療▶　薬物療法の主体は副腎皮質ステロイド薬の投与である。重症例には，副腎皮質ステロイド薬を短期間に集中的に投与するステロイドパルス療法が行われる。副腎皮質ステロイド薬を投与する際には，免疫機能の低下による感染症，骨粗鬆症，糖尿病，消化管の潰瘍，血栓症などの副作用に注意が必要である。

▶表15-1　ネフローゼ症候群の診断基準

1. タンパク尿（必須条件） 　　尿タンパク量 3.5 g/日以上の持続
2. 低アルブミン血症（必須条件） 　　血清総タンパク質量 6.0 g/dL 以下，血清アルブミン量 3.0 g/dL 以下
3. 浮腫
4. 脂質異常症（高 LDL コレステロール血症）

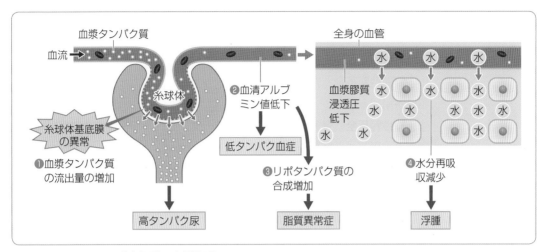

▶図 15-6　ネフローゼ症候群の病態生理

④ 腎盂腎炎 pyelonephritis

腎盂腎炎は，腎盂から腎実質の尿細管・間質に広がる炎症で，細菌感染が原因となる。細菌の腎盂への到達経路は，膀胱から尿管を上行するもの（**上行性感染**）が多いが，敗血症・菌血症になっている場合には細菌が血流に乗ってくる（**下行性感染**）ことがある。

上行性感染 ▶　通常，尿は腎盂から尿管，膀胱へと流れており，たとえ膀胱に細菌感染がおこっても流れに逆らって腎盂へ感染が波及することはない。結石などによる尿路閉塞や，神経・筋の異常によって尿管と膀胱の移行部に逆流がおこると，上行性に尿管・腎盂へ感染が広がる。上行性腎盂腎炎の起炎菌は大腸菌であることが多い。

⑤ 腎不全 renal failure

乏尿・無尿・頻尿 ▶　健常者の 1 日の尿量の目安は 800〜1,600 mL である。尿の排出量が低下して 1 日の尿量が 400 mL 以下になった状態を**乏尿**という。尿量がさらに 1 日 100 mL 以下に低下した状態を**無尿**という。一方，1 日の尿量が 2,500 mL 以上の場合を**多尿**という。尿の回数は人によってさまざまだが，一般的には 1 日 8 回以上の場合を**頻尿**としている。

腎不全と尿毒症 ▶　高度の腎機能障害によって腎機能が低下した状態を**腎不全**とよび，**急性腎不全**と**慢性腎不全**に分けられる。腎不全では老廃物が血液中に貯留して，さまざまな臓器に障害を引きおこす。この状態を**尿毒症**という。腎機能障害の指標として血液尿素窒素 blood urea nitrogen（BUN）や血清クレアチニン（Cr）の値が用いられる。

● 急性腎不全

急性腎不全は発症機序から，腎前性・腎性・腎後性に分類される。

[1] **腎前性腎不全**　腎血流量の低下によりおこり，出血・脱水・ショック・心不全が原因となる。

[2] **腎性腎不全**　腎実質の障害によるもので，急性糸球体腎炎や急性尿細管壊死などが原因にあげられる。

[3] **腎後性腎不全**　尿路の閉塞が原因で，尿路結石や前立腺肥大などが原因となる。

● 慢性腎不全

慢性腎不全は腎機能の低下が徐々に進行した状態で，一般的に不可逆的である。原因として多いのは慢性糸球体腎炎と糖尿病性腎症である。腎機能が著しく低下した場合は，透析療法や腎移植が必要となる。

⑥ 腎がん

腎臓に発生する悪性腫瘍では，腎細胞がんと腎芽腫が重要である。

1　腎細胞がん　renal cell carcinoma

腎細胞がんは成人の腎腫瘍の大部分を占め，40 歳以上の男性に好発する。かつてはグラビッツ腫瘍ともよばれていた。組織学的には，明細胞がん[1]が多い。血行性に肺・骨髄・肝臓に転移をきたす。がん細胞が副甲状腺（上皮小体）ホルモンやエリスロポエチンに類似した物質を産生し，高カルシウム血症や赤血球増多症をおこすことがある。

2　腎芽腫　nephroblastoma（ウィルムス腫瘍　Wilms tumor）

腎芽腫は乳幼児期に好発する腫瘍で，泌尿器などの奇形を合併することがある。組織学的に，上皮成分と未分化な間葉成分（▶144 ページ）がさまざまな程度に混在する。リンパ節や肺に転移しやすい。

治療には外科的手術に加えて，放射線療法や化学療法が用いられる。

⑦ 尿路の疾患

尿路の構造▶　尿路は，腎盂・尿管・膀胱・尿道からなる（▶図 15-7）。腎盂から尿道近位部

---

1) 細胞質がグリコーゲンを含んで腫大して明るく見える細胞を，明細胞とよぶ。腎がんのほか，卵巣がんなどにもみられる。

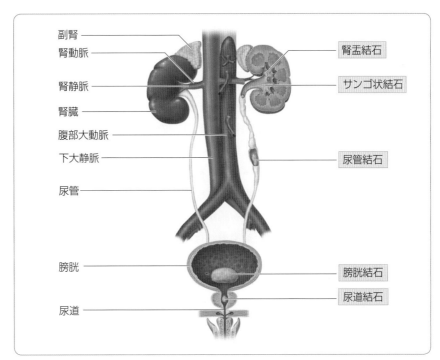

副腎
腎動脈
腎静脈
腎臓
腹部大動脈
下大静脈
尿管

腎盂結石
サンゴ状結石

尿管結石

膀胱

尿道

膀胱結石
尿道結石

▶図 15-7　尿路結石

までの粘膜は尿路上皮（移行上皮）とよばれる多層性の上皮におおわれている（▶18ページ，「NOTE」）。尿管の下端部は膀胱壁を斜めに走行しており，膀胱充満時や排尿時に内圧が上昇しても尿管内腔が圧迫により閉鎖することによって，逆流がおこりにくくなっている。

1 尿路結石症 urolithiasis

　尿路結石は腎盂・腎杯などにできる結石で，シュウ酸・リン酸・尿酸などのカルシウム塩が結晶化して大きくなったものである。これらの塩類の濃度上昇や，酸性尿，尿の停滞などが結石形成の要因となる。腎杯を鋳型（いがた）としてサンゴ状結石が形成されることがある。腎盂・腎杯でできた結石が下降して尿管を閉塞すると，激痛の発作や血尿が生じる。水を多めに飲んだり，適度の運動を行ったりするなどの生活習慣の改善が予防につながる。

　薬物療法のほかに，体外衝撃波結石破砕術（はさい）や経尿道的尿管砕石術などの治療が行われる。

2 水腎症 hydronephrosis

　尿路の閉塞により腎盂・腎杯が拡張したものを水腎症とよび，圧迫により腎実質の萎縮（いしゅく）をきたす。尿管の拡張が著しい**水尿管症**を伴うことが多い。

　先天性のものと後天性のものがあり，先天性で頻度が高いのは腎盂尿管移行部狭窄（きょうさく）である。後天性の原因には，結石，前立腺・膀胱・尿管の腫瘍，子宮

　　（妊娠や腫瘍）などの隣接臓器からの圧迫，尿路の炎症による狭窄などがある。

3 尿路がん urinary tract cancer（膀胱がん，尿管がん，腎盂がん）

　　膀胱・尿管・腎盂の粘膜は尿路上皮（移行上皮）におおわれており，発生するがんはいずれも**尿路上皮がん**（移行上皮がん）が多い。以前から化学物質と発がんとの関係が知られており，染料・塗料や樹脂などを扱う作業者において職業性発がんがみられる（▶156ページ，表9-6）。

症状・治療▶　　症状は血尿・頻尿・排尿時痛などである。尿路上皮がんには，乳頭状の外向性増殖を示す場合と，浸潤性の内向性増殖を示す場合がある。

　　外向性増殖の膀胱がんは，経尿道的に腫瘍を切除する。浸潤性膀胱がんに対しては膀胱全摘出術が行われ，尿路再建術（尿路変更術）も必要となる。治療や再発予防のために，抗がん薬などの膀胱内注入療法を行うこともある。腎盂がん・尿管がんでは，腎尿管全摘術が行われる。

B 生殖器系の疾患

① 男性・女性の生殖器の構造と奇形

　　男性生殖器に含まれるものは，精巣（睾丸）・精巣上体（副睾丸）・精嚢・精管・前立腺・陰茎・陰嚢である。女性生殖器は，卵巣・卵管・子宮・腟・外陰であるが，ここでは乳腺も扱う。

生殖器の発生▶　　胎生初期においては，男女の性器の原器は両性とも同一であるが，発生が進むにつれて，男女それぞれの方向に分化していく。性腺の分化に重要なはたらきをするのが男性のY染色体上に存在する*SRY*遺伝子 sex–determining region Y である。男性では**ウォルフ管**（中腎管）から精巣上体・精管・精嚢などが形成される。女性では，**ミュラー管**（中腎傍管）から卵管・子宮・腟が形成される。

性分化疾患▶　　**性分化疾患** disorders of sex development（DOS）は，性染色体や遺伝子に異常があり，性器の男女の分化が完全に行われず，形成異常を生じたものである。かつては半陰陽とよばれていた。男女両性の性腺（精巣と卵巣）を同時にもつものや，男女いずれか一方の性腺をもちながら外性器は反対の性に似るものなどがある。

生殖器の奇形▶　　男性にみられる**停留精巣**は，精巣が陰嚢内に下降していない状態であり，無処置で思春期にいたった場合には不妊症となる。また，胚細胞性腫瘍の発生頻度が正常の精巣に比べて高い。女性生殖器にみられる奇形には，ミュラー管の接合不全による**双角子宮**や**中隔子宮**などがある。

② 男性生殖器の疾患

1 前立腺肥大症 benign prostatic hyperplasia

前立腺肥大症は，前立腺を構成する腺上皮成分と間質成分の両方，あるいはそのいずれかが増加した過形成である（▶図15-8-a）。前立腺の内側（内腺）に生じることが多い。生理的加齢現象の1つととらえられており，50歳を過ぎると発生頻度が上昇する。

精巣からのアンドロゲン（男性ホルモン）の分泌が減少して，エストロゲン（女性ホルモン）が相対的に優位な状態になることが原因と考えられている。

症状▶ 前立腺肥大症のおもな症状は，尿道狭窄による排尿障害である。高度の排尿障害が持続すると，膀胱の拡張，水尿管症，水腎症となり，細菌感染を合併して膀胱炎や腎盂腎炎をおこすこともある。

治療▶ 薬物治療が一般的であるが，症状が強い場合は経尿道的切除術が行われる。

2 前立腺がん prostatic cancer

前立腺がんは，欧米では男性のがんのうちで最も頻度の高いものの1つである。以前はわが国での発生頻度は低かったが，最近では著しく増加している。高齢者に多いがんで，50歳以降になると加齢とともに罹患率（りかん）が上昇する。

組織型は大部分が腺がんで，前立腺の外側（外腺）に多発性の結節を形成することが多い（▶図15-8-b）。精囊や膀胱への浸潤，骨への転移がみられる。また，

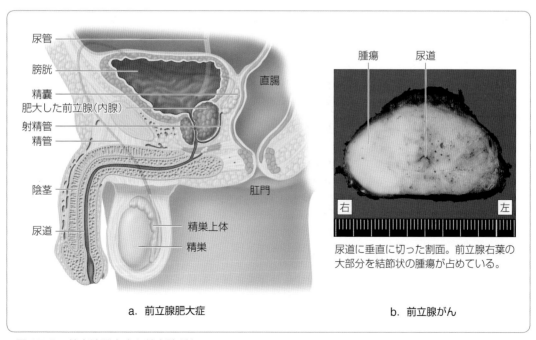

尿管
膀胱
精囊
肥大した前立腺（内腺）
射精管
精管
陰茎
尿道
精巣上体
精巣
直腸
肛門

a. 前立腺肥大症

腫瘍　尿道
右　左

尿道に垂直に切った割面。前立腺右葉の大部分を結節状の腫瘍が占めている。

b. 前立腺がん

▶図15-8 前立腺肥大症と前立腺がん

前立腺は，甲状腺とともに非臨床がんの頻度が高い臓器である。

症状▶ 前立腺がんは尿道から離れた部分に発生することが多いため，一般的に初期は無症状である。排尿障害や排尿時痛などの症状があらわれたときには進行していることが多い。

診断・治療▶ 前立腺がんの腫瘍マーカーとしては，**前立腺特異抗原** prostate specific antigen（**PSA**）がすぐれており，スクリーニングに用いられている。確定には針生検による組織診断が必要である。

前立腺がんはホルモン依存性（アンドロゲン依存性）のがんであるため，ホルモン療法が有効である。ホルモン療法としては，LH-RH アゴニスト，エストロゲン薬，抗アンドロゲン薬などの投与のほかに，精巣摘除術が行われる。前立腺に対する外科的治療が選択される場合には，前立腺全摘術が行われる。

3 精巣腫瘍 testicular tumor

精巣実質は精細管と介在する間質からなっており，構成するおもな細胞は，生殖細胞（精細胞），セルトリ細胞（精細管内の支持細胞），ライディッヒ細胞（テストステロンなどのアンドロゲンを分泌する間質細胞）である。

精巣腫瘍の大部分は生殖細胞から発生する**胚細胞腫瘍** germ cell tumor で，なかでも**セミノーマ（精上皮腫）**の頻度が高い。セルトリ細胞やライディッヒ細胞に由来する腫瘍はまれである。

● セミノーマ seminoma

セミノーマは胚細胞腫瘍のなかで最も頻度が高く，40～50 代に多いが青年期にも発生する。組織学的に未熟生殖細胞に類似した大型で明るい細胞質をもつ細胞からなり，リンパ球浸潤を伴うことが特徴である。後腹膜リンパ節への転移や，肺・肝臓への血行性転移をおこしやすい。放射線感受性が高い腫瘍で，予後は比較的良好である。

燃えつき腫瘍▶ セミノーマなどの胚細胞腫瘍はしばしば自然退縮する。リンパ節やほかの臓器に腫瘍の転移が確認されているにもかかわらず，精巣には壊死や瘢痕しかみとめられないことがあり，**燃えつき腫瘍** burned-out tumor とよばれる。

③ 女性生殖器の疾患

1 性感染症 sexually transmitted infection（STI）

性行為によって感染する疾患を総称して性感染症という。かつて性病とよばれていたものは，梅毒・淋菌感染症（淋病）・軟性下疳・鼠径リンパ肉芽腫であるが，現在ではそれら以外にも**表 15-2** にあげられる疾患を含めるようになっている。性感染症の原因となる病原体は，クラミジア属などを含む細菌，ウイ

▶表 15-2 性感染症（STI）の疾患とその病原体

分類	病原体	疾患
細菌	淋菌 梅毒トレポネーマ ヘモフィルス-デュクレイ クラミジア-トラコマティス L1〜L3 クラミジア-トラコマティス D〜K	淋病（淋菌感染症） 梅毒 軟性下疳 鼠径リンパ肉芽腫症 性器クラミジア感染症
ウイルス	単純ヘルペスウイルス（HSV） ヒトパピローマウイルス（HPV） 伝染性軟属腫ウイルス B型肝炎ウイルス（HBV） サイトメガロウイルス（CMV） ヒト免疫不全ウイルス（HIV） ヒトTリンパ球向性ウイルス1型（ヒトT 細胞白血病ウイルス1型，HTLV-1）	性器ヘルペス 尖圭コンジローマ 子宮頸がん 陰部伝染性軟属腫 B型肝炎 サイトメガロウイルス感染症 HIV感染症・エイズ 成人T細胞白血病， HTLV-1関連疾患
原虫	腟トリコモナス 赤痢アメーバ	腟トリコモナス症・尿道炎 腸アメーバ症
真菌	カンジダ-アルビカンス	性器カンジダ症
寄生虫	ケジラミ 疥癬虫（ヒゼンダニ）	ケジラミ症 疥癬

ルス，真菌，原虫，寄生虫などさまざまで，性器に限局する疾患のほか，他臓器ないし全身に症状があらわれるものがある。

● 性器クラミジア感染症 genital chlamydiosis

　今日，わが国で最も罹患率の高い性感染症はクラミジア-トラコマティスによる性器クラミジア感染症であり，淋菌感染症を上まわっている。

　性器クラミジア感染症は，男性では膿尿や排尿時痛を伴う尿道炎（非淋菌性尿道炎）を引きおこすのに対し，女性では比較的症状が軽いことが多いため，拡散しやすい。進行すると，男性の場合は前立腺炎・精巣上体炎，女性の場合は子宮内膜炎・卵管炎を引きおこし，不妊の原因になることもある。

　また，分娩時に母体から新生児に産道感染をおこし，新生児の結膜炎や間質性肺炎の原因となる。

● 梅毒 syphilis

　梅毒は，グラム陰性らせん菌のスピロヘータ科に属する**梅毒トレポネーマ**の感染によりおこる。多くは性行為による性器粘膜からの感染（後天梅毒）であるが，梅毒罹患の母体から胎盤を経て感染する場合（先天梅毒）もある。

　感染後約3週間の潜伏期を経て，性器などの感染部位にしこり（初期硬結）が生じ，潰瘍化する（**硬性下疳**）。所属リンパ節の腫大もみられる。梅毒トレポネーマが血液に入ることにより，約3か月後から全身性に皮膚病変（バラ疹）

があらわれる。梅毒の末期症状として知られている神経病変(進行性麻痺，脊髄癆)や血管病変(大動脈瘤)は，現在ではほとんどみられない。

治療▶ 以前は不治の病として恐れられていたが，現在は早期であれば抗菌薬により完治が期待できる。

● ウイルスによる性感染症

性行為によるウイルス感染症には，性器ヘルペス，尖圭コンジローマ，HIV感染症・エイズなどがある。

[1] **性器ヘルペス** 単純ヘルペスウイルス herpes simplex virus(HSV)感染による。性器に水疱や潰瘍ができる。疲労やストレスにより再発することが多い。

[2] **尖圭コンジローマ** ヒトパピローマウイルス *Human papillomavirus*(HPV)によっておこる扁平上皮の良性増殖性病変である。関連する HPV の型は子宮頸がんの原因ウイルスとは異なり 6 型と 11 型である。

[3] **後天性免疫不全症候群(AIDS，エイズ)** ヒト免疫不全ウイルス *Human immunodeficiency virus*(HIV)がヘルパー T 細胞に感染することによりおこる。さまざまな日和見感染症にかかりやすくなるだけでなく，悪性リンパ腫やカポジ肉腫などの腫瘍が発生する。

● そのほかの性感染症

腟トリコモナスという原虫の感染でおこる**腟トリコモナス症**や，真菌であるカンジダ属の感染でおこる**性器カンジダ症**があるが，いずれも必ずしも性行為によってのみ感染するわけではない。とくにカンジダ属は皮膚や粘膜の常在菌であり，疲労やストレス，妊娠，ピル・抗菌薬の服用などによって，性器の感染症がおこりやすくなる。

2 子宮頸管炎 cervicitis

子宮の入り口にあたる子宮頸管部(▶図 15-9-a)におこる炎症で，性感染症によるもののほか，ほとんどすべての女性におこる**非特異的頸管炎**がある。

子宮頸管ポリープ▶ 子宮頸管炎に伴って，頸管粘膜が外子宮口から露出してくることがあり，**子宮頸管ポリープ**とよばれる。同様に子宮内膜ポリープが外子宮口から露出してくることがあり，妊娠中にはしばしば脱落膜ポリープが生じる。

3 子宮内膜症 endometriosis・子宮腺筋症 uterine adenomyosis

子宮内膜組織が子宮内腔以外の部位にみられることを**子宮内膜症**という。子宮内膜症が子宮筋層内に生じたものは，とくに**子宮腺筋症**とよばれ，肥厚した筋層内に島状の内膜組織が点在する病変である(▶図 15-9-b)。

子宮腺筋症以外の子宮内膜症は，卵巣・卵管・リンパ節・腹膜などにみられ，一部は月経周期にあわせて，増殖・分泌・出血を呈する。

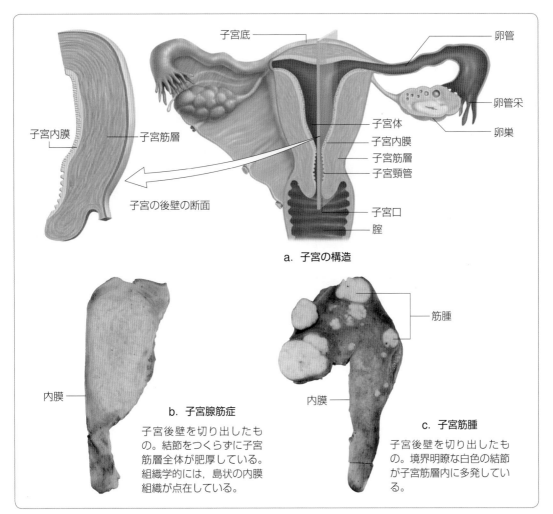

a. 子宮の構造

b. 子宮腺筋症

子宮後壁を切り出したもの。結節をつくらずに子宮筋層全体が肥厚している。組織学的には，島状の内膜組織が点在している。

c. 子宮筋腫

子宮後壁を切り出したもの。境界明瞭な白色の結節が子宮筋層内に多発している。

▶図 15-9　子宮腺筋症と子宮筋腫

子宮内膜症性 ▶ 卵巣囊胞　卵巣内に生じた子宮内膜症は**子宮内膜症性卵巣囊胞**という。囊胞状に拡張した腺管に血液が貯留するため，**卵巣チョコレート囊胞**ともよばれる。

4 子宮筋腫 uterine myoma

　　子宮筋腫は，子宮筋層から発生する良性腫瘍である(▶図 15-9-c)。ヒトに発生する腫瘍のなかで最も多いものの 1 つで，小型で無症状のものも含めると女性の半数程度に存在するといわれている。ホルモン環境の影響を受けやすく，症状が出現するのは 30〜40 代に多いが，血中エストロゲン値の低下する更年期以降は退縮する傾向がある。

　　腫瘍のできる部位によって粘膜下筋腫，筋層内筋腫(壁内筋腫)，漿膜下筋腫に分けられ，しばしば多発する。粘膜下筋腫が外子宮口から突出している状態を**筋腫分娩**という。

　　組織学的には平滑筋腫で，悪性化(平滑筋肉腫)はきわめてまれである。

5　子宮頸がん　uterine cervical cancer

子宮に発生するがんは，**子宮頸がんと子宮体がん**に大きく分けられる。これらのがんは発生する部位だけでなく，頻度・好発年齢・組織型・原因などが大きく異なっており，別のがんとして区別する必要がある（▶図15-10）。子宮頸がんは，30〜40代に発症のピークがある。

組織型▶　子宮頸がんの大部分は扁平上皮がんであり，75％以上を占める。子宮頸部の腺がんは25％以下であるが，その割合は増加傾向にあるといわれている。

上皮内がんと▶
異形成　扁平上皮がんのなかで，上皮内にとどまり間質への浸潤がないものを**上皮内がん**という（▶150ページ，図9-7-b）。上皮内がんは放置すると，**微小浸潤がん**（深さ5mm，幅7mmまで）を経て**浸潤性扁平上皮がん**へと進行する。

上皮内がんほどではないが，上皮に核の腫大などの異型がみられる異型扁平上皮を**異形成**（ディスプラジア，▶142ページ）といい，軽度・中等度・高度の3段階に分類されている。現在では，異形成と上皮内がんをあわせて**扁平上皮内病変** squamous intraepithelial lesion（SIL）あるいは**子宮頸部上皮内腫瘍** cervical intraepithelial neoplasia（CIN）とよんでいる。

原因▶　異形成・上皮内がん・子宮頸がん（おもに扁平上皮がん）の多くは，ヒトパピローマウイルス（HPV）の感染を原因として発生する。HPVには100種類以上の型があり，皮膚の疣贅（いぼ），尖圭コンジローマなど，それぞれの型に応じた病変を形成する。子宮頸部においては，16型・18型などが浸潤がんに進行するリスクが高い。

治療と予防▶　中等度以上の異形成，上皮内がん，微小浸潤がんに対しては，子宮頸部の円錐切除術が行われることが多い。進行がんでは子宮全摘出が行われ，必要に応

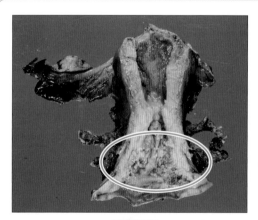

a．子宮頸がん
・30〜40代に多い。
・ほとんどが扁平上皮がんで，約25％が腺がん。

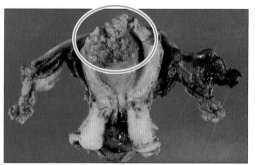

b．子宮体がん
・更年期後の高齢者に多い。
・ほとんどが腺がん。

▶図15-10　子宮頸がんと子宮体がん

じて放射線療法や化学療法が併用される。

　浸潤がんに進行する可能性がある病変を異形成やがんの早期の段階でみつけるために，子宮がん検診が行われており，子宮頸がんの死亡率減少に効果を上げている。また，近年ではHPVワクチンの接種による子宮頸がんの予防が期待されている。

6　子宮体がん（子宮内膜がん）uterine body cancer

　子宮に発生するがんのなかで，子宮体がんの占める割合は，年々増加傾向にある。多くは更年期以降の高齢者に発生する。

組織型▶　子宮体がんの組織型は大部分が腺がんで，そのなかでもほとんどを類内膜がんが占める。

子宮内膜増殖症▶　がんとはいえない子宮内膜上皮の過剰な増殖には，**子宮内膜増殖症**と**子宮内膜異型増殖症**がある。子宮内膜増殖症は良性病変に位置づけられており，内腔の拡張した内膜腺がスイスチーズのような孔のある像を呈する。上皮に細胞異型はみられない。一方，子宮内膜異型増殖症は異型のある腺上皮細胞がより密に増殖する状態で，腺がんが生じる危険性がある前がん病変(境界病変)とみなされている。

原因▶　子宮内膜増殖症・子宮内膜異型増殖症・子宮体がんはいずれも，更年期以降のプロゲステロン減少によるエストロゲンの相対的な過剰状態が発生に関係していると考えられている。また，子宮体がんは，肥満・糖尿病・高血圧などの基礎疾患のある女性に発生する傾向がある。

7　卵巣腫瘍 ovarian tumor

　卵巣に生じる腫瘍はきわめて多彩である。発生母地による分類では，上皮に由来する腫瘍が最も多く，卵巣腫瘍全体の70％を占める。ついで胚細胞(生殖細胞)から発生する腫瘍が20％，顆粒膜細胞や莢膜細胞などの性索・間質細胞から発生する腫瘍が10％程度である。

● 上皮性腫瘍 epithelial tumors

　上皮に由来する良性腫瘍は大部分が嚢胞状で，**漿液性嚢胞腺腫**や**粘液性嚢胞腺腫**がおもなものである。両者とも20〜40代に好発する。

　悪性腫瘍では，**漿液性がん**が最も多い。嚢胞状腫瘍内にさまざまな割合で充実性成分を含んでおり，ほとんどが充実性成分の場合もある。ついで多いのが**粘液性がん**(▶図15-11)で，漿液性がんとあわせると卵巣がんの半数をこえる。いずれも50歳以上に好発する。

　そのほかの悪性腫瘍には，子宮体がんに類似の像を示す**類内膜がん**や，明細胞(▶268ページ)からなる**明細胞がん**がある。

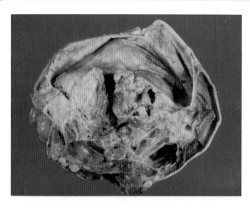

囊胞状の卵巣腫瘍を切り開いた様子。中央部に充実性成分がみられる。

▶図 15-11　卵巣粘液性がん

● 胚細胞腫瘍 germ cell tumor

胚細胞腫瘍では**奇形腫**が最も多く，その大部分は未熟な組織の成分を含まない良性の**成熟囊胞性奇形腫**である。成熟囊胞奇形腫は**皮様囊胞腫**ともよばれ，皮膚・毛髪・皮脂腺・歯などの組織が含まれることが多い（▶142 ページ，図 9-3-d）。

そのほかの胚細胞腫瘍には，男性精巣のセミノーマに相当する**ディスジャーミノーマ**や，**卵黄囊腫瘍**などがあり，患者の多くは若年者である。

● クルーケンベルグ腫瘍 Krukenberg tumor

卵巣へのがんの転移は胃がんや大腸がんなど消化管からのものが多く，クルーケンベルグ腫瘍とよばれている。しばしば両側の卵巣へ転移し，線維化を伴って大きな腫瘍を形成する。

8 絨毛性疾患 trophoblastic disease

妊娠に関連した絨毛性疾患には，胞状奇胎・侵入奇胎・絨毛がんがある。これらはいずれも，**ヒト絨毛性ゴナドトロピン** human chorionic gonadotropin（hCG）を産生するため，血中・尿中の hCG 値測定が診断や治療後の経過観察に用いられている。

● 胞状奇胎 hydatidiform mole

胞状奇胎は，胎盤の絨毛が水腫状に腫大し，胎児の死をきたす特異な病変である。腫大した絨毛がブドウの房のような外観を呈することから，ブドウ状奇胎ともいわれる。

全胞状奇胎と▶
部分胞状奇胎

胎児成分の欠如する**全胞状奇胎**と，胎児成分を有する**部分胞状奇胎**があり，発生のメカニズムが異なっている。胞状奇胎の発生率は 1.16（出生 1,000 対）で

あり，高年経産婦や多産婦に多い傾向がある。

胞状奇胎は子宮腔内容物の除去によって治癒するが，数％の確率で絨毛がんが発生するため，治療後の経過観察が必要である。

侵入奇胎▶　**侵入奇胎** invasive mole は，胞状奇胎が子宮筋層内に侵入した状態である。全胞状奇胎は 10〜20％，部分胞状奇胎は 2〜4％程度の確率で侵入奇胎に進展する。子宮腔内の除去のみでは治癒せず，化学療法や子宮全摘が行われる。絨毛がんに比べると肺などへの転移は少なく，予後はよい。

● 絨毛がん choriocarcinoma

絨毛がんの発生率は 0.02（出生 1,000 対）である。1/3〜1/2 は胞状奇胎が先行するが，流産や正常分娩後にもみられる。出血や壊死を伴うことが多く，肉眼的には凝血塊のようである。きわめて進行が速い腫瘍で，肺・肝臓・脳などに血行性転移をきたしやすい。化学療法が有効である。

C 乳腺の疾患

乳腺の構造と機能▶　乳腺は乳汁を分泌する**小葉**と，乳汁を流出する導管である**乳管**からなる。乳管は放射状に配列しており，15〜25 本の太い乳管に集合して乳頭に開口する（▶281 ページ，図 15-12）。

乳腺はエストロゲンやプロゲステロンの作用により思春期以降の女性で発達してくるが，更年期になるとこれらのホルモンの減少に伴って退縮が始まる。

① 乳腺炎 mastitis

急性乳腺炎▶　**急性乳腺炎**の多くは，授乳期に乳汁がうまく排出されないことによりおこり，**うっ滞性乳腺炎**ともよばれる。ブドウ球菌やレンサ球菌などの細菌感染が合併すると**化膿性乳腺炎**となる。授乳に関係なく乳頭の傷が原因となることもある。

慢性乳腺炎▶　**慢性乳腺炎**は授乳とは関係なく中年女性に多くみられる。しばしば乳管の拡張を伴い，**乳管周囲性乳腺炎**ともよばれる。

② 乳腺症 mastopathy

乳腺症は，乳腺に限局性腫瘤を形成する非腫瘍性の増殖性病変で，30〜40代の女性に多い。間質の線維化や乳管の嚢胞状拡張がみられることから，欧米では**線維嚢胞症** fibrocystic disease とよばれる。

乳腺症の発生には内分泌の不均衡（とくにエストロゲン）が関与していると考

えられており，増殖と萎縮を繰り返すうちに間質の線維化をきたして腫瘤を形成したものととらえられている。

　乳腺症の病変自体が悪性化することはほとんどないが，乳腺症のある女性は乳腺症のない女性より乳がんの発生頻度が高いとする報告があり，乳腺症を乳がん発生の危険因子の 1 つとする意見もある。

③ 線維腺腫 fibroadenoma

　線維腺腫は乳腺の良性腫瘍では最も頻度が高く，20〜30 代に多い。好発部位は外側上部である。周囲との境界が明瞭な腫瘤を形成し，組織学的には乳管上皮成分と線維成分の両方の増殖からなる。

　とくに思春期には 5 cm をこえる大きな腫瘍がみられることがあり，**若年性線維腺腫**あるいは**巨大線維腺腫**とよばれる。

葉状腫瘍▶　線維腺腫と同様に乳管上皮成分と線維成分の両方の増殖からなる腫瘍に**葉状腫瘍** phyllodes tumor がある。線維腺腫と比べて線維成分の増殖が強く，局所再発しやすい。まれに線維成分が悪性化していることもあり（**悪性葉状腫瘍**），肺などへの転移をきたす。

④ 乳がん breast cancer

　乳腺にみられる悪性腫瘍の大部分は，乳管や小葉などの上皮から発生する腺がんである（▶図 15-12）。40〜50 代の女性に多い。

疫学▶　わが国での乳がんの発生は，以前は欧米と比べて少なかったが，近年では著しく増加しており，女性のがんのなかで罹患数は 1 位となっている。乳がんは大部分が女性に発生するが，ごくまれに男性にみられることもある。

発生要因▶　乳がんの発生母地となる乳腺の上皮にはホルモン感受性があり，乳がんの発生に関連する因子として，エストロゲンの作用が指摘されている。内因性エストロゲンが高値になる増殖期を迎える機会が多い女性ほど乳がんが発生しやすいといわれており，初潮が早かった女性，未経産女性，高年出産女性などがこれにあてはまる。

Column 遺伝性乳がん・卵巣がん症候群

　乳がんの 5〜10% は遺伝性であるといわれている（家族性乳がん）。*BRCA1* あるいは *BRCA2* という遺伝子（▶153 ページ，表 9-5）に変異があると，乳がんや卵巣がんの発生するリスクが高くなり，遺伝性乳がん・卵巣がん症候群 hereditary breast and ovarian cancer（HBOC）とよばれている。この遺伝子に変異がある人に対して，予防的乳房切除や予防的卵巣卵管切除が行われることがある。

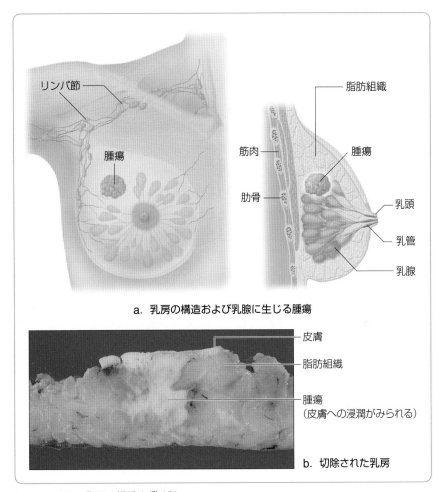

リンパ節
腫瘍
脂肪組織
筋肉
肋骨
腫瘍
乳頭
乳管
乳腺

a. 乳房の構造および乳腺に生じる腫瘍

皮膚
脂肪組織
腫瘍
（皮膚への浸潤がみられる）

b. 切除された乳房

▶図 15-12　乳房の構造と乳がん

症状▶　乳がんのおもな症状は乳房の「しこり」や乳頭からの血性分泌物である。乳がんの好発部位は線維腺腫と同様に外側上部で，乳房内に周囲の組織と癒着したかたい結節として触れる。さらにがんが進行すると，皮膚の陥凹などにより乳房に変形をきたすことがある。乳がんが乳房皮膚のリンパ管に広範に浸潤すると，乳房全体が赤くはれあがる。この状態を炎症性乳がんとよぶ。

　　また，がん（おもに非浸潤性乳管がん）が乳頭・乳輪の上皮内に進展して湿疹様の変化をきたすことがあり，乳房パジェット病 mammary Paget's disease とよばれる。

診断▶　乳がんの診断は，触診・乳房 X 線撮影（マンモグラフィー）・超音波検査・穿刺吸引細胞診断（▶327 ページ，図付-1-b）・針生検により行われる。

組織所見▶　乳がんの大部分は乳管上皮から発生する乳管がんである。乳管内にとどまり間質への浸潤のないものを非浸潤性乳管がん ductal carcinoma in situ（DCIS）といい，間質への浸潤がみられるものを浸潤性乳管がんとよぶ。乳管がんより頻度は低いが，小葉の上皮から発生したがんを小葉がんといい，同様に非浸潤性

小葉がん lobular carcinoma *in situ*（LCIS）と浸潤性小葉がんに分けられる。

乳がんの ▶
予防・進行

　乳がんは病巣が体表に近く発見しやすいこと，手術が行いやすいことなどから治癒率の高いがんである。大きさが 2 cm 以下でリンパ節やほかの臓器への転移のみられないものを**早期乳がん**という。早期乳がんの段階で発見された場合の 10 年生存率は 90％をこえており，ほとんどの症例で根治を期待できる。

　進行した乳がんはリンパ行性に転移をおこしやすい。転移の多いリンパ節は腋窩リンパ節や胸骨傍リンパ節で，がんの発生した部位によって決まる。肺・肝臓・骨などへの血行性転移もみられる。

治療 ▶
　乳がんの治療の中心は外科的切除であり，乳房全摘術のほかに，乳房温存療法が選択されることもある。乳房温存療法とは，がんを含む乳房の一部のみを切除して，それ以外の乳房を残す治療法で，術後の放射線療法や化学療法が併用される。また，**センチネルリンパ節生検**（▶145 ページ）により，上肢リンパ浮腫の原因となる腋窩リンパ節郭清を省略することも行われている。

　乳がんに用いられる化学療法薬で特徴的なものは内分泌療法薬と分子標的治療薬である。乳がんはホルモン依存性のがんで，エストロゲンの作用を妨げる治療薬が有効である。

　また，乳がんの一部は HER2 とよばれる増殖因子受容体を発現しているため，この受容体を直接の標的にした治療薬の効果が期待できる。患者にその治療薬を投与するには，有効性をあらかじめ予測する検査（コンパニオン診断，▶164 ページ）を行う必要がある。

ゼミナール
復習と課題

❶ 糸球体腎炎の成因について，免疫複合体という用語を用いてまとめなさい。
❷ 腎盂腎炎の成因について，上行性感染と下行性感染に分けてまとめなさい。
❸ ネフローゼ症候群の病態について，診断基準と関連づけてまとめなさい。
❹ 腎がんについて，成人と小児に分けてまとめなさい。
❺ 前立腺がんの診断と治療についてまとめなさい。
❻ セミノーマの特徴をまとめなさい。
❼ 性感染症をおこす代表的なウイルスを 3 つあげ，それぞれの疾患についてまとめなさい。
❽ 子宮頸がんと子宮体がんの違いをまとめなさい。
❾ 乳がんにおけるホルモンの関与についてまとめなさい。

第16章

内分泌系の疾患

　　内分泌臓器には，ホメオスタシス（生体の恒常性）を保つはたらきがあり，その機能異常によりさまざまな症状がみられるようになる。また，内分泌臓器にはホルモン産生能をもつ機能性腫瘍が発生し，産生されるホルモンに応じた症状が引きおこされる。

A｜ホルモンとホメオスタシス

① 内分泌とホルモン

　　細胞で合成された物質が，外界につながる導管ではなく，血管に向かって分泌され，血液を介して反応する臓器（標的臓器）に到達し，そこで機能を発揮する場合を，**内分泌**という。

　　内分泌腺から分泌される物質を**ホルモン**といい，標的となる細胞でホルモンを受ける部分を**ホルモン受容体（ホルモンレセプター）**とよぶ。

ホルモンの役割▶　ホルモンの役割は多岐にわたる。人体をとりまく外的環境の変化に適応して内的環境のホメオスタシスを維持することのほか，成長の促進，代謝の調節，本能的行動の発現などがあげられる。

② フィードバック機構

負の▶
フィードバック　血管内に分泌されたホルモンは血液によって希釈されるが，非常に低い濃度でもその作用を発揮することができる。そのため，ホルモンが標的臓器の作用を高めたとき，ホルモンそのものや標的臓器の機能に関連した物質が，上位の刺激ホルモンの産生を抑制し，ホルモンの過剰分泌を抑えるメカニズムが存在する。これを，**負のフィードバック**といい，ホメオスタシスの維持に重要である（▶図16-1-a）。

正の▶
フィードバック　一方，ホルモンの濃度を急激に増加させる必要がある場合には，下位のホルモンは上位ホルモンの分泌に対し促進するようにはたらく。これを，**正のフィードバック**という（▶図16-1-b）。

B｜内分泌器官の疾患

① 下垂体の疾患

下垂体の構造▶　下垂体は重さ約1gの器官で，大きく分けて腺組織の成分（**腺性下垂体**）と神経組織の成分（**神経性下垂体**）からなる。腺組織の成分はさらにその大部分を占

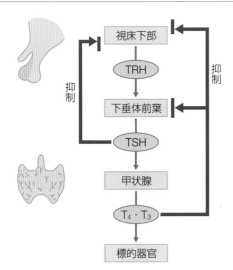 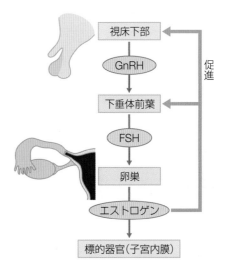

a. 負のフィードバック

甲状腺刺激ホルモン(TSH)が下垂体前葉で過剰に分泌されると，標的臓器である甲状腺の機能が高まり，甲状腺ホルモン(T₃, T₄)の過剰状態が発生する。TSHと甲状腺ホルモンはともに，視床下部の甲状腺刺激ホルモン放出ホルモン(TRH)の放出を抑制するようにはたらき，下垂体からのTSH過剰分泌は抑えられる。

b. 正のフィードバック

排卵前の血中エストロゲン濃度の上昇は，視床下部からのゴナドトロピン放出ホルモン(GnRH)や下垂体からの性腺刺激ホルモン(FSH)の分泌を促進するようにはたらき，エストロゲンの分泌をさらに増加させて排卵を達成させる。

▶**図 16-1　フィードバック機構**

める**前葉**と，薄い**中葉(中間葉)**からなる。神経組織の成分は後部に位置しており，**後葉**とよばれる(▶図 16-2)。

下垂体の機能▶　下垂体の機能は**視床下部**と密接な関係がある。前葉・中葉には毛細血管が発達しており，血流を介して視床下部が産生するホルモンの調節を受けた前葉の腺細胞がホルモンを分泌する。

　後葉へは視床下部の神経細胞から神経線維がのびており，神経細胞の産生するホルモンが後葉から放出される。

1 汎下垂体機能低下症 panhypopituitarism

　下垂体の腫瘍や炎症などにより前葉の機能が低下し，あらゆるホルモンの分泌がそこなわれた状態を**汎下垂体機能低下症(シモンズ病)**という。とくに分娩時の大出血に伴って下垂体前葉に梗塞がおこり，下垂体機能が低下したものを，**シーハン症候群**という。

2 下垂体腺腫 pituitary adenoma

　下垂体腺腫は下垂体に発生する良性腫瘍で，頭蓋内腫瘍の約10%を占める頻度の高い疾患である。下垂体腺腫には，過剰分泌されるホルモンの症状がみ

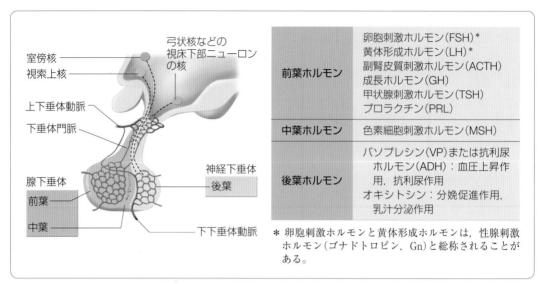

前葉ホルモン	卵胞刺激ホルモン(FSH)* 黄体形成ホルモン(LH)* 副腎皮質刺激ホルモン(ACTH) 成長ホルモン(GH) 甲状腺刺激ホルモン(TSH) プロラクチン(PRL)
中葉ホルモン	色素細胞刺激ホルモン(MSH)
後葉ホルモン	バソプレシン(VP)または抗利尿 ホルモン(ADH):血圧上昇作 用,抗利尿作用 オキシトシン:分娩促進作用, 乳汁分泌作用

＊卵胞刺激ホルモンと黄体形成ホルモンは,性腺刺激
ホルモン(ゴナドトロピン,Gn)と総称されることが
ある。

▶図16-2　下垂体の構造とホルモン

られる機能性腺腫と,ホルモン症状のない非機能性腺腫がある[1]。非機能性腺腫では,非腫瘍部下垂体を圧迫することによる機能低下症状のほかに,視神経圧迫による視野障害(両耳側半盲)がみられる。

● プロラクチン産生腺腫 prolactin-producing adenoma

プロラクチン産生腺腫ではプロラクチン(PRL)が過剰生産される。**プロラクチノーマ**ともよばれる。20〜40代の若い女性に多く,無月経・不妊・乳汁漏出をきたす。まれに男性にも発生し,女性化乳房や勃起障害を呈する。

● 成長ホルモン産生腺腫 growth hormone-producing adenoma

成長ホルモン(GH)の過剰状態により特色のある身体症状をきたすが,発症する時期によって体型が異なる。成長期におこると**巨人症**となり,骨端線閉鎖後の成人に発症すると**先端巨大症(末端肥大症)**をきたす。

● 副腎皮質刺激ホルモン産生腺腫 adrenocorticotropic hormone-producing adenoma(ACTH 産生腺腫)

過剰産生された副腎皮質刺激ホルモン(ACTH)の作用により,二次的に副腎皮質からの糖質コルチコイドの分泌が亢進する。糖質コルチコイドの過剰により,中心性肥満・満月様顔貌・高血圧・糖尿病などの多彩な全身症状が引きおこされ,これらは**クッシング症候群**とよばれる。そのうちとくに,ACTH産

---

1) WHO分類(2017年)では,下垂体腺腫はホルモン産生能中心の分類から,下垂体特異的な転写因子(Pit-1,Tpit,SF-1)の発現に基づく細胞系譜 cell lineage に則した分類に変更となった。

生腺腫が原因である場合を**クッシング病**という（▶292 ページ）。

3 バソプレシンの分泌異常

下垂体後葉より分泌される**バソプレシン(VP)**は**抗利尿ホルモン(ADH)**ともよばれ，腎臓の集合管で水の再吸収を促進する。

● 尿崩症 diabetes insipidus

尿崩症はバソプレシンの合成または作用の障害により，集合管で水が再吸収されずに，多尿となる疾患である。尿浸透圧の低下と血漿浸透圧の上昇をきたし，口渇・多飲となる。

● 抗利尿ホルモン不適切分泌症候群 syndrome of inappropriate secretion of ADH(ADH 不適切分泌症候群)

バソプレシンの過剰や作用の亢進によって水の再吸収が増加し，低ナトリウム血症をきたす疾患を抗利尿ホルモン不適切分泌症候群(SIADH)という。下垂体そのものの疾患として発症することはほとんどなく，別の疾患(髄膜炎，肺小細胞がんによる傍腫瘍症候群)の部分症状としてあらわれる。

② 甲状腺の疾患

甲状腺の▶
構造と機能

甲状腺は前頸部に位置する重さ 15〜25 g の臓器である（▶図 16-3）。甲状腺実質のほとんどを占める**濾胞上皮細胞**は**甲状腺ホルモン**を産生し，比較的数の少ない**C 細胞(傍濾胞細胞)**からは**カルシトニン**が分泌される。甲状腺ホルモンの分泌は，おもに下垂体前葉から分泌される**甲状腺刺激ホルモン(TSH)**に調節される（▶285 ページ, 図 16-1-a）。

甲状腺ホルモンは，**トリヨードサイロニン(T₃)**および**サイロキシン(T₄，**チ

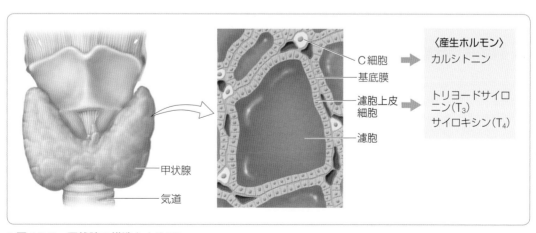

▶図 16-3　甲状腺の構造とホルモン

ロキシン)というヨウ素を含む有機化合物である。代謝を促進し，全身すべての細胞に作用する。カルシトニンは血中のカルシウム濃度を低下させる。

1 クレチン症 cretinism・粘液水腫 myxedema

甲状腺ホルモンの不足は時期によって異なった病態をまねく。先天性な甲状腺ホルモンの合成障害が新生児期・小児期におこると，精神・知能・身体の発育に重大な障害をきたす。これを**クレチン症**(先天性甲状腺機能低下症)とよぶ。

成長後では，細胞の代謝障害による粘液多糖類の沈着が皮下などにおこり，これは**粘液水腫**とよばれる。粘液水腫の原因となるのは，進行した橋本病や頸部への放射性照射，甲状腺の外科的切除などである。

2 バセドウ病 Basedow disease

バセドウ病は甲状腺機能亢進症の代表的疾患で，20〜30代の女性に多い。甲状腺刺激ホルモンの受容体を刺激する自己抗体による自己免疫疾患(▶45ページ，図3-5-c)であり，びまん性に腫大した甲状腺から甲状腺ホルモンが過剰に分泌される。甲状腺ホルモンの作用による頻脈・動悸・多汗・振戦・倦怠感・体重減少などがおもな症状である。甲状腺の腫大・眼球突出・心悸亢進を合わせて，**メルゼブルク三徴**という。

治療は，ヨウ素剤や抗甲状腺薬の投与のほかに，手術(甲状腺亜全摘術)が行われることもある。

3 橋本病 Hashimoto disease (橋本甲状腺炎，慢性甲状腺炎)

1912年(大正元年)に橋本策によってはじめて報告された疾患である。甲状腺をおかす自己免疫性炎症性疾患で，甲状腺自己抗体(抗ペルオキシダーゼ抗体，抗サイログロブリン抗体，抗ミクロソーム抗体)が検出される。中年女性に好発する。甲状腺は全体が腫大し，組織学的にリンパ球の浸潤や線維化がみられる。甲状腺機能は正常範囲内にあることが多いが，進行すると甲状腺機能は低下し，粘液水腫を引きおこす。

4 腺腫様甲状腺腫 adenomatous goiter

甲状腺内に非腫瘍性の結節が多発する疾患で，ある地域に集中して発生する**地方性甲状腺腫**と，**散発性甲状腺腫**がある。地方性甲状腺腫は山岳地方に多く，海草などからのヨウ素摂取が少ないことが原因の1つにあげられている。散発性甲状腺腫は甲状腺ホルモンの相対的な不足が原因と考えられており，わが国の症例はほとんどがこれに相当する。通常甲状腺機能に異常はみられない。

5 甲状腺がん thyroid cancer

分類▶　甲状腺がんは女性に多く，その発生には女性ホルモンの関与が推定されてい

> **Column** 放射線被曝と甲状腺がん
>
> 　原子炉事故や原子爆弾の被害により，とくに小児に甲状腺がんが多発したことが報告されている。大気中に放出された放射性ヨウ素が体内に取り込まれ，甲状腺に集積することにより内部被曝する。チョルノービリ(チェルノブイリ)原子力発電所事故では，事故後 4〜5 年から甲状腺がんの発症が増加してきたといわれている。放射線被曝による甲状腺がんの組織型は，ほとんどが乳頭がんである。

る。甲状腺がんによる死亡は全がん死亡患者の約 1％ と多くはないが，前立腺がんとともに非臨床がんの頻度が高い。

　組織学的には，濾胞上皮から発生するがんが多く，**乳頭がん・濾胞がん・低分化がん・未分化がん**に分けられる。なかでもわが国では乳頭がんの頻度が高く，甲状腺がんの 90％ 以上を占める。

　C 細胞から発生する**髄様がん**は，甲状腺がん全体の 1〜2％ とまれであるが，しばしば家族性に発生し，同一患者のほかの内分泌臓器にも腫瘍や過形成の発生をみることがある(多発性内分泌腫瘍症，▶293 ページ)。

治療と予後▶　乳頭がんは，甲状腺がんのなかで最も頻度が高いが，予後はよく，外科的切除で大部分の症例は治癒が期待できる。しばしばリンパ節への転移をおこすが，転移があった場合でも術後の 10 年生存率は 90％ をこえるといわれている。濾胞がんや髄様がんも乳頭がんほどではないが予後良好な腫瘍である。

　一方，未分化がんはきわめて進行が速く，ほとんどの患者は 1 年以内に死亡する。低分化がんは未分化がんとそれ以外のがんの中間的な経過とる。

濾胞腺腫▶　甲状腺濾胞上皮由来の良性腫瘍である。濾胞がんとの鑑別がしばしば困難であるが，腫瘍被膜や血管への浸潤がないことから，良性腫瘍と診断する。

悪性リンパ腫▶　甲状腺濾胞上皮や C 細胞以外から発生する甲状腺の悪性腫瘍に悪性リンパ腫がある。甲状腺の悪性リンパ腫は橋本病を背景に発生し，ほとんどが B 細胞性の非ホジキンリンパ腫である。

③ 副甲状腺の疾患

副甲状腺の▶
構造と機能
　副甲状腺(上皮小体)は甲状腺の背側に上下 2 対，計 4 個存在する米粒大の器官で，重さは 1 個につき 20〜50 mg である。**副甲状腺ホルモン** parathyroid hormone (PTH)はパラソルモンともよばれ，カルシトニンやビタミン D とともに，カルシウムとリンの代謝を調節する。PTH は骨から血中へのカルシウムの遊離を促進し，腎臓におけるカルシウムの再吸収を増加させることにより，血中のカルシウム濃度を増加させる。

テタニー▶　副甲状腺の機能低下により PTH が不足すると低カルシウム血症をきたし，テタニーとよばれる全身の筋肉の痙攣や不随意運動を引きおこす。

● 副甲状腺機能亢進症 hyperparathyroidism

　　副甲状腺の機能が亢進して PTH が過剰になると，脱力感や不整脈といった高カルシウム血症の症状のほかに，骨粗鬆症や尿路結石がおこる。

　　副甲状腺機能亢進の原因疾患は，副甲状腺実質細胞に由来する過形成や腺腫であり，がんであることは非常にまれである。

　　慢性腎不全は副甲状腺の過形成を引きおこす基礎疾患として頻度が高い。血液透析によって血中のカルシウムが失われることが原因となる。また，副甲状腺の過形成や腺腫はほかの内分泌臓器の腫瘍と合併することがある。遺伝的背景により発生し，多発性内分泌腫瘍症とよばれる（▶293ページ）。

④ 副腎の疾患

副腎の構造と機能▶　　副腎は左右の腎臓の上部に1対存在し，重さはそれぞれ10～15 g である。皮質と髄質からなり，皮質はさらに，**球状帯・束状帯・網状帯**の3層構造になっている（▶図16-4）。

ステロイド▶
ホルモン　　副腎皮質では，コレステロールをもとに**ステロイドホルモン**が合成される。産生されるホルモンは層ごとに異なっており，球状帯では**電解質コルチコイド**（電解質代謝ホルモン，アルドステロン），束状帯では**糖質コルチコイド**（糖代謝ホルモン，コルチゾル），網状帯では**男性ホルモン**（デヒドロエピアンドロステロン）がそれぞれ分泌される。

カテコールアミン▶　　副腎髄質はクロム親和性細胞とよばれる神経細胞と似た性格をもつ細胞からなっており，**カテコールアミン**（アドレナリン，ノルアドレナリン）を産生する。カテコールアミンには血圧や血糖を上昇させる作用がある。

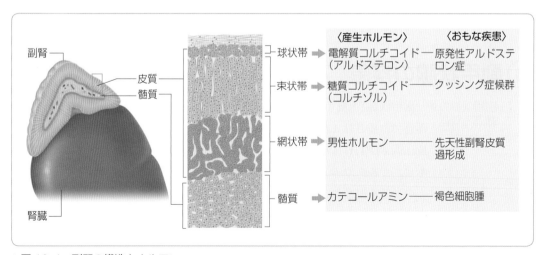

▶図16-4　副腎の構造とホルモン

1 アジソン病 Addison disease

慢性の副腎皮質機能不全をアジソン病といい，それぞれの層から産生されるホルモンの不足により多様な症状があらわれる。電解質コルチコイドの不足によりナトリウムイオンと水の喪失（そうしつ）がおこり，塩辛い食べものを好むようになる。糖質コルチコイドの不足は，全身倦怠感，低血圧，低血糖，皮膚の色素沈着などを引きおこす。男性ホルモンの不足による症状は女性にみられ，腋毛（えきもう）（わき毛）・陰毛が消失する。

原因は，自己免疫性副腎炎によるものが多いと考えられている。

2 副腎皮質機能亢進症 hyperadrenocorticism

副腎皮質の機能亢進症は，過剰となるホルモンによって異なった症状を呈する。原因はいずれも腺腫であることが多い。

● 原発性アルドステロン症 primary aldosteronism

原発性アルドステロン症は電解質コルチコイドが過剰に分泌されることにより，高ナトリウム血症，低カリウム血症，代謝性アルカローシスとなる。症状は，高血圧・筋力低下・多飲多尿などである。原発性アルドステロン症をおこす腺腫は，肉眼的に割面が黄金色であるのが特徴である（▶図 16-5-a）。

● クッシング症候群 Cushing syndrome

クッシング症候群は，慢性的な糖質コルチコイドの過剰によりおこる。副腎皮質からの分泌過剰の場合（▶図 16-6-a, b）もあるが，原因はさまざまである。肺小細胞がんでみられることもある（▶228 ページ）。中心性肥満・満月様顔貌・野牛様脂肪沈着・高血圧・糖尿病など，多彩な症状を呈する。クッシング症候群をおこす腺腫は，肉眼的に割面が褐色か黒色である（▶図 16-5-b）。

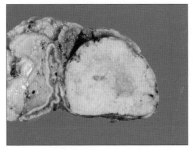

a. 原発性アルドステロン症
腺腫の断面は黄金色を呈する。

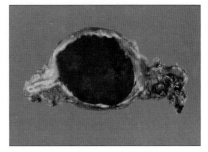

b. クッシング症候群
腺腫の断面は褐色または黒色を呈する。

▶図 16-5 副腎皮質機能亢進症

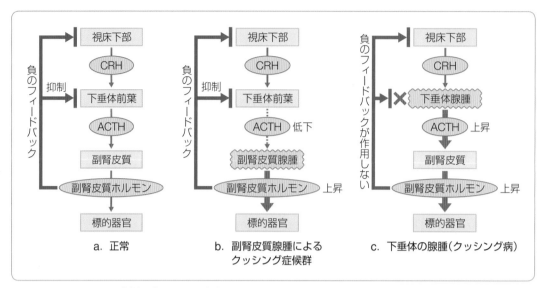

▶図16-6 クッシング症候群における血中ホルモン濃度の変化

クッシング病▶ 下垂体の ACTH 産生腺腫により二次的におこる場合は**クッシング病**とよばれ，副腎皮質腺腫によるクッシング症候群とは区別する。クッシング病では ACTH は高値であるが，副腎皮質腺腫によるクッシング症候群では，負のフィードバックのため逆に ACTH は低値となる（▶図16-6-c）。

● 先天性副腎皮質過形成 congenital adrenal hyperplasia

かつては**副腎性器症候群**とよばれていた。先天的な男性ホルモンの過剰によりおこる疾患で，思春期以前の女性では外性器や発毛などの男性化がみられ，成人女性では多毛や無月経の原因となる。思春期以前の男性では性の早熟がおこるが，成人男性では気づかれないことが多い。

3 褐色細胞腫 pheochromocytoma

褐色細胞腫は副腎髄質に発生する腫瘍で，カテコールアミンを産生する機能性腫瘍と，産生しない非機能性腫瘍がある。機能性腫瘍では，過剰なカテコールアミンによる高血圧と，血圧の動揺に伴う症状（頭痛・動悸・吐きけ・発汗異常など），高血糖が引きおこされる。遺伝的背景による多発性内分泌腫瘍症（▶293ページ）の一部として，家族性・両側性に発生することがある。

⑤ 膵島の疾患

膵臓の構造と機能▶ 膵臓は，消化酵素を含む膵液を十二指腸に分泌する外分泌腺と，ホルモンを産生する内分泌腺（膵島〔ランゲルハンス島〕）からなる（▶図16-7）。膵島は，グルカゴンを分泌する A 細胞（α細胞），インスリンを分泌する B 細胞（β細胞），

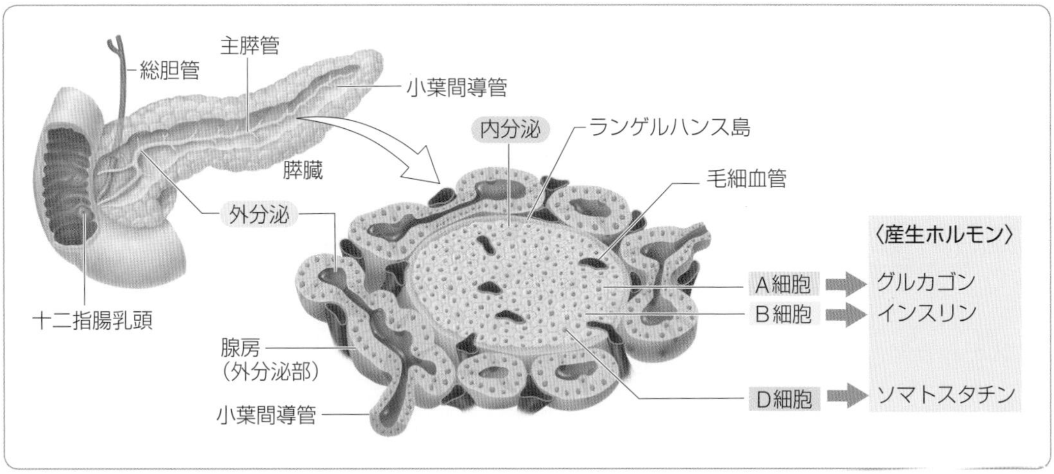

▶図 16-7 膵臓の分泌腺

ソマトスタチンを分泌する D 細胞（δ 細胞）からなる。

血糖の調節▶ グルカゴンとインスリンは血糖の調節に重要な役割を果たす。グルカゴンは肝臓に作用してグリコーゲンを分解し，グルコースとして血中に放出させて血糖値を上昇させる。反対に，インスリンは肝臓や筋肉にグルコースを取り込ませてグリコーゲンの合成を促進し，血糖値を低下させる。

膵島でのインスリンの分泌低下や，全身の細胞のインスリン感受性低下により，糖尿病がおこる。ソマトスタチンにはグルカゴンやインスリンの分泌量を調節するはたらきがある。

● 膵内分泌腫瘍 pancreatic endocrine tumor

かつては膵島腫瘍 islet cell tumor とよばれていたが，膵島に限らず，内分泌腺・消化管・肺など，全身に広く分布する神経内分泌細胞に由来する腫瘍は，臓器を問わず神経内分泌腫瘍 neuroendocrine tumor（NET）という名称に統一された。

膵 NET には，臨床的にホルモン亢進症状を呈する機能性腫瘍と，無症候性の非機能性腫瘍があり，多くは非機能性である。

機能性腫瘍は産生するホルモンにより，インスリノーマ，グルカゴノーマ，ソマトスタチノーマ，ガストリノーマなどに分類される（▶表 16-1）。このうち，インスリノーマが最も多く，約 7 割を占める。

インスリノーマ▶ インスリノーマの患者は，インスリンの過剰分泌により低血糖発作を繰り返す。インスリノーマはほとんどが良性腫瘍である。

⑥ 多発性内分泌腫瘍症 multiple endocrine neoplasia(MEN)

1 人の患者の複数の内分泌臓器に腫瘍が発生することがあり，常染色体優性

▶表 16-1 膵内分泌腫瘍の症状

疾患	症状
インスリノーマ	低血糖
グルカゴノーマ	皮疹，口角炎，体重減少，糖尿病
ソマトスタチノーマ	糖尿病，胆石症，脂肪便，下痢
ガストリノーマ	胃潰瘍，十二指腸潰瘍，下痢

▶表 16-2 多発性内分泌腫瘍 1 型・2 型の特徴

	MEN 1	MEN 2A	MEN 2B
下垂体腺腫	○	―	―
副甲状腺腫・過形成	○	○	―
膵島腫瘍	○	―	―
甲状腺髄様がん	―	○	○
副腎褐色細胞腫	―	○	○
その他		―	神経節神経腫，巨大結腸症，マルファン様体型

の遺伝形式で家族性に発生する。このような遺伝性疾患を多発性内分泌腫瘍症（MEN）という。同一臓器内に腫瘍が多発し，発症年齢が非遺伝性腫瘍よりも若いといった特徴がある。関連する腫瘍の組み合わせから 1 型と 2 型に分類され，それぞれに原因となる遺伝子変異が同定されている（▶表 16-2）。

MEN 1 ▶ **多発性内分泌腫瘍 1 型**（MEN type 1，ウェルマー Wermer 症候群）は，下垂体腺腫・副甲状腺機能亢進症・膵内分泌腫瘍の組み合わせで発症する内分泌腫瘍症で，カルチノイド（消化管や胸腺）や副腎皮質腺腫を合併することもある。

原因遺伝子は第 11 番染色体に存在するがん抑制遺伝子 *MEN1* である。

MEN 2 ▶ **多発性内分泌腫瘍 2 型**（MEN type 2）には 2 つの亜型がある。2A 型（MEN type 2A）は，甲状腺髄様がん・副甲状腺機能亢進症・副腎褐色細胞腫の組み合わせで発症する。2B 型（MEN type 2B，シップル Sipple 症候群）は，甲状腺髄様がんと副腎褐色細胞腫（副甲状腺機能亢進症はみられない）に加えて，舌や口唇に多発する小さな腫瘤（粘膜神経腫），消化管神経節神経腫，巨大結腸症，やせ形で手足の長い体型（マルファン様体型）などを呈する。

原因遺伝子はいずれも第 10 番染色体に存在するがん遺伝子 *RET* である。

ゼミナール
復習と課題

❶ 下垂体の機能的腺腫を 3 つあげ，それぞれの症状について説明しなさい。
❷ バセドウ病の病態と症状について説明しなさい。
❸ 副腎皮質機能亢進症を 3 つあげ，それぞれの増加するホルモンと症状について説明しなさい。
❹ 褐色細胞腫の産生する物質と，それによる症状について説明しなさい。
❺ インスリノーマが発生するもととなる細胞と，その症状について説明しなさい。

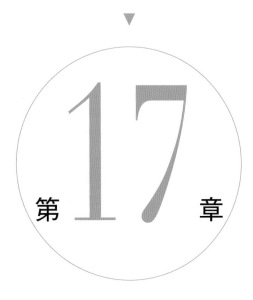

病理学

第 **17** 章

脳・神経・筋肉系の疾患

A 脳・神経系の疾患

① 脳・神経系の構造

神経系は感覚器からの情報を受容・統合し,効果器に対し指令を出す器官系である。**中枢神経系**と**末梢神経系**に大別される。

中枢神経系▶ 中枢神経系は脳と脊髄からなる。脳は,大脳・小脳・脳幹(中脳・橋・延髄)・間脳(視床・視床下部)を含む。

脳は骨と**髄膜**におおわれ,保護されている。髄膜は脳をおおう膜の総称であり,外側から**硬膜・クモ膜・軟膜**とよばれる3種の膜からなる(▶300ページ,図17-4-a)。脳内には**脳室**とよばれる空洞があり,左右1対の**側脳室**と,正中部の**第三脳室・第四脳室**がある。内腔には**脳脊髄液**が充満している。

末梢神経系▶ 末梢神経系は脳と脊髄以外の神経組織であり,12対の**脳神経**と31対の**脊髄神経**からなる。**感覚神経**と**運動神経**を含む体性神経と,**交感神経**と**副交感神経**を含む自律神経に大別される。自律神経は,消化器系や心・血管系,内分泌腺など,不随意に作用する器官を制御する。

神経細胞と▶
神経膠細胞
神経細胞は**ニューロン**ともよばれ,神経系の機能を直接的に担う細胞である。**神経膠細胞**は**グリア細胞**ともよばれ,神経系の支持細胞である。中枢神経系では**星細胞(星状膠細胞)**と**乏突起膠細胞**がおもな構成細胞である。このうち乏突起膠細胞は**髄鞘**の形成と維持をつかさどる。末梢神経系では**シュワン細胞**が髄鞘を形成する。

② 脳・神経系の循環障害(脳血管障害)と外傷

脳血管の器質的ないし機能的障害により生じる脳の循環不全状態を**脳血管障害**といい,**脳卒中 stroke**ともよばれる。悪性新生物(がん),心疾患,肺炎についで,日本人の死亡原因の第3位を占める頻度の高い疾患である。

1 脳梗塞 brain infarction

脳梗塞は,脳が局所的に虚血に陥り壊死にいたる病態である(▶図17-1)。その領域を灌流する血管が閉塞することにより生じるのが一般的である。アテローム血栓性脳梗塞・心原性脳塞栓症・ラクナ梗塞がおもな病型である。肉眼的には出血を伴わない**貧血性梗塞**と,出血を伴う**出血性梗塞**に分類される。出血性梗塞は,病変部への血流が再開することにより生じる。

治療▶ 急性期には血栓溶解療法や脳保護薬,抗血栓・抗凝固療法,脳浮腫対策が行われる。再発の危険があるため,急性期を脱したあとも,血圧のコントロールや抗血栓・抗凝固療法が必要となる。

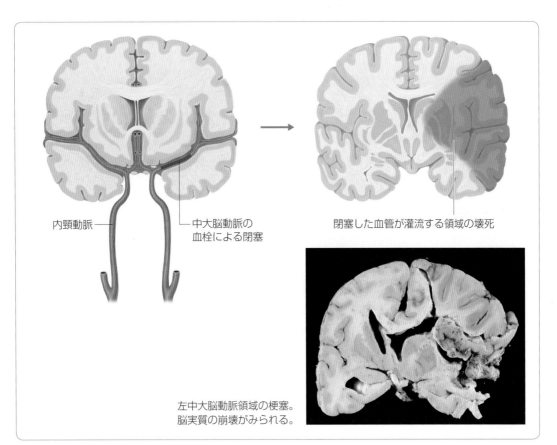

内頸動脈

中大脳動脈の
血栓による閉塞

閉塞した血管が灌流する領域の壊死

左中大脳動脈領域の梗塞。
脳実質の崩壊がみられる。

▶図 17-1　脳梗塞

● アテローム血栓性脳梗塞

　アテロームとは 粥 状 硬化症における 粥 腫(▶95 ページ)のことである。アテローム血栓性脳梗塞は，おもに頭蓋内の太い血管や頸部動脈の粥状硬化部に生じた血栓を基盤とする脳梗塞である。一般に粥状硬化症のある血管には血栓を生じやすく，その場に生じた血栓により血管が閉塞したり，あるいは血栓が血流に乗って移動し，末梢側の血管を閉塞したりすることにより，梗塞を生じる。

　脳梗塞の約 3 割を占めるとされ，高血圧・糖尿病・脂質異常症・喫煙などが危険因子である。

　安静時や睡眠時に発症しやすく，症状が階段状に進行していく。

● 心原性脳塞栓症

　心原性脳塞栓症は，心房や心室，あるいは弁膜上に形成された血栓(▶194 ページ，図 11-10)や疣贅が分離し，塞栓となって脳内にいたり，梗塞を生じる病態である。不整脈・弁膜症・虚血性心疾患などが基礎疾患となる。不整脈のなかでも心房細動がとくに重要な病因である。梗塞発症後に塞栓の溶解を生じ，

出血性梗塞となることが多い。

昼夜を問わず発症する。症状は短期間に完成することが多い。

● ラクナ梗塞 lacunar infarction

ラクナ梗塞とは脳の深部に発生する微小な梗塞巣であり、穿通枝とよばれる小血管の閉塞により生じる。画像上は 15 mm 未満のものをさす。高齢者に多く、危険因子として高血圧が重要である。多彩な臨床像を呈するが、単発の病変では、臨床症状がみられないことも多い。一般的に予後は良好である。

2 脳内出血 intracerebral hemorrhage

脳内出血は、脳内の血管が破綻し、脳実質内に出血をきたした状態をいう（▶図17-2）。高血圧が原因となる場合が多い。長らく高血圧状態にある血管は、動脈硬化に陥り、血管壁が脆弱化しているため、破綻を生じやすい。**高血圧性脳出血**は、基底核や視床とよばれる大脳の深部構造や、橋・小脳に好発する。脳内の出血はしばしば脳室壁を破壊し、脳室内に血液が流入することになる。また通常、出血は浮腫を伴い、脳ヘルニア（▶301ページ）をきたすことも多い。

頭痛・運動麻痺・感覚障害など、障害部位と程度に応じた臨床症状を呈する。

病理▶ 発症早期の病巣では、出血巣への血液の貯留と周囲の浮腫のため、脳は腫大する。急性期をのりこえた場合、血液は血腫となり、長期生存例では血腫が吸収され、病変部が空洞化することもある。

治療▶ 急性期には血圧管理や脳浮腫対策が重要であり、出血の部位や程度に応じ、血腫除去手術も行われる。

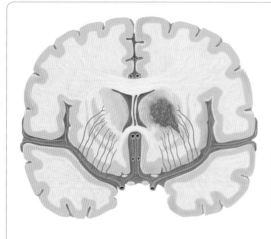
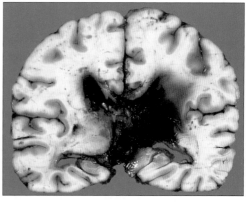

大脳深部における出血。脳室内への出血を伴っている。

▶図 17-2　脳内出血

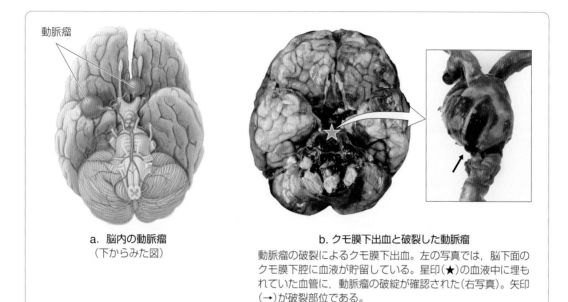

動脈瘤

a. 脳内の動脈瘤
（下からみた図）

b. クモ膜下出血と破裂した動脈瘤

動脈瘤の破裂によるクモ膜下出血。左の写真では，脳下面の
クモ膜下腔に血液が貯留している。星印（★）の血液中に埋も
れていた血管に，動脈瘤の破綻が確認された（右写真）。矢印
（→）が破裂部位である。

▶図 17-3　動脈瘤とクモ膜下出血

3　クモ膜下出血 subarachnoid hemorrhage

クモ膜下腔に出血をきたした状態を，クモ膜下出血という（▶図 17-3-b）。外
傷以外のクモ膜下出血の原因としては，脳内の動脈瘤の破裂が重要である（▶
図 17-3-a）。動脈瘤の成因の詳細は不明であるが，高血圧や喫煙が危険因子と
して知られている。

臨床像▶　男性より女性に頻度の高い病態であり，40 歳以降に多い。突然の頭痛で発
症する。「これまでに経験したことがないような」と表現されるような，激し
く，持続性の頭痛である。吐きけ・嘔吐を伴う。

治療▶　頭蓋内圧亢進（▶301 ページ）に対する処置，呼吸・循環器管理といった急性期
治療に加え，動脈瘤の破裂が原因である場合には，クリッピング術やコイル塞
栓により，動脈瘤の再破裂と再出血の予防を行う。患者の状態によって，この
ような処置が不可能なこともあり，最も致死率の高い脳血管障害である。

4　硬膜外血腫 extradural (epidural) hematoma

頭蓋骨と硬膜の間に出血し，血腫が形成された病態を硬膜外血腫とよぶ（▶
図 17-4-b）。多くは，交通事故や転倒・転落，直接的な打撃など，頭部への外
傷が原因となる。出血源としては中硬膜動脈とよばれる動脈の破綻が多い。血
腫は大脳を圧迫し，頭蓋内圧亢進と脳浮腫をきたし，脳ヘルニアを生じる（▶
図 17-5）。

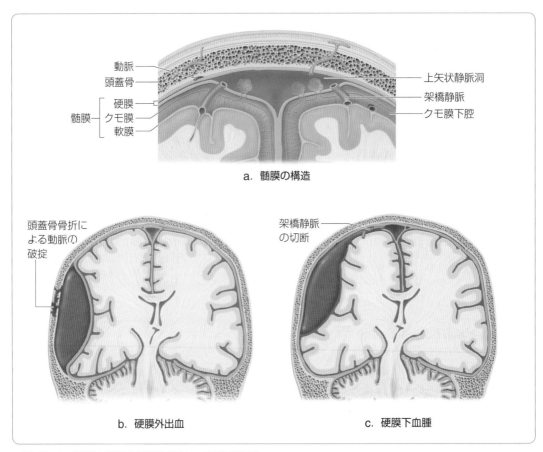

a. 髄膜の構造

b. 硬膜外出血

c. 硬膜下血腫

▶図 17-4　髄膜の構造と硬膜外出血・硬膜下血腫

5　硬膜下血腫 subdural hematoma

　　　　頭部に外力が加わった際，頭蓋内の血管の破綻を生じることがある。硬膜とクモ膜の間に出血し，血のかたまりを生じた状態を硬膜下血腫とよぶ（▶図 17-4-c）。受傷後，短期間にできる**急性硬膜下血腫**と，3 週間以上前の外傷を契機として形成される，**慢性硬膜下血腫**に分類される。

　　　　慢性硬膜下血腫は高齢者に発生しやすく，しばしば軽微な外傷が原因となる。高齢者では脳は萎縮傾向にあり，頭蓋内で脳が移動しやすい。外力に伴う脳の移動によって，硬膜と脳実質をつなぐ血管が過度に進展されると，血管が破綻し，出血をきたすことになる。

　　　　乳幼児にも比較的多いが，これは頭蓋骨が変形しやすく，血管壁も薄いため，血管が破綻しやすいことによる。分娩時の損傷や，転倒・転落事故に加え，虐待との関連も知られている。

6　頭蓋内圧亢進と脳ヘルニア

　　　　頭蓋骨はかたく，容易には変形しないため，脳の出血や腫瘍，これらに随伴

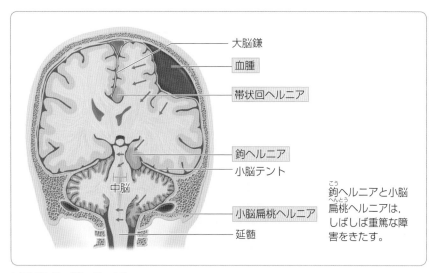

大脳鎌
血腫
帯状回ヘルニア
鉤ヘルニア
小脳テント
中脳
小脳扁桃ヘルニア
延髄

鉤ヘルニアと小脳扁桃ヘルニアは,しばしば重篤な障害をきたす。

▶図 17-5　脳ヘルニア

する浮腫などにより頭蓋内容の容積が増大すると，内部圧が上昇することになる。これは**頭蓋内圧亢進**とよばれる。

　容積の増大が著しい場合には，行き場を失った脳が隣接する構造や頭蓋外へ脱出することになる。これが**脳ヘルニア** brain herniation である（▶図 17-5）。脳ヘルニアでは，脱出により脳が損傷されて，意識障害や呼吸停止など重篤な障害をきたすことがしばしばある。

③ 脳・神経系の感染症

1 髄膜炎 meningitis・脳炎 cerebritis

　髄膜とは脳をおおう硬膜・クモ膜・軟膜の総称である。一般的に，**髄膜炎**とはクモ膜と軟膜に生じた病的炎症をさす（▶図 17-6）。脳実質に病的炎症を生じた状態を**脳炎**とよぶ。また，脊髄実質の病的炎症は**脊髄炎**とよばれる。

脳症 ▶　感染により炎症反応を伴わずに脳実質障害をきたすこともあり，**脳症**とよばれる。

2 細菌感染症 bacterial infection

　脳・神経系への細菌感染は，髄膜炎や脳膿瘍としてみられることが多い。

● 細菌性髄膜炎 bacterial meningitis

　細菌性髄膜炎は，肺や心臓などの遠隔臓器から細菌が血流を通じて移行したり，中耳・副鼻腔などの隣接器官から感染が波及したりすることで発症する。

原因菌 ▶　主要な原因菌は年齢層で異なる。6歳以上から成人にかけては，肺炎球菌や

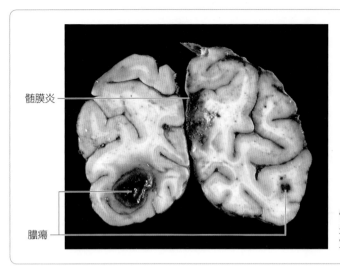

髄膜炎

膿瘍

髄膜が炎症により白濁している(髄膜炎)。感染巣に炎症反応や出血を伴い,実質が崩壊している。

▶図 17-6　髄膜炎と脳膿瘍

インフルエンザ菌,髄膜炎菌が多い。6 歳未満では,インフルエンザ菌・肺炎球菌・B 群 β 溶血性レンサ球菌・大腸菌が多いが,2013 年にインフルエンザ菌 b 型(Hib)ワクチンと肺炎球菌ワクチンの小児の接種が公費負担となったことから,インフルエンザ菌と肺炎球菌による髄膜炎の発生頻度は激減した。

症状と治療▶　発熱・頭痛・項部硬直・意識障害が主症状である。幼児では発熱以外に症状をみとめないことも多い。

抗菌薬や副腎皮質ステロイド薬の投与が行われる。

● 脳膿瘍 brain abscess

病原体の感染とこれに伴う炎症反応により,脳の実質が崩壊し,炎症細胞や壊死組織などの液状物が貯留した状態を,脳膿瘍という(▶図 17-6)。細菌の感染が原因で生じることが多い。

副鼻腔炎や中耳炎など隣接臓器の感染の波及,あるいは遠隔臓器の感染巣からの血行性伝播が原因となる。血行性感染のもととなる原発病変としては,細菌性心内膜炎や,肺や腸管の感染巣などがあげられる。脳内の複数の箇所に膿瘍を生じることが多い。

原因菌▶　原因菌としては,レンサ球菌や黄色ブドウ球菌が代表的である。

症状と治療▶　頭痛や嘔吐といった頭蓋内圧亢進症状に加え,麻痺や痙攣を生じる。

抗菌薬の投与や脳浮腫対策などの内科的治療のほか,膿瘍の摘出や排膿のための穿刺といった外科的処置が施されることもある。感染が制御されて炎症がおさまると,膿瘍部は空洞化する。

3 ウイルス感染症 viral infection

ウイルスの脳への侵入経路には,①呼吸器(ムンプスウイルスなどの場合)や

消化器(ポリオウイルスなどの場合)，皮膚(日本脳炎ウイルスなどの場合)に感染したウイルスが局所あるいはリンパ節内で増殖し，血行性に脳にいたる場合と，②末梢神経内に感染したウイルス(単純ヘルペスウイルス，水痘-帯状疱疹ウイルスなどの場合)が上行性に脳にいたる場合とがある。一般的にウイルス感染は細菌よりも広範囲の炎症を生じる。

ウイルス感染に伴う感冒様症状や，頭痛や嘔吐といった脳浮腫に伴う頭蓋内圧亢進症状，痙攣や意識障害を生じる。脳実質の破壊部位に応じた機能障害も生じうる。

● 単純ヘルペスウイルス感染症 herpes simplex virus infection

おもに単純ヘルペスウイルス 1 型(HSV-1)による。脳炎・髄膜炎・脊髄炎を生じる。粘膜や皮膚への初感染後，末梢組織に潜伏していたウイルスが再活性化されることにより生じるのが一般的である。若年者に多いが，幅広い年齢層に発生する。多くの症例で，人格変化や異常行動といった精神症状がみとめられるのが特徴である。

重篤な脳炎をきたし，致死率の高い疾患であったが，適切な抗ウイルス薬の使用により，生命予後は改善されてきた。

● サイトメガロウイルス感染症 cytomegalovirus infection

サイトメガロウイルス(CMV)の子宮内感染により胎児が感染する。また，がん患者など免疫機能の低下した成人にも感染を生じうる。脳炎・髄膜炎・脊髄炎を生じる。胎児では，小頭症・水頭症・石灰沈着の原因となる。

● ヒト免疫不全ウイルス感染症 Human immunodeficiency virus infection

ヒト免疫不全ウイルス(HIV)は神経系を傷害し，おもに白質がおかされることによる脳症，髄膜炎，末梢神経障害などを生じうる。抗ウイルス薬による治療により，予後不良であった HIV 脳症は激減した。一方，軽度の認知障害をきたす症例が近年知られるようになっている。

● そのほかのウイルス感染症

そのほかの急性ウイルス感染症として，ポリオウイルスによる急性脊髄前角炎，日本脳炎ウイルスによる日本脳炎，水痘-帯状疱疹ウイルスによる水痘-帯状疱疹脳炎，風疹ウイルスによる風疹脳炎などがあげられる。

麻疹ウイルスによる亜急性硬化性全脳炎や，ポリオーマウイルスによる進行性多巣性白質脳症とよばれる病態では，感染成立からの発症までの潜伏期がきわめて長く，**遅発性ウイルス感染症**とよばれる。

4 そのほかの感染症

　　中枢神経における真菌感染では，クリプトコックス−ネオフォルマンス，カンジダ属，アスペルギルス属，ムコール(接合菌門に属するケカビ目)が頻度の高い原因菌であり，一般的には免疫機能の低下した患者にみとめられる。

　　原虫であるトキソプラズマ−ゴンディイの感染は，経胎盤的に胎児におこり，眼器の炎症や水頭症を生じる。免疫機能の低下した成人にも感染することがあり，髄膜炎や脳炎を生じる。

5 クロイツフェルト−ヤコブ病 Creutzfeldt-Jakob disease(CJD)

　　プリオン病は，プリオンとよばれるタンパク質に形態異常を生じ，これがおもに中枢神経内に蓄積することにより発生する変性疾患の総称である(▶67ページ)。クロイツフェルト−ヤコブ病(CJD)が代表疾患である。

　　原因不明で発症するクロイツフェルト−ヤコブ病を**孤発性 CJD** とよび，100万人に1人前後の有病率である。

　　初老期に認知症や視力・視野障害で発症し，数か月の間に急速に悪化する。末期には無動性無言状態になる。末期には脳が全般的に萎縮し，組織学的には大脳皮質に空胞が多発した**海綿状脳症**とよばれる状態になる。

　　CJD には，硬膜移植などの医療行為を介して発症したと考えられる症例が存在する。また，**変異型 CJD(vCJD)**は，ウシ海綿状脳症(BSE)に罹患したウシに由来する。

④ 変性疾患 neurodegenerative disease

　　変性疾患とは脳血管障害や感染症などの特定の病因の関与がなく，中枢神経ないし末梢神経の神経細胞が変性・脱落していく疾患である。特定のタンパク質の異常が疾患の発生に深くかかわっていることが多い。

1 アルツハイマー病 Alzheimer disease

　　後天的な脳障害が原因となって，一度は正常に発達した知的能力が，日常生活に支障をきたす程度にまで低下した状態を**認知症**という。**アルツハイマー病**は進行性の認知症をきたす代表的疾患である。

病態▶　記憶障害を中心とする認知機能の障害，あるいは精神や行動の異常を生じる。高齢での発症が多いが，初老期からの発生例も存在する。当初は自立生活が可能であるが，病態の進行とともに介助を必要とするようになる。15〜20年の経過で，肺炎などの合併症で，死亡にいたる。

病理▶　脳内に**老人斑**および**神経原線維変化**とよばれる特徴的な構造物が蓄積するのが特徴である(▶図17-7)。老人斑ではアミロイド β タンパクが，神経原線維変

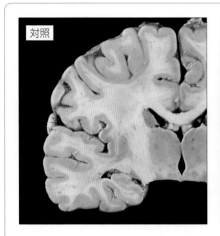
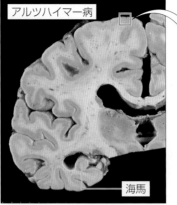
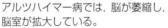
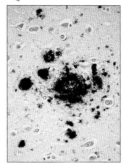

対照

アルツハイマー病

海馬

アルツハイマー病では，脳が萎縮し，脳室が拡大している。

老人斑（顕微鏡所見）。アミロイドβタンパクを褐色に染色した。

▶図 17-7　アルツハイマー病

化ではタウタンパクとよばれるタンパク質がおもな構成成分となっており，いずれも正常とは異なった構造の変化が生じている。アルツハイマー病では，これら異常構造物の蓄積を伴って，神経細胞の脱落や変性を生じている。神経細胞の脱落が進行すると，肉眼的にも脳の萎縮が顕在化する。

　とくに側頭葉の内側の海馬とよばれる領域で，萎縮が目だつ。海馬は記憶をつかさどる領域である。

2　パーキンソン病　Parkinson disease

　パーキンソン病は，安静時のふるえ，動作緩慢，筋固縮といった症状（**錐体外路症状**）を主症状とする変性疾患である。50代後半から60代に好発する進行性の病態である。

　中脳の黒質には，ドパミンとよばれる神経伝達物質を生産する神経細胞が多く存在しており，パーキンソン病の主症状はこれらの神経細胞が障害されることにより生じる（▶図 17-8）。パーキンソン病では，αシヌクレインというタンパク質の異常があり，**レビー小体**とよばれる異常構造物が形成される。

　ドパミンの補充療法がおもな治療法となる。

3　筋萎縮性側索硬化症　amyotrophic lateral sclerosis（ALS）

　筋萎縮性側索硬化症（ALS）は，骨格筋の運動をつかさどる運動ニューロン（運動神経細胞）の変性により，筋萎縮をきたす変性疾患である。運動ニューロンの細胞体のうち，大脳皮質の運動野や脳幹に存在するものは上位運動ニューロン（上位ニューロン，一次ニューロン）といい，脊髄内の前角に存在するものは下位運動ニューロン（下位ニューロン，二次ニューロン）という。これら運動

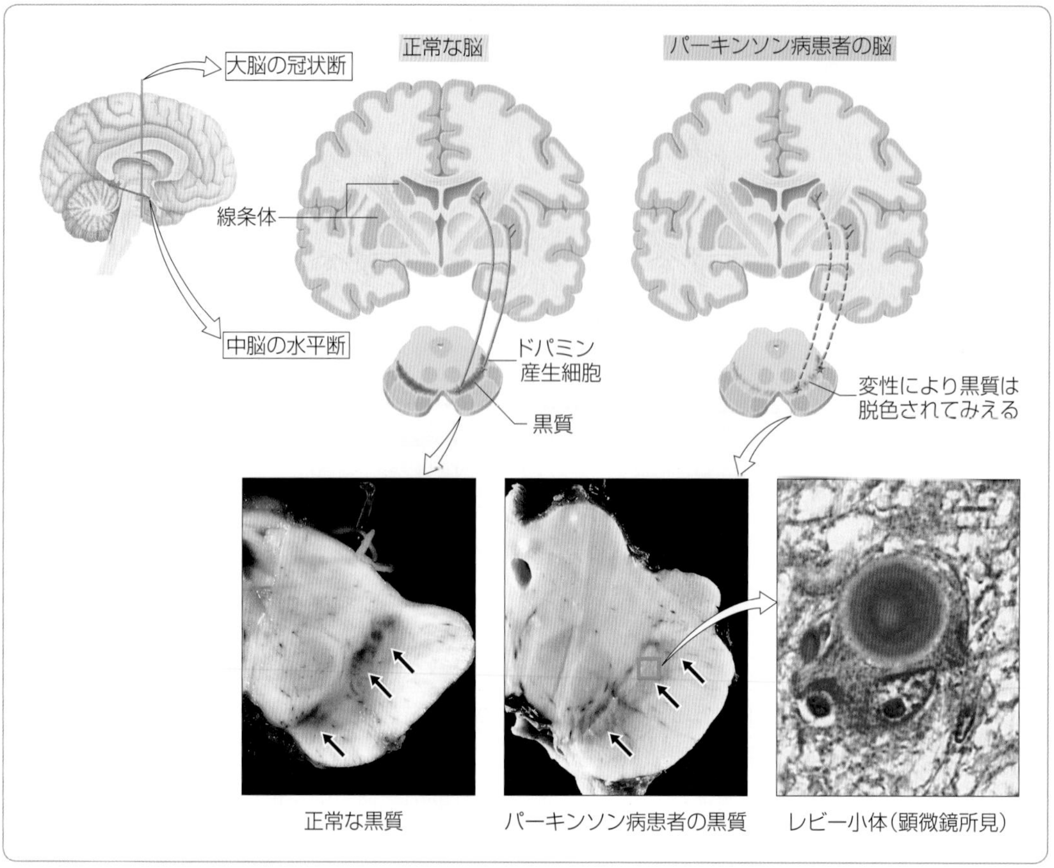

▶図 17-8　パーキンソン病

正常な脳

パーキンソン病患者の脳

大脳の冠状断

線条体

中脳の水平断

ドパミン産生細胞

黒質

変性により黒質は脱色されてみえる

正常な黒質

パーキンソン病患者の黒質

レビー小体（顕微鏡所見）

ニューロンの伝達経路を**錐体路**とよぶ。筋萎縮性側索硬化症は上位および下位運動ニューロンの双方が障害される（▶図 17-9）。

　中年以降に上肢遠位部の筋力低下と筋萎縮，あるいは舌筋の障害による構音障害で発症することが多い。進行性の病態で，全身の筋力低下と筋萎縮により寝たきりとなる。横隔膜や肋間筋といった呼吸筋も障害される。

　現時点で根本的治療は存在しない。

⑤ 脱髄疾患　demyelinating disease

　髄鞘が選択的に障害される病態を脱髄疾患とよぶ。

1　多発性硬化症　multiple sclerosis（MS）

　多発性硬化症（MS）は，中枢神経系における代表的な脱髄疾患である。病変が多巣性にみとめられ，また再発と寛解を繰り返すことが多く，時間的・空間的多発性とよばれる。自己免疫学的機序が想定されているが，詳細な原因は不明である。寒冷地で頻度の高い疾患であり，わが国ではまれである。

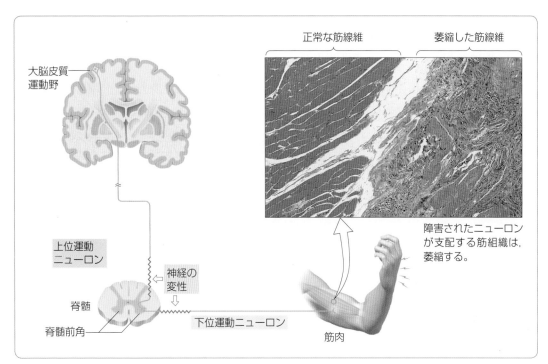

大脳皮質
運動野

上位運動
ニューロン

脊髄

脊髄前角

神経の
変性

下位運動ニューロン

筋肉

正常な筋線維

萎縮した筋線維

障害されたニューロン
が支配する筋組織は,
萎縮する。

▶図 17-9　筋萎縮性側索硬化症(ALS)

臨床像▶　若年成人の発症が多く，30歳前後に発症のピークがある。筋力低下や感覚
障害，排尿障害，視力・視野障害など，障害部位に応じた多彩な障害を生じる。

治療▶　急性増悪・再発期には副腎皮質ステロイド薬の大量投与が行われる。寛解
期には，インターフェロン療法などによる再発の予防のほか，痙攣や排尿障害
などに対する対症療法が行われる。

2 急性散在性脳脊髄炎 acute disseminated encephalomyelitis

ワクチン接種後や感染後などに，脳や脊髄が急性に傷害される脱髄疾患であ
る。多発性硬化症とは異なり，原則として再発することはない。感染症として
はウイルス感染が多く，麻疹・風疹・水痘・流行性耳下腺炎などがあげられる。
誘因の不明な特発性の病態も存在する。アレルギー機序による発症が想定され
る病態である。

臨床像▶　小児や若年成人に好発する。ワクチン接種や感染後 1～2 週間以内に，発
熱・頭痛・嘔吐・痙攣・意識障害・麻痺・感覚障害などを生じる。

治療▶　急性期治療としてステロイドパルス療法が行われる。急性期を脱すると比較
的予後は良好である。

⑥ 脳腫瘍 brain tumor

脳腫瘍とは頭蓋骨の中に発生した腫瘍をさす。脳の実質あるいは髄膜に発生

する。脊髄を含む脊柱管内に発生する腫瘍も脳腫瘍に含めるのが一般的である。

1　原発性脳腫瘍 primary brain tumor

原発性脳腫瘍はまれな腫瘍であり，人口1万人あたり，年間約1人の発生頻度である。

● 神経膠腫（グリオーマ）glioma

神経膠腫（グリオーマ）とは，脳の実質を構成する細胞，すなわち神経細胞や神経膠細胞（グリア細胞）に由来する腫瘍の総称である。神経細胞の腫瘍はまれであり，神経膠細胞の腫瘍（狭義のグリオーマ）の頻度が高い。

最も高頻度にみとめられる神経膠腫は膠芽腫 glioblastoma であり，星細胞の特徴をもった悪性度の高い膠腫である（▶図17-10-a）。高齢者に好発する。外科切除や放射線照射，化学療法を併用しても，予後不良の腫瘍である。

● 髄膜腫 meningioma

髄膜腫はクモ膜を構成する細胞に由来する腫瘍で，神経膠腫と比較して発生頻度が高い。一般に脳の表面に硬膜と癒着した境界明瞭な腫瘤を形成する。中高年以降の女性に好発する。多くは全摘出により治癒が期待される。

2　転移性脳腫瘍 metastatic brain tumor

高齢者の増加や画像技術の進歩などにより，転移性脳腫瘍（▶図17-10-b）が発見される機会が増加している。転移のもととなる腫瘍としては，肺がんが約半数を占める。このほか，乳がんや大腸がんの頻度が高い。

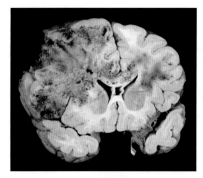

a. 膠芽腫
大脳皮質を破壊して増殖する。浸潤性の発育を示し，境界は不明瞭である。

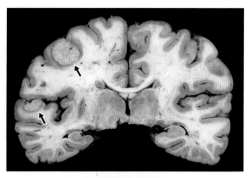

b. 転移性脳腫瘍
一般に転移性腫瘍は境界明瞭な腫瘤を形成することが多い。また，しばしば多発する。

▶図17-10　脳腫瘍

⑦ 末梢神経の疾患

1 末梢神経障害(ニューロパチー) neuropathy

末梢神経障害(ニューロパチー)とは，末梢神経の異常が原因となって，神経の作用が障害された状態をいう。糖尿病を代表とする全身疾患に伴う病態のほか，薬物投与・感染・遺伝性の病態が知られている。

● ギラン-バレー症候群 Guillain-Barre syndrome

ギラン-バレー症候群は，感染症などが契機となって急速進行性の末梢神経障害をきたす病態である。末梢神経表面に存在するガングリオシドとよばれる脂質に対する自己抗体が産生されるなど，自己免疫学的な機序により発症する疾患である。カンピロバクター腸炎や，EB(エプスタイン-バー)ウイルス，サイトメガロウイルス，マイコプラズマなどへの感染との関連が知られている。

上気道炎や消化器症状といった感冒様の前駆症状が1〜3週間前に先行することが多い。一般に感覚障害は軽度で，四肢や顔面筋などに運動麻痺を生じる。

血漿交換や免疫グロブリン大量療法が行われる。

2 末梢神経の腫瘍 peripheral nerve tumor

● シュワン細胞腫 schwannoma

シュワン細胞腫(神経鞘腫)は，シュワン細胞の増殖からなる良性腫瘍である。軟部組織や皮膚に発生することが多い。頭蓋内では脳神経の1つである内耳神経(第Ⅷ脳神経)に発生するものが有名であり，聴神経腫瘍(聴神経鞘腫)とよばれる。両側に聴神経腫瘍を生じた場合は，神経線維腫症2型と判断される。良性の腫瘍であり，病変がすべて摘出されれば，治癒が得られる。

● 神経線維腫 neurofibroma

シュワン細胞腫は単一の細胞成分から構成されるが，神経線維腫は，シュワン細胞のほか線維芽細胞や軸索など多彩な成分を含む良性腫瘍である。皮膚や末梢神経内に発生する。神経線維腫症1型では神経線維腫が多発する。まれに悪性に転化する。

B 筋肉系の疾患

1 進行性筋ジストロフィー progressive muscular dystrophy

　　　筋細胞そのものの異常による骨格筋の障害を**ミオパチー** myopathy とよぶ。進行性筋ジストロフィーは代表的なミオパチーであり，遺伝性の疾患である。筋細胞の構成に関与するタンパク質の遺伝子異常により発生する。筋細胞の変性・壊死・再生が繰り返され，病態が進行する。

　　　最も代表的な病型は，ジストロフィン遺伝子の変異により発症する**デュシェンヌ** Duchenne **型筋ジストロフィー**である。X 連鎖劣性遺伝の遺伝形式で，基本的には男児のみに発症する。歩行開始の遅延があり，2〜5 歳時に四肢近位筋の筋力低下が出現する。病態は進行性で，心不全・呼吸不全を生じ，20 歳前後で死亡にいたる。

2 重症筋無力症 myasthenia gravis

　　　重症筋無力症では，神経と筋肉の接合部に存在するアセチルコリン受容体に対する自己抗体が生産され，神経から筋肉へのでの信号の伝達が阻害されることにより，骨格筋の作用不全，すなわち麻痺を生じる（▶45 ページ，図 3-5-b）。

臨床像▶　女性では 20〜40 代，男性では 50 代以上での発症が多い。眼瞼下垂・複視・四肢近位筋の萎縮・構音障害・嚥下障害がおもな症状となる。午後になると筋力低下が悪化する傾向がある。胸腺の過形成や腫瘍（胸腺腫）をしばしば合併する。

治療▶　抗コリンエステラーゼ薬・副腎皮質ステロイド薬・免疫抑制薬の投与および，胸腺摘出術がおもな治療となる。

ゼミナール
復習と課題

❶ 脳梗塞の病型とそれぞれの特徴を説明しなさい。
❷ クモ膜下出血のおもな原因はなにか，述べなさい。
❸ 脳膿瘍とはなにか。また，その原因を説明しなさい。
❹ アルツハイマー病とはどのような疾患か，簡潔に説明しなさい。
❺ 最も頻度の高い神経膠腫はなにか，またその特徴を説明しなさい。
❻ 脱髄とはなにか，簡潔に説明しなさい。
❼ 重症筋無力症の発症機序について，簡潔に説明しなさい。

第 **18** 章

骨・関節系の疾患

骨の構造▶　骨はリン酸カルシウムに富んだ結合組織である。姿勢の保持や骨格筋を介した運動に重要なはたらきを示す。また，カルシウムの貯蔵庫としての機能も担っており，生体内では**骨吸収**(カルシウムの放出)と**骨形成**(カルシウムの貯蔵)が活発に繰り返されている。骨には**緻密骨**と**海綿骨**があり，海綿骨は造血組織である**骨髄**を伴っている。

① 骨折 bone fracture

　骨に外力が加わり，構造的な連続性を失った状態を骨折という。正常の骨に強い外力が加わって生じる骨折を**外傷性骨折**という。軽度の外力が反復して作用することにより生じる骨折を**疲労骨折**という。外力の大きさや方向，その作用時間や作用部位が，骨折の発生を決する因子となる。年齢や栄養・代謝状態に応じた骨の強度も重要な要因である。

　また，骨内に腫瘍や感染症が存在するために，通常では骨折を生じない程度の外力で骨折を生じることがあり，これを**病的骨折**とよぶ。

　骨折部が皮膚におおわれている状態を**閉鎖骨折**(単純骨折)，皮膚が損傷し骨折部が外界と交通した状態を**開放骨折**(複雑骨折)という。骨折によりくだけた骨片が複数ある場合を**粉砕骨折**という。

　骨折部には出血や炎症反応を生じ，肉芽組織と未熟な骨組織(仮骨)の形成を経て，治癒に向かう。修復が不十分な場合，癒合が不十分なため可動性を残し，**偽関節**とよばれる状態となることもある。

② 骨髄炎 osteomyelitis

　感染に伴って骨および骨髄に病的な炎症を生じた状態を骨髄炎とよぶ。皮膚や皮下組織といった近傍の病巣からの炎症の波及や，開放骨折などの外傷による直接的な感染のほか，遠方の病巣から血行性に感染が伝播することもある。血行性感染は小児に多い病態である。

　一過性の経過をたどる**急性骨髄炎**と，感染や炎症が長期に持続する**慢性骨髄炎**が存在する。

　局所の発赤・熱感・腫脹や疼痛を生じ，全身的な炎症反応の亢進(白血球の増加や CRP の上昇)をもたらす。

治療▶　抗菌薬の投与が基本となり，必要に応じて外科的に排膿処置が施される。

③ 骨粗鬆症 osteoporosis

　骨粗鬆症とは，**骨量**(骨密度)の低下や骨質の悪化により，骨がもろくなり，骨折しやすい状態にあることをいう(▶図18-1)。骨粗鬆症では骨吸収と骨形成

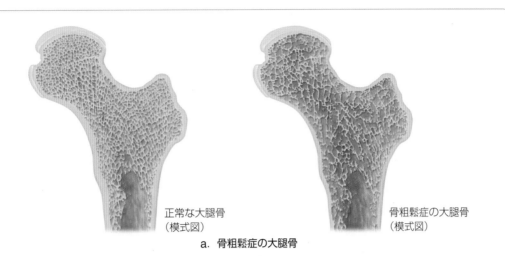

正常な大腿骨
（模式図）

骨粗鬆症の大腿骨
（模式図）

a. 骨粗鬆症の大腿骨

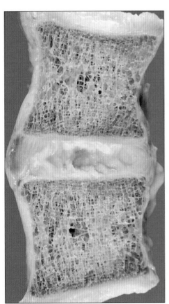
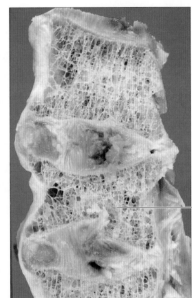

圧迫骨折した
椎骨

正常な椎骨

骨粗鬆症の椎骨

b. 骨粗鬆症の椎骨

骨の内部には，骨梁（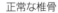こつりょう）が網目状にはりめぐらされている。骨粗鬆症患者では，骨梁がまばらとなる。 bの右の写真では，椎骨の変形もみられる（圧迫骨折）。

（写真提供：複十字病院病理診断部部長　岡輝明氏）

▶図18-1　骨粗鬆症

のバランスが崩壊している。

原因▶　骨の維持にはエストロゲンが重要なはたらきを担っており，閉経後の女性ではエストロゲンの分泌低下のため骨粗鬆症が生じやすい。また，運動不足による骨への負荷の低下や加齢，副腎皮質ステロイド薬などの薬物の摂取も，骨粗鬆症の原因となる。

治療▶ 薬物療法のほか，骨に一定の負荷をかける適度な運動やカルシウムの摂取が治療法となる。骨折しやすい状態にあるため，とくに高齢者の看護・介護においては転倒防止が重要な課題となる。

④ 関節炎 arthritis

関節の構造▶ 骨は関節で連結されている。可動性をもつ関節ともたない関節が存在する。可動性のある関節では，関節包が骨端部を連結し，関節包の内側は滑膜でおおわれている。関節部の骨表面は関節軟骨（硝子軟骨）でおおわれている（▶図18-2-a）。関節腔には滑液とよばれる液体が貯留しており，関節軟骨どうしの摩擦を軽減している。

1 変形性関節症 osteoarthritis

関節部の骨表面をおおう関節軟骨の摩耗や破壊，さらには軟骨下の骨組織の破壊や再生により，関節部に変形をきたした状態を，変形性関節症という。原因不明の場合と，外傷や代謝性疾患，ほかの関節疾患などに関連して発生する場合がある。加齢により罹患率は増大し，関節のこわばりや疼痛，可動域の制限を生じる。

病変部の骨は変形し，表面をおおう軟骨の摩耗や消失が見られる（▶図18-2-b）。骨には過剰な負荷がかかるため，表面の骨組織は肥厚（骨硬化）する。

治療▶ 薬物や装具の装着といった保存的治療のほか，とくに重症例では手術による関節の整復や人工関節の導入がなされる。

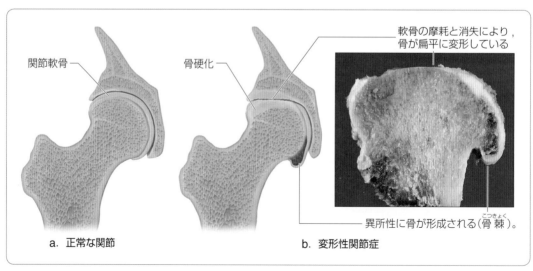

関節軟骨
骨硬化
軟骨の摩耗と消失により，骨が扁平に変形している
異所性に骨が形成される（骨棘）。

a. 正常な関節　　　　b. 変形性関節症

▶図18-2 変形性関節症

2 関節リウマチ rheumatoid arthritis(RA)

　　関節リウマチ(RA)は代表的な膠原病の１つである。結合組織に炎症がおこ
る全身性の慢性炎症性疾患で，とくに四肢の関節に炎症を生じやすい。発症に
は自己免疫学的機序が作用する。30〜50 代の女性に好発する。

　　炎症が強い場合は，関節の腫脹や疼痛がみとめられ，長期罹患例では関節
の変形が目だってくる。関節では，関節内面をおおう滑膜に炎症がおこる。炎
症細胞の主体は形質細胞やリンパ球である。関節軟骨や骨，靱帯が破壊される
ことにより，関節の変形を生じる。

治療▶　薬物による炎症の抑制が基本治療となる。整形外科的な治療もしばしば選択
される。

⑤ 椎間板ヘルニア disc herniation

　　脊柱(いわゆる背骨)は，椎骨が積み重なって形成されている。椎骨と椎骨の
間には椎間板(椎間円板)とよばれる軟骨があり，骨に加わる衝撃を吸収する
クッションの役割を果たしている。

　　椎間板に異常な外力が加わり，髄核とよばれる中心部が脱出した状態になる
ことを椎間板ヘルニアという(▶図 18-3)。脱出した髄核は，近傍の神経組織を
圧排し，神経に対する刺激症状や機能障害を生じる。腰椎に生じやすく，腰痛
や下肢痛が主症状となる。

治療▶　薬物療法・神経ブロック・理学療法といった保存的治療が原則であるが，重
症例には椎間板切除術が施される。

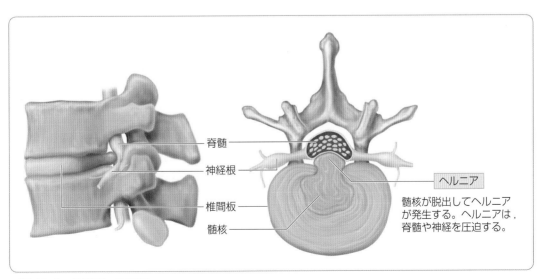

脊髄

神経根

椎間板

髄核

ヘルニア

髄核が脱出してヘルニア
が発生する。ヘルニアは，
脊髄や神経を圧迫する。

▶図 18-3　椎間板ヘルニア

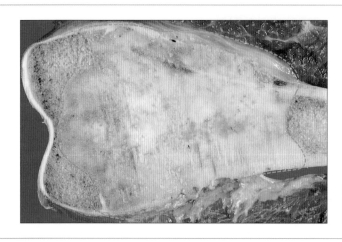

囲った部分が大腿骨の遠位部に発生した腫瘍である。

▶図 18-4　骨肉腫

⑥ 骨肉腫 osteosarcoma

　　骨肉腫は骨をつくる腫瘍細胞からなる悪性腫瘍で，大部分の症例は骨に発生する（▶図 18-4）。学童期から 10 代の若年者に好発する。膝関節周囲（大腿骨の遠位部や脛骨近位部），上腕骨近位部の発生が多い。

　　患部の疼痛が主症状となる。病的骨折がきっかけとなって発見されることもある。

治療▶　手術的切除と化学療法の併用が基本的治療法となる。

⑦ 転移性骨腫瘍 metastatic bone tumor

　　骨は肺や肝臓とともに悪性腫瘍の転移を生じやすい臓器である。乳がんや肺がん，腎がん，前立腺がんからの転移の頻度が高い。転移してきた腫瘍には，骨をとかす場合（**溶骨性転移**）と，骨をつくる場合（**造骨性転移**）がある。造骨性転移をきたす腫瘍としては，乳がんと前立腺がんが代表的である。

ゼミナール
復習と課題

❶ 骨折の種類とそれぞれの発生様式を説明しなさい。
❷ 骨髄炎とはどのような病態か，簡潔に説明しなさい。
❸ 関節リウマチの特徴はなにか，説明しなさい。
❹ 骨粗鬆症とはどのような病態か，どのような原因で生じるか，説明しなさい。

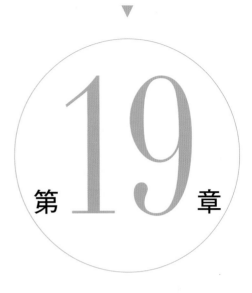

病理学

第19章

眼・耳・皮膚の疾患

A｜眼・耳の疾患

① 眼の疾患

眼の構造▶　眼球は，眼球線維膜（**角膜・強膜**），眼球血管膜（**脈絡膜・毛様体・虹彩^{こうさい}**），網膜の3層の膜におおわれる。眼球内には**前房**（前眼房）・**後房**（後眼房）・**硝子^{しょうし}体腔**の3つの腔がある。前房と後房は，**房水**とよばれる液体で満たされている（▶図19-1-a）。レンズに相当する**水晶体**は硝子体の前方に存在する。

　網膜は，視細胞（感覚細胞）・神経（節）細胞を含む狭義の網膜と，**色素上皮**からなる。視細胞は光や色を感知し，神経細胞へ信号を伝達する。神経細胞から出た神経線維は，眼球後方でまとまって眼球外へ出て，視神経を形成する。

1　緑内障 glaucoma

　緑内障は，特徴的な視神経の萎縮^{いしゅく}により，視野の異常・欠損を生じる病態で，進行すると失明にいたる。眼圧の上昇が重要な発生因子である。なんらかの原因で房水の産生と排出のバランスがくずれて眼圧が上昇すると，圧排された視神経に障害を生じる（▶図19-1-b）。

正常眼圧緑内障▶　眼圧が正常にもかかわらず，同様の視神経障害を生じる病態を，**正常眼圧緑内障**とよぶ。正常眼圧緑内障は，欧米に比べて日本で頻度が高く，症例の70％にも上るともされている。

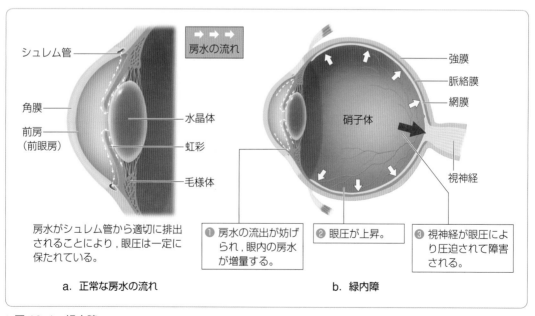

房水がシュレム管から適切に排出されることにより，眼圧は一定に保たれている。

❶ 房水の流出が妨げられ，眼内の房水が増量する。　❷ 眼圧が上昇。　❸ 視神経が眼圧により圧迫されて障害される。

a. 正常な房水の流れ　　　　b. 緑内障

▶図19-1　緑内障

治療▶ 治療には眼圧を下げる目的での投薬や，手術が行われる。

2 白内障 cataract

白内障は水晶体が不可逆的に混濁した状態である。視力低下や霧視を生じる。加齢により生じるものを老人性白内障とよび，80歳以上の人の多くが罹患している。ほかにも，外傷やほかの眼疾患，全身性疾患，薬物投与に伴って発生する場合がある。

治療▶ 根本的治療には混濁した水晶体を除去し，眼内レンズを挿入する手術療法が必要となる。基礎疾患がなければ，良好な視機能の回復が期待できる。

3 結膜の疾患

● 結膜炎 conjunctivitis

結膜に病的な炎症を生じた状態を結膜炎とよぶ。充血や眼脂(眼やに)の増加といった症状を呈する。

原因▶ 感染とアレルギーによるものが多く，ほかにも外傷や薬物投与，紫外線などが原因となる。感染症の場合，病原体としてはブドウ球菌や肺炎球菌といった細菌，アデノウイルスやエンテロウイルス，コクサッキーウイルスといったウイルスが原因となることが多い。アレルギーの原因としては，花粉やコンタクトレンズがあげられる。

治療▶ 原因に応じ，抗菌薬や抗アレルギー薬の投与，コンタクトレンズの装用停止などが必要となる。

4 網膜の疾患

● 網膜剝離 retinal detachment

網膜剝離は色素上皮と狭義の網膜の間で剝離を生じた状態をいう。多くの場合，網膜裂孔とよばれる網膜の裂け目ができ，そこから硝子体内の水分が浸入して，膜の剝離を生じる。視野欠損や飛蚊症(視野のなかに小さなごみや虫のようなものが飛んでいるように見える状態)，光視症(眼に光があたっていないのに光を感じる状態)などを生じる。

● 糖尿病網膜症 diabetic retinopathy

糖尿病による高血糖に長期間さらされることにより，網膜の小血管が障害され，網膜の変性をきたした状態を，糖尿病網膜症という。緑内障についで，成人の失明の主要な原因となっている。

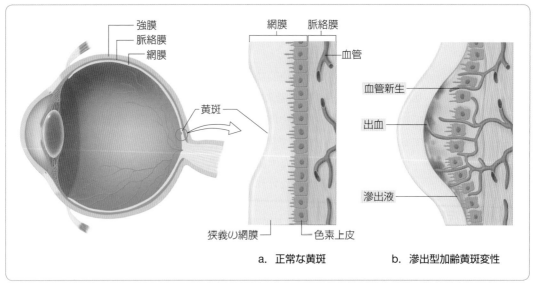

強膜
脈絡膜
網膜
網膜　脈絡膜
血管
黄斑
血管新生
出血
滲出液
狭義の網膜
色素上皮
a.　正常な黄斑
b.　滲出型加齢黄斑変性

▶図 19-2　加齢黄斑変性

● 加齢黄斑変性 age-related macular degeneration

　網膜の中心部の直径 6 mm の範囲は黄斑とよばれ，ものを見る際に最も重要な役割を果たす。加齢に伴い，網膜の色素上皮が萎縮したり，異常な血管の増殖や滲出液が貯留するなどして，黄斑部の変性をきたした状態を加齢黄斑変性とよぶ（▶図 19-2）。視機能の低下をきたす病態である。

　各種の薬物療法が適応となるが，iPS 細胞に由来する網膜色素上皮を移植する新たな治療が臨床研究として開始されている（▶53 ページ，図 3-8-c）。

② 耳の疾患

耳の構造 ▶　耳は外耳・中耳・内耳の 3 つの領域からなる。外耳は耳介から鼓膜にいたる外耳道を構成し，外界の音を集める。空気の振動である音は，鼓膜により機械的な振動となり，これが中耳内の耳小骨とよばれる骨を介して，内耳に伝わる。
　内耳は蝸牛・前庭・半規管に分かれ，このうち聴覚を担う蝸牛において，中耳から伝わった振動が電気信号に変換される。前庭・半規管は平衡覚をつかさどる。内耳は迷路ともよばれ，骨迷路と内部の膜迷路からなり，膜迷路は内リンパという液体で満たされている（▶図 19-3-a）。

1 中耳炎 otitis media

　中耳に病的な炎症を生じた状態を中耳炎という。急性中耳炎，滲出性中耳炎，慢性中耳炎，真珠腫性中耳炎など複数の病態を含む。

急性中耳炎 ▶　急性中耳炎は上気道炎に続発する感染症で，耳痛，鼓膜の発赤や膨隆，耳漏といった症状を呈する。抗菌薬の投与が基本療法であり，重症例には鼓膜切開

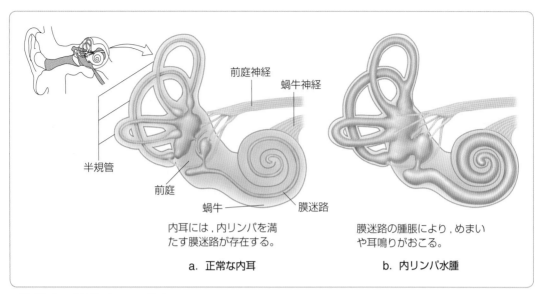

前庭神経

蝸牛神経

半規管

前庭

蝸牛 ── 膜迷路

内耳には, 内リンパを満
たす膜迷路が存在する。

膜迷路の腫脹により, めまい
や耳鳴りがおこる。

a. 正常な内耳

b. 内リンパ水腫

▶図19-3　内耳とメニエール病

が選択される。

滲出性中耳炎 ▶　**滲出性中耳炎**は滲出液の貯留を伴う慢性の中耳炎である。急性中耳炎に続発
することが多い。難聴や耳の閉塞感がおもな症状となる。通常は抗菌薬の投与
など保存的治療が選択される。

慢性中耳炎 ▶　**慢性中耳炎**は中耳炎が遷延化した状態で, 鼓膜の穿孔を生じる。難聴と耳漏
がおもな症状となる。抗菌薬の投与や清掃による消炎といった保存的治療のほ
か, 手術療法も選択される。

真珠腫性中耳炎 ▶　**真珠腫性中耳炎**は, 本来は円柱上皮におおわれる中耳内に角化上皮が侵入し,
角化物の堆積や炎症を生じた状態をいう。周囲の骨組織の破壊を生じる進行性
の病態である。根本的治療には手術が必要となる。

2 メニエール病 Meniere's disease

　　メニエール病は内耳の異常によりめまいを生じる代表的疾患である。難聴,
耳鳴り, 耳の閉塞感, めまい発作が主症状となる。めまいを生じる疾患は多岐
にわたり, 診断の確定にはほかの原因を除外する必要がある。内リンパを満た
す膜迷路の腫脹(**内リンパ水腫**)が本態とされる(▶図19-3-b)。

B｜皮膚の疾患

皮膚の構造 ▶　体表をおおう皮膚には, 体内を保護する機能のみならず, 体温調整や感覚受
容など多彩な役割を果たしている。
　　皮膚の最外層は**表皮**であり, 重層扁平上皮からなる。口腔や食道の重層扁平

上皮と異なり，角化を示すのが特徴である。表皮の下層には膠原線維に富んだ**真皮層**がある。その深層は**皮下組織**とよばれ，脂肪組織に富んでいる。

　皮膚には**毛包・脂腺・汗腺**が存在し，**皮膚付属器**とよばれる。

① 湿疹 eczema

　湿疹とは，紅斑，丘疹，水疱（水ぶくれ），痂皮（かさぶた）といった発疹が，時間経過を追って出現する皮膚病変の総称である。**皮膚炎**と同義ともとらえられる。複数の病態を含む臨床的用語であり，単一の病理学的疾患単位をさすものではない。

1 接触皮膚炎 contact dermatitis

　金属・化粧品・薬物・植物など，さまざまな外来因子との接触が原因となり，接触部に生じる湿疹を接触皮膚炎とよぶ。原因物質の直接的な作用によって生じる場合と，Ⅳ型アレルギー反応（▶47ページ，図3-7）による場合がある。

治療▶　治療としては，原因が同定できた際には原因物質を回避するとともに，副腎皮質ステロイド薬の外用が行われる。

2 アトピー性皮膚炎 atopic dermatitis

　アトピー性皮膚炎は，「増悪と軽快を繰り返す，瘙痒のある湿疹を主病変とする疾患であり，患者の多くはアトピー素因をもつ」病態と定義される（日本皮膚科学会『アトピー性皮膚炎診療ガイドライン2018』）。アトピー素因とは，気管支喘息，アレルギー性鼻炎・結膜炎，アトピー性皮膚炎の家族歴や既往歴があること，あるいはIgE抗体を産生しやすい素因をさす。バリア機能（保護機能）の低下による皮膚の乾燥も，発症の素因となる。

治療▶　根本的治療は現時点では存在せず，副腎皮質ステロイド薬や免疫抑制薬，保湿・保護材の外用，抗ヒスタミン薬・抗アレルギー薬の内服などが対症療法として行われる。

② 蕁麻疹 urticaria

　蕁麻疹は，「膨疹，すなわち紅斑を伴う一過性，限局性の浮腫が病的に出没する疾患」（日本皮膚科学会『蕁麻疹診療ガイドライン2018』）と定義され，多くはかゆみを伴う。

原因と病態▶　なんらかの外因性あるいは内因性刺激が原因となって，皮膚のマスト（肥満）細胞が活性化し，マスト細胞からヒスタミンをはじめとする化学伝達物質が放出されることにより生じる。発生機序としてⅠ型アレルギー（▶43ページ，図3-4）が知られるが，ほかに物理的刺激や発汗，体温上昇などのⅠ型アレルギー

以外の機序もあり，誘因なく自発的に発症する場合もある。

治療▶ 原因の除去や回避，抗ヒスタミン薬などを用いた薬物療法が行われる。

③ 痤瘡(にきび) acne

痤瘡(ざそう)は，おもに思春期に発生する毛包脂腺系(毛根を包む構造や皮脂腺からなる組織)の慢性炎症性疾患で，にきびとよばれるものである。非炎症性の皮疹は面皰(めんぽう)とよばれ，毛包の表層部(毛漏斗(もうろうと))に角質が貯留して黒点あるいは白点となった状態をいう。面皰部に，皮脂の分泌の亢進や，毛漏斗部の常在菌であるアクネ菌 *Propionibacterium acnes* の増殖などが加わって炎症を生じると，紅色丘疹や膿疱(のうほう)となる。

④ 皮膚の腫瘍

1 扁平上皮がん squamous cell carcinoma

扁平上皮がんは，皮膚の表面にある表皮に発生する。有棘細胞(ゆうきょく)がんともよばれる。熱傷の瘢痕(はんこん)や，放射線照射に伴う皮膚障害などが発生母地として知られる。紫外線への曝露(ばくろ)，ヒ素なども発がん危険因子となる。

病態▶ 高齢者に好発し，露光部に発生することが多い。隆起性病変をなし，しばしば潰瘍(かいよう)形成を伴う。潰瘍部に細菌感染を合併すると悪臭を発する。扁平上皮の性質をもった腫瘍細胞の増殖からなり，角化が特徴的である。

治療▶ 外科的切除が基本治療となる。切除不能例では化学療法や放射線照射も施行される。

2 基底細胞がん basal cell carcinoma

基底細胞がんは，表皮の最も深部に位置する基底細胞や毛包を構成する細胞から発生する悪性腫瘍である。皮膚がんのなかで最も頻度が高い。

病態▶ 中年以降に多い。頭部や顔面に好発し，紫外線への曝露が腫瘍の発生に関係していることが想定されている。ほかに，放射線照射に伴う皮膚障害や，熱傷や外傷後の瘢痕が背景病変として知られている。

予後▶ 一般的に予後は良好である。放置すると皮膚の深部や隣接組織まで浸潤することはあるが，遠隔転移を生じることはきわめてまれである。

3 メラノサイト関連病変 melanocytic lesions

メラノサイトはメラニンを産生する細胞で，表皮内に存在する。

● 色素性母斑 melanocytic nevus (nevocellular nevus)

　色素性母斑はメラノサイト由来の良性細胞の増殖からなる。先天性に生じる場合と後天性に生じる場合がある。後天性の病変はいわゆる「ほくろ」に相当する。

● 悪性黒色腫 malignant melanoma

　悪性黒色腫はメラノサイト由来の悪性腫瘍である。多くは成人以降に生じる。日本人を含む黄色人種における発生頻度は，白人より少なく，黒人より多い。紫外線曝露が発生の危険因子として知られる。人種により発生部位の頻度に相違があり，日本人では足底や下肢に多い。

病理▶　表皮内での側方への広がりの目だつ例や結節状の腫瘍をなす例など，いくつかの病型が存在する。いずれも細胞の異型性を伴ったメラノサイトの増殖からなる。リンパ行性あるいは血行性の転移をきたしやすい。

予後▶　一般的に予後は不良である。浸潤の深さや転移の有無が予後を決する。

4 ケロイド keloid（cheloid）

　ケロイドは，皮膚の傷跡で線維組織が過剰に増殖し，赤みを帯びた境界明瞭な隆起を形成し，当初の傷跡をこえて病巣が拡大していく病態である。真の腫瘍性病変ではない。

原因▶　皮膚になんらかの傷を受けることが発生の誘因となるが，ケロイドを生じる原因は不明で，体質的な要素が強いとされる。若年者に多い。近年，頻度の高い病変として知られているのは，ピアス孔に発生するケロイドである。

治療▶　手術による切除や外用薬の塗布などが行われるが，しばしば治療に抵抗する。

▐▌ ゼミナール
✎ 復習と課題

❶ 緑内障と白内障について，それぞれ説明しなさい。
❷ 急性中耳炎，滲出性中耳炎，慢性中耳炎，真珠腫性中耳炎について簡単に説明しなさい。
❸ 蕁麻疹とはなにか，説明しなさい。
❹ 悪性黒色腫の特徴を説明しなさい。

▼

付章

病理診断の実際

　病理診断は，血液検査・細菌学的検査などの臨床検査とよばれるものとは根本的に異なり，病気の確定診断を行うもので，医師による医行為とされている。病理診断である組織診断・細胞診断のそれぞれの長所と短所を正しく理解することが重要である。

① 病理診断の意義

臨床検査と▶
病理診断
　病気になり病院にかかると，血液や尿などを用いたさまざまな臨床検査を受けることになる。これら通常の臨床検査から得られる1つのデータがただちに病気の診断の確定に結びつくわけではなく，通常は複数の検査結果と症状などを総合して，臨床医は診断を下す。

　一方で，がんの診断などに用いられる**病理診断**は，通常の臨床検査とは異なり，病気の**確定診断**(最終診断)に結びつくという大きな特徴がある。今日では，さまざまな疾患において，組織・細胞の形態の変化や，遺伝子・分子の異常が多く報告されている。重大な病気の診断を確定するためには，病理診断により，組織・細胞の顕微鏡観察による所見を総合して判断することが必要となる。

　病理診断は，大きく**組織診断**(組織診)と**細胞診断**(細胞診)に分けられる。さらに組織診断は，目的・検索対象の違いにより，生検診断・手術材料診断・術中迅速診断・病理解剖などに分けられる。最近では，病理診断のために採取された検体を用いて，**がんゲノム医療**が行われている(▶165ページ)。

　治療においては，患者にとって最も有効で負担が少ない方法を選択する必要がある。がんの治療など患者の負担が大きな場合はとくに，病理診断により組織・細胞の変化や，タンパク質・遺伝子異常の種類を確認して正確な診断を下し，適切な治療法が選択される。

病理専門医▶
　全国の病院では病理診断の専門医として，日本病理学会認定の病理専門医と口腔病理専門医が活動している。

② 細胞診断

1 細胞診断の対象

　細胞診断は，がんが疑われる病変部における細胞をさまざまな染色液で染色し，核や細胞の大きさや形などを顕微鏡で観察して(**鏡検**)，病変の診断を行う。子宮・腟・気道などの病変表面からの擦過物や，胸水・腹水・囊胞などからの穿刺液，および尿・喀痰などをおもな対象としている(▶図付-1)。集団検診におけるスクリーニング検査として発展してきた。近年では，からだの奥の実質臓器にできた病変についても，穿刺や吸引によって十分な量の細胞を得ることが可能となり，確定診断にいたることが多くなった。

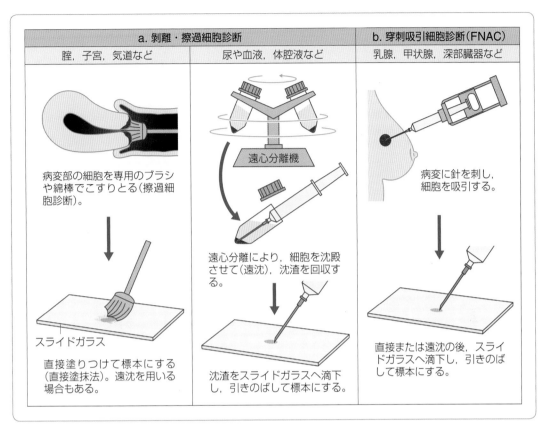

a. 剝離・擦過細胞診断		b. 穿刺吸引細胞診断（FNAC）
腟，子宮，気道など	尿や血液，体腔液など	乳腺，甲状腺，深部臓器など
病変部の細胞を専用のブラシや綿棒でこすりとる（擦過細胞診断）。	遠心分離機	病変に針を刺し，細胞を吸引する。
スライドガラス 直接塗りつけて標本にする（直接塗抹法）。遠沈を用いる場合もある。	遠心分離により，細胞を沈殿させて（遠沈），沈渣を回収する。 沈渣をスライドガラスへ滴下し，引きのばして標本にする。	直接または遠沈の後，スライドガラスへ滴下し，引きのばして標本にする。

▶図付-1　細胞診断における検体採取と標本作製の例

2 細胞診断の種類

　　細胞診断には，病変部から自然にはがれた細胞や，綿棒やブラシなどでこすりとった細胞を調べる**剝離・擦過細胞診断**と，病変に針を刺し，吸引して採取した細胞を調べる**穿刺吸引細胞診断** fine needle aspiration cytology（FNAC）の2種類がある（▶図付-1）。FNAC では深部臓器からも細胞を採取することができるため，細胞の変性が少なく組織診断に近い精度での診断が可能である。

剝離・擦過細胞▶
診断の検体採取法
　　腟や子宮頸部では，病変部を専用のブラシでこすりとり，スライドガラスに塗りつける。尿や体腔液などの液状の検体の場合は，遠心分離機で分離したあと，底にたまった細胞をスライドガラスに塗る。スライドガラスの上に塗られた細胞は，染色が施されたあと，顕微鏡で観察される。

染色法▶
　　染色液により細胞や組織を染めて色分けし，観察しやすくする。染色法にはさまざまな種類があり，目的によって使い分けられている（▶表付-1）。

3 判定・診断の方法

　　細胞診断によるがんの診断は，細胞の核・細胞質の変化（**異型性**）と，それらの形態が正常細胞とどの程度異なるか（**異型度**）を観察して正確に判断すること

▶表付-1　おもな染色法

染色法	特徴	用途
ヘマトキシリン-エオジン(HE)染色	ヘマトキシリンにより細胞の核は紫色に，エオジンにより細胞質がピンク色に染まる。	組織診断において一般的に用いられる。
パパニコロウ染色	核は紫色に，重層扁平上皮の基底層，中間層の細胞質は緑色に，表層細胞，角化細胞はオレンジ色に染まる。	細胞診断，とくに婦人科細胞診断において一般的に用いられる。
ギムザ染色	ギムザ液により，細胞の種類によって細胞質が赤・紫・青に染色される。	細胞診断に一般的に用いられる。血液細胞，骨髄細胞の染色に用いられる。マラリア原虫やヘリコバクター-ピロリの染色にも用いられる。
PAS 染色	シッフ試薬により，糖質・粘液・基底膜が赤紫色に染色される。	細胞における糖質や粘液の産生，糸球体における基底膜の性状，真菌の観察などに用いられる。
EVG (エラスチカ-ワン-ギーソン)染色	弾性線維が黒褐色に，筋線維が黄色，膠原線維が赤色に染色される。	血管壁や肺の構造を観察するのに適している。
マッソントリクローム染色	膠原線維を青色に，細胞質を赤色に染める。	心臓，肝臓，腎臓などにおいて間質の線維化の程度を観察するのに適している。
チール-ネールゼン染色	結核菌などの抗酸菌を赤色に染める。	結核菌など抗酸菌感染が疑われる場合に用いる。
グロコット染色	真菌を黒色に染める。	カンジダ属，アスペルギルス属，ニューモシスチス-イロベチーなどの真菌感染が疑われる場合に用いる。
コンゴー赤染色	アミロイドをオレンジ色に染める。偏光下で緑色の複屈折性を示す。	アミロイドーシスが疑われる場合に用いる。

によってなされる（▶図付-2）。正常細胞との相違の程度は強い（高度），弱い（軽度）と表現する（▶137 ページ）。

パパニコロウ分類▶　わが国では従来，細胞診断をパパニコロウ分類（クラス分類）に従ってクラスⅠからⅤまでの 5 段階に分けて判定してきた。

　　　・クラスⅠ：異型または異常細胞がないもの。

　　　・クラスⅡ：異型細胞があるが悪性所見はないもの。

　　　・クラスⅢ：細胞学的に悪性を疑うが確定的ではないもの。クラスⅢはさらに 2 つに分けられ，Ⅲa はおそらく良性異型のもの，Ⅲb は悪性を疑うものをさす。

　　　・クラスⅣ：細胞学的に強く悪性を疑うもの。

　　　・クラスⅤ：細胞学的に悪性が確定的もの。

　　しかし，パパニコロウ分類は分類が繁雑で推定診断が付記されないため，国際的には使用されない傾向にある。

ベセスダシステム▶　子宮頸がんの診断では，ヒトパピローマウイルス感染についての知見を反映させたベセスダシステムが使われている。

今日の分類▶　ほかの分野においても，次の 3 段階に分類し，推定病変をきちんと記載することが一般的になり，わが国でも普及が進んでいる。

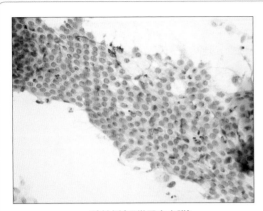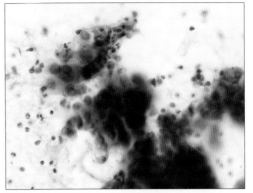

a．陰性例（正常子宮内膜）	b．陽性例（子宮体がん）
核の大きさと，細胞の形が均質な正常細胞が一面に配列している。	核が大きく，大小不ぞろいな形のがん細胞が重なり合ってみられる。

▶図付-2　顕微鏡で見る細胞診断の標本

・陰性：異型細胞なし。

・疑陽性：異型細胞があるが悪性の確定ができない。

・陽性：悪性と診断可能な異型細胞をみとめる。

　疑陽性と判定された症例については，検査を繰り返すか，さらに組織診断を行って診断の確定を行う必要がある。

　FNAC により，悪性か否かの確定や，病変の推定診断ができるケースが多くなっており，乳がんや甲状腺がんなどの診断に，日常的に用いられている。

4　細胞診断の利点と問題点

利点▶　細胞診断の利点として以下があげられる。

　①検体採取が容易で何回でも繰り返して行える。

　②病変の一部をメスで切除するような侵襲（しんしゅう）を患者に加える必要がない。

　③標本作製が生検組織診断より簡便で，多数の検体を短期間に処理することができる。

　④検体の採取・診断のコストが安くすむ。

問題点▶　問題点としては，以下があげられる。

　① FNAC を除くと，組織構造の正常との違い（構造異型）の評価が困難な場合が多く，細胞の核の変化が比較的弱いがん（細胞異型が弱いがん）では確定診断が困難で，組織の構造が観察しやすい組織診断に比べ精度が劣る。

　②適用できる材料や臓器には限界がある。

5　細胞診断のシステム

　細胞診断では，専門の医師が顕微鏡で観察して診断する前に，あらかじめ専

門の教育を受け，資格試験に合格した細胞検査士が標本のスクリーニング（下見）を行う。これにより診断の能率を高めている。このシステムは子宮頸がんなどの集団検診に取り入れられ，わが国の子宮頸がん患者死亡数の減少に貢献している。スクリーニングされた症例は，細胞診専門医（日本臨床細胞学会認定）・病理専門医（日本病理学会認定）によって最終的な診断が下される。

③ 組織診断

1 生検診断

生検診断とは，病変から組織を少量採取し，**組織標本（プレパラート）**を作製し，顕微鏡を用いて観察することによって病理診断を行うものである。

生検診断の手順▶ 通常，組織標本（プレパラート）を作成するためには，いくつかの手順が必要となる（▶図付-3）。まず，採取した組織検体の細胞・組織が腐敗したり分解したりしないように，固定液（通常は 10％中性緩衝ホルマリン）により化学的な措置がなされる。これを**固定**とよぶ。

次に，**包埋**という作業により，固定した検体を透明な蠟（パラフィン）に埋めて固めてパラフィンブロックを作成する。このパラフィンブロックを，ミクロトームという機械を用いて薄くはぎとり（**薄切**），**切片**を作成する。切片をスライドガラスにはりつけ，染色液により**染色**する。

採取法▶ 病変部の組織の採取法としては，外科的手法によって試験的に病変を小さく切除する方法，注射針を使う**針生検** needle biopsy による方法，内視鏡下において鉗子でつまみとる方法などがある。

生検診断の適応▶ 生検診断は細胞・組織の変化に基づいて行われる。細胞診がおもにがんの診断に用いられるのに対して，生検診断はがんの診断だけでなく，炎症性病変や代謝疾患など，幅広い病気の診断に用いられる。

とくに，頻度が高い胃がん・大腸がんなど消化管のがんの診断においては，早期診断・早期治療に活用され，胃がんの死亡率の低下に大きく貢献している。

肺がん・膀胱がん・子宮のがんでは，細胞診断で陽性と判断された症例や悪性が疑われた症例について，診断を確かめるためにも用いられている。

皮膚は組織を切除することが比較的容易であり，腫瘍や炎症性疾患などさまざまな疾患の診断確定に生検診断が行われている。

肝臓・腎臓・乳腺・前立腺など，からだの深部臓器の病変については，針を用いた生検組織診断が行われる。腎臓の生検組織診断は，糸球体腎炎の診断に用いられるが，蛍光抗体法や電子顕微鏡を用いた検索があわせて行われている。

治療への応用▶ 小さな良性腫瘍や早期がんの場合，診断のための病変組織の採取自体が治療をも兼ねる場合がある。皮膚にできる母斑や粉瘤などの良性病変などがその一例である。また，消化管においては，内視鏡を使ったポリープ切除術や粘膜

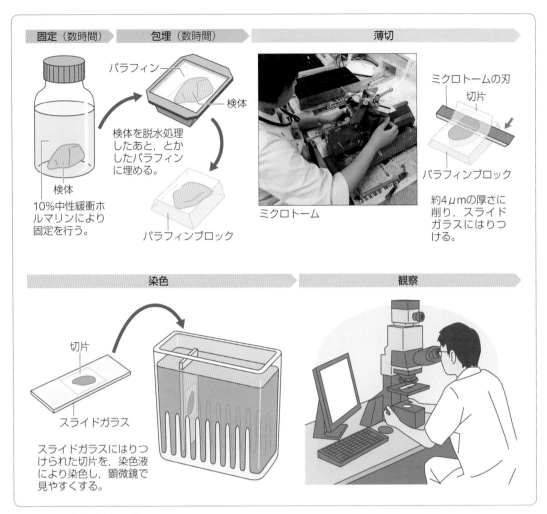

▶図付-3　生検診断の手順

切除術によって，腺腫や粘膜内がんの根治治療が行われる。

2 術中迅速診断

　　通常の組織標本(プレパラート)の作製過程では，固定→包埋→薄切→染色の各過程が必要であり(▶図付-3)，小さな生検組織検体の場合でも標本作成まで最短でも数時間が必要になる。そのため，病理診断が完成するのは，検体を採取した翌日，あるいは2日後になってしまう。

　　しかし，液体窒素やドライアイスなどを用いた急速凍結技術を用いると，標本作製過程の大幅な短縮が可能となり，10分ほどで完成する(▶図付-4)。この技術により，手術中において，病変の細胞が良性か悪性か，リンパ節に転移があるのか否か，手術で切断した臓器の断端にがん細胞が広がっているか否かなどを知ることができる。このようにして手術中に行われる診断を，**術中迅速診断**とよぶ。手術中に病理診断の結果を知ることにより，治療の方針を手術中に

検体採取		検体受付	迅速標本作製	鏡検	診断結果の報告（口頭による）	報告書作成
受持医		事務	臨床検査技師	病理医	病理医	病理医

5〜10分　数分　その後

凍結包埋（5〜10分）　　　薄切　　　染色　観察

凍結ブロック

ゲル状の液体（コンパウンド）

検体

凍結切片作製装置（クリオスタット）による切片の作製。

ドライアイス＋アセトンまたは液体窒素

N-ヘキサン，メチルブタン，アセトンなど

▶図付-4　迅速診断のプロセス

　再検討することができる。

　術中迅速診断は組織診断ばかりでなく，細胞診断を用いても行われる。進行した胃がんの手術では，腹腔内にがん細胞が播種しているか否かを調べるため，術中に腹腔内を生理食塩水で洗い，洗浄液を回収して細胞診断を行う。もし陽性と判断された場合は，手術中に腹腔内に抗がん薬を投与する場合がある。

3　手術材料の病理診断

　がんなどの治療のために手術が行われると，切除された病変に対して，肉眼的観察と顕微鏡観察を合わせた病理学的検索が行われ，病変の進行度などの評価が詳細に行われる。

組織型と良性・▶
悪性の検証
　腫瘍性の病変の場合は，まず腫瘍の種類（**組織型**）と良性・悪性の判断を行う必要がある。これらは，術前に生検診断によってすでに決まっている場合も多

いが，手術材料を用いた検索でもう一度検証することにより，診断をより確かなものにする。生検診断が術前になされていない場合は，手術材料によって診断が確定する。

進行度の評価▶ さらに，悪性腫瘍（がん）の場合，手術材料を用いて病変の広がり，浸潤の深さ，切除されたリンパ節における転移の有無が検索される。これらの因子はがんの進行度（病期，ステージ）を知るために必須であり，これにより治療方針を決め，予後を推測することができる。

断端部の判定▶ 手術で切除した臓器・組織の断端部分にがん細胞の浸潤があるか否かを判定することは非常に重要である。断端部分にがん細胞があれば，手術によってがんが取り残されていることを意味し，術後に再発する危険性は高まり，再手術や放射線治療・化学療法の追加が必要になる。所属リンパ節に転移がみとめられた症例では，より遠い部位にまで広がっている可能性を考慮に入れて，術後の治療方針をたてる必要がある。

手術前治療の評価▶ 進行したがんの症例では，手術の前に放射線治療・化学療法を行う場合もある。このような場合，それらの治療がどの程度有効であったかの判定も病理学的に行われる。もし効果が乏しかった場合，術後に予定していた追加治療の内容を変更する必要がある。

4 病理解剖

一般的に入院患者の経過において，疾病の原因や診断，死因などについてすべてが明確なわけではなく，実際はさまざまな問題点をかかえている場合が多い。未解決な問題点をかかえたまま死亡にいたった症例では，遺族の承諾が得られた場合，**病理解剖（剖検）**によって問題点の解決をはかる（▶112ページ）。

病理解剖による検索は，脳を含めた全身の臓器・組織が対象となる。病理解剖では，診断が正しかったか，治療が正しかったか，治療の効果はどうであったか，死因はなんであるか，などが検討される。診断や治療に対する貴重な反省材料であり，医学・医療の進歩に欠くことができないものである。入院患者に説明のできない不意な死亡が生じた場合は，なるべく病理解剖を行って死因を究明することが望まれる。

医療行為に関連した不意の死亡症例（**医療関連死**）の評価も病理解剖の新たな使命であり，医療安全に役だてられている。

病理解剖の看護に対する意義▶ 患者の看護を目的として医療に従事する者にとって，患者の死はすなわちその患者の看護の終わりを意味する。看護にあたってきた患者の臨床経過や，褥瘡の管理，精神的ケアといったさまざまな看護上の問題点を，病理解剖による所見と対比することにより，患者の生前の状態と身体の内部状態との関係がより明確になり，今後の看護に役だてることができる。

病理解剖の手続き▶ まず病理解剖を行う前には遺族の承諾が必ず必要であり，担当医が遺族に病理解剖の意義や目的の説明を十分に行い，同意を得る必要がある。病理解剖の

承諾が得られるということは，看護師を含めたすべての医療従事者と患者・遺族との間に強い信頼関係が築かれていたことを意味しており，医療従事者が最後まで責任をもって治療に専心していたことのあらわれと考えられる。

CPC ▶ 　病理解剖による検索結果は，臨床病理検討会 clinic-pathological conference（CPC）とよばれる臨床医と病理医が同席したカンファレンスにおいて，詳細に検討される。近年，CPC には臨床医・病理医以外に，看護師や臨床検査技師などコメディカルスタッフも出席して議論に参加する機会が多くなっている。

　CPC では，患者の生前にみられたさまざまな臨床上の問題点について，病理解剖所見と対比させながら議論していく。確実と思われていた臨床診断が変更されたり，がんの原発部位が判明したり，死因が変更されたりする場合もある。また，薬物治療や手術などの効果を評価し，薬の副作用による合併症についての検討なども行われる。CPC の結果は，将来の医療の改善にいかされており，看護師の生涯教育にとってきわめて重要なものである。

④ 病理診断と看護の接点

　各種の病理診断を行うにあたって，患者にその内容や意義，合併症のリスクなどを十分に説明し，協力を得られるようにする必要がある。細胞診断では一般的に患者が苦痛を感じたり，侵襲を受ける危険は低いが，生検では不安や苦痛を感じたり，出血などの合併症が生じたりする危険性がある。また，検査に先だって抗血液凝固剤などの投薬を中止する必要が生じる場合もある。

検体採取 ▶ 　検体の採取に際しては，必要な器具類・薬剤をあらかじめ用意し，採取後は検体の種類に応じた処理をすみやかに行う必要がある。細胞診断では検体や染色の種類により処理の仕方が異なる。材料の保存ができず，やり直しができないため注意が必要である。

　生検診断の組織検体は，すみやかに固定液に入れて病理検査室に提出する。検体が乾燥していたり，長時間生理食塩水に入れたままであったりすると，細胞の変性が強くなり，正しい病理診断が困難になる。術中迅速診断では，乾燥を防ぐために，生理食塩水で軽く湿らせたガーゼで検体を包み，提出する。

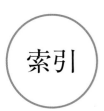

索引